肾脏疾病
饮食调养专家谈

丛书主编　慈书平
主　编　胡明侠　丁　妍　梁　彦
　　　　刘岚云　朱爱华

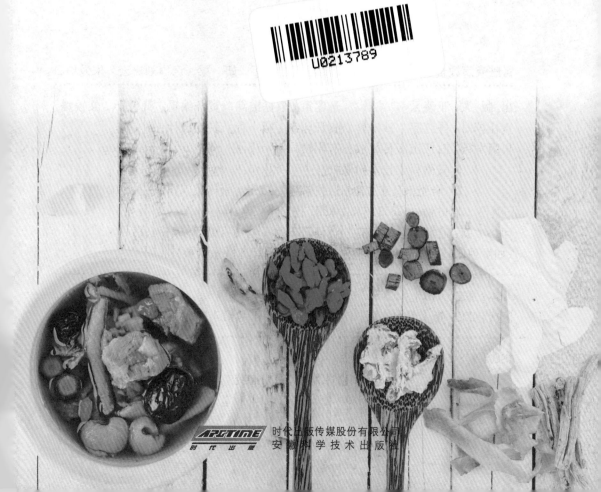

时代出版传媒股份有限公司
安徽科学技术出版社

图书在版编目(CIP)数据

肾脏疾病饮食调养专家谈 / 胡明侠等主编. --合肥：
安徽科学技术出版社,2021.1
ISBN 978-7-5337-8090-6

Ⅰ.①肾…　Ⅱ.①胡…　Ⅲ.①肾病-食物疗法
Ⅳ.①R256.505

中国版本图书馆 CIP 数据核字(2019)第 285616 号

肾脏疾病饮食调养专家谈　主编　胡明侠　丁　妍　梁　彦　刘岚云　朱爱华

出　版　人：丁凌云　　　　　选题策划：徐浩瀚　责任编辑：黄　轩　聂媛媛
责任校对：岑红宇　沙　莹　责任印制：廖小青　装帧设计：武　迪
出版发行：时代出版传媒股份有限公司　http://www.press-mart.com
　　　　　安徽科学技术出版社　　　　　http://www.ahstp.net
(合肥市政务文化新区翡翠路 1118 号出版传媒广场,邮编:230071)
　　　　　电话：(0551)63533330
印　　制：合肥华星印务有限责任公司　　　电话：(0551)65714687
(如发现印装质量问题,影响阅读,请与印刷厂商联系调换)

开本：720×1010　1/16　　　印张：16.5　　　　字数：250 千
版次：2021 年 1 月第 1 版　　2021 年 1 月第 1 次印刷

ISBN 978-7-5337-8090-6　　　　　　　　　　定价：39.80 元

编写人员名单

丛书主编

慈书平　北京市北京王府中西医结合医院

主　编

胡明侠　江苏省南京市江苏省军区南京第二十离职干部休养所

丁　妍　江苏省镇江市解放军东部战区总医院镇江医疗区

梁　彦　江苏省镇江市解放军东部战区总医院镇江医疗区

刘岚云　江苏省镇江市解放军东部战区总医院镇江医疗区

朱爱华　江苏省镇江市解放军东部战区总医院镇江医疗区

副主编（以姓氏笔画为序）

王　芳　江苏省镇江市解放军东部战区总医院镇江医疗区

王金生　吉林省白城市解放军第32183部队医院

王预建　江苏省镇江市解放军东部战区总医院镇江医疗区

朱修仓　江苏省镇江新区平昌新城社区卫生服务中心

李明宏　辽宁省丹东市解放军第966医院

孟祥海　北京市北京王府中西医结合医院

陈　丹　广东省广州市火箭军广州特勤疗养中心

陈文影　江苏省镇江市解放军东部战区总医院镇江医疗区

曹江晨　江苏省无锡市解放军第904医院派驻某部门诊部

慈红非　安徽省蚌埠市蚌埠医学院第一附属医院

戴　煌　江苏省镇江市解放军东部战区总医院镇江医疗区

编　委（以姓氏笔画为序）

马　萍　江苏省镇江市解放军东部战区总医院镇江医疗区

马　越　江苏省镇江市第一人民医院

马文燕　江苏省镇江市第四人民医院

马舒沛　江苏省镇江市中医院

王　丽　江苏省镇江市解放军东部战区总医院镇江医疗区

王　俊　解放军31606部队门诊部

王志鹏　北京市昌平区中医医院

王家伟　江苏省镇江市解放军东部战区总医院镇江医疗区

王梦妮　江苏省镇江市解放军东部战区总医院镇江医疗区

王福军　湖南省吉首市吉首大学第一附属医院

安茂会　江苏省镇江市解放军东部战区总医院镇江医疗区

刘　鹏　江苏省镇江市丹徒区医院

刘美霞　江苏省镇江市解放军东部战区总医院镇江医疗区

李　敏　江苏省镇江市解放军东部战区总医院镇江医疗区

李天姿　江苏省镇江市丹徒区医院

李明懋　四川省西昌市中医医院

李雯露　江苏省镇江市解放军东部战区总医院镇江医疗区

李渊洋　江苏省镇江市解放军东部战区总医院镇江医疗区

宋瑞雪　北京市北京王府中西医结合医院

陈　婷　江苏省镇江市解放军东部战区总医院镇江医疗区

陈华雨　江苏省镇江市解放军东部战区总医院镇江医疗区

吴　茜　江苏省镇江市解放军东部战区总医院镇江医疗区

吴　娟　江苏省镇江市解放军东部战区总医院镇江医疗区

吴东阳　江苏省镇江市丹徒区医院

余　方　江苏省镇江市解放军东部战区总医院镇江医疗区

张兴中　北京市北京王府中西医结合医院

张俊勇　江苏省镇江市解放军东部战区总医院镇江医疗区

单志刚　北京市北京王府中西医结合医院

范冬枝　江苏省镇江市解放军东部战区总医院镇江医疗区

周二伟　北京市北京王府中西医结合医院

金书缘　江苏省镇江市解放军东部战区总医院镇江医疗区

肾脏疾病饮食调养专家谈

赵婷婷　江苏省镇江市解放军东部战区总医院镇江医疗区

赵微微　江苏省镇江市解放军东部战区总医院镇江医疗区

查逸雯　江苏省镇江市解放军东部战区总医院镇江医疗区

姚昌芝　江苏省镇江市解放军东部战区总医院镇江医疗区

倪明珠　江苏省镇江市解放军东部战区总医院镇江医疗区

倪竟全　江苏省镇江市解放军东部战区总医院镇江医疗区

贾梦姣　江苏省镇江市解放军东部战区总医院镇江医疗区

徐浩志　安徽省合肥市解放军第901医院

徐新献　重庆市第五人民医院

曹　冶　江苏省镇江市第一人民医院

夏菊花　江苏省镇江市解放军东部战区总医院镇江医疗区

程玉娟　江苏省镇江市解放军东部战区总医院镇江医疗区

慈　琳　安徽省蚌埠市蚌埠医学院临床医学院

慈慧敏　浙江省湖州市湖州康复医院

前言

肾位于腰部,左右各一,是人体重要的脏器之一,有"先天之本"之称。中医认为,肾的主要生理功能是:主骨藏精,主生殖与发育,主水纳气,生髓健齿,开窍于耳,其华在发。肾脏的阴阳平衡对维持人体的正常功能非常重要,而且肾脏的功能的好坏还对其他脏腑产生很大影响。食疗是维持肾脏功能的主要方法和物质来源。本书就是一本教人如何保肾健肾的食疗书。

目前市场上饮食保健的书虽有很多,但人们饮食相关性疾病的发生不断地增加。这是什么原因呢?我个人的看法是:一是有书不买,认为谁都会吃饭,还要看什么饮食保健的书;二是买书不看,买回的饮食保健书,束之高阁;三是看了不做,把饮食保健书作为一种消遣,过目就忘,而不去落实到饮食中;四是做而不实。比如高血糖、高脂血症患者,自己也知道要控制饮食,但一到就餐、一到酒席之中就全忘了,大吃大喝,从而使血脂、血糖不断升高。

饮食需要合理、平衡、适量、互补。有些贫困国家和地区的人,常因无足够的食物而导致营养不良性疾病。而在发达国家或富裕地区,食品丰富、营养过剩,饮食不合理而导致的各种饮食性疾病正在大幅提升,给社会带来很大的资源浪费,给自己带来很大的痛苦,给家庭带来很大的负担。

饮食是可以防病治病的,尤其是具有几千年饮食文化历史的中国,特别是中医的饮食药膳对防病治病起到了很好的作用。我们真诚地希望通过合理的饮食,来预防疾病的发生,对已发生的疾病通过饮食来调养,促进身体早日康复。

本书从"养肾"角度谈食疗,适用于广大读者。祝读者们从本书中吸取有用之处,来防治肾脏及泌尿系统疾病的发生和发展。养肾须从儿时开始,且要时时关注,伴随一生。

在安徽科学技术出版社的关心下,一套"疾病饮食调养专家谈"的食疗保健丛书已经陆续或即将问世,它包括《老年疾病饮食调养专家谈》《内分泌代谢疾病饮食调养专家谈》《心血管疾病饮食调养专家谈》《骨科疾病饮食调养专家谈》《妇科疾病饮食调养专家谈》《肿瘤疾病饮食调养专家谈》《男科疾病饮食调养专家谈》《肾脏疾病饮食调养专家谈》《消化疾病饮食调养专家谈》《睡眠疾病饮食调养专家谈》《神经疾病饮食调养专家谈》《肝胆疾病饮食调养专家谈》共13本。之后,我们还将出版《血液疾病饮食调养专家谈》《精神心理疾病饮食调养专家谈》《长寿养生饮食调养专家谈》《外科疾病饮食调养专家谈》《五官科疾病饮食调养专家谈》《口腔疾病饮食调养专家谈》《感染性疾病饮食调养专家谈》《儿科疾病饮食调养专家谈》《眼科疾病饮食调养专家谈》《孕妇饮食调养专家谈》《益智健脑饮食调养专家谈》等,计划使这套丛书总数达到30本。我们真诚地希望和邀请广大读者、对食疗感兴趣的朋友及对编写生活保健书有意向的同行积极参与其中,出谋划策,多提宝贵意见,以丰富书稿的内容和提高质量。

本书在编写过程中,参考了相关书籍和媒体中的相关内容,限于篇幅未能逐一列出,敬请原作者给予理解和支持,并表示真诚的谢意。

作者知识水平有限,书中如有不妥之处,敬请读者批评指正。

编者

2019年盛夏于历史文化古城镇江

目录

第 **1** 讲
急性肾炎的饮食调养

一、疾病概述

急性肾炎是急性肾小球肾炎的简称。本病属中医"水肿"范畴。治疗原则有散风清热、宣肺行水或宣肺解毒、利湿消肿或消湿热等。本病多由链球菌感染而引发,因而应注意预防呼吸道、皮肤感染及猩红热。发生上述感染后,应积极治疗,并于发病后2~3周追踪检查尿常规、血清补体C3等,及时发现本病,以便尽早处理。急性肾炎时多有水钠潴留,因此在临床上可以表现出水肿、高血压,导致心力衰竭。急性肾炎患者的饮食一般宜清淡,适当限制食盐的摄入量。本病一般预后较好。

二、饮食原则

肾小球肾炎分型较多,临床表现复杂,饮食治疗原则要根据患者的肾功能状况和蛋白尿的程度来确定,亦应注意患者的水肿和高血压情况,做综合分析后来确定如何饮食治疗。饮食选择原则以保护肾脏、减轻肾脏负担为主,同时还需要保证足够的热量:

1.早期要严格控制盐和水的摄入,以减轻水肿和心脏负担,特别是有明显水肿、高血压或心力衰竭者,更应严格控制。成人每日摄盐量不超过3克,小儿每日1克左右。严重患者可短期完全忌盐、忌碱。液体入量不应多于排出量,水肿严重者,更应减少。待病情好转、血压下降、水肿消退、尿蛋白减少后,即可逐渐由低盐过渡到正常饮食。要防止长期严格忌盐及长期使用利尿剂引起的低钠血症。

2.给予低蛋白饮食,以减少体内氮质的产生和潴留,减轻肾脏负担。可根据内生肌酐清除率调节蛋白质摄入量,一般以每天0.5～0.8克/千克体重为宜。

3.为了保证足够的热量,应给予高糖食物。

4.补充各种水溶性维生素,特别是维生素C。

三、食疗处方

 粥疗

● 荠菜粳米粥

【材料和制法】新鲜荠菜250克,粳米100克。将荠菜洗净,切细,置锅中,加清水500毫升;加粳米,急火煮开3分钟,改文火煮30分钟至粥熟,趁热食用。

【功效】有清热凉血的作用。适用于急性肾炎引起的水肿、血尿。

● 金银花绿豆粥

【材料和制法】金银花20克,绿豆50克,粳米100克,白糖适量。将金银花加水煎取汁,加绿豆、粳米共煮成粥,用白糖调味。

【功效】有清热解毒的作用。适用于急性肾炎引起的水肿、血尿。金银花对体外多种细菌均有抑制作用,还能减少肠道对胆固醇的吸收。另据报道,金银花热水浸剂对大鼠幽门结扎性胃溃疡有轻度预防作用,如与猪肾、茯苓、人参、芡实及珍珠等组成合剂,则预防作用更强;上述合剂的提取物,对癌细胞无直接作用,但能降低患癌动物肝脏中过氧化氢酶及胆碱酯酶的活性。

● 山药莲子粥

【材料和制法】山药50克,莲子50克,大枣10只,粳米100克,白糖适量。将莲子去皮蒸熟,红枣去核、切丁,山药蒸熟、去皮、压碎,与淘净的粳米放于锅中煮成粥,加入白糖适量即可。

【功效】有健脾益气、消积止泻的作用。适用于急性肾炎恢复期,也适用于慢性肠炎脾虚失运,症见大便溏薄、食欲不振、神疲乏力,或食积难消、完谷不化等症。

● 栗子糯米粥

【材料和制法】生栗子100克,糯米50克,白糖适量。将栗子煮熟,去壳压碎,糯米入锅加水,放入栗子、白糖,撒上桂花少许,煮成粥后即可。

【功效】有补肾健脾的作用。适用于急性肾炎恢复期,症见腰酸、纳呆。

红豆鸭肉粥

【材料和制法】鸭肉250克,粳米150克,红豆30克,盐、味精等调料适量。将粳米淘洗干净,用冷水浸泡半小时,捞出,沥干水分;红豆洗净,用冷水浸泡回软;姜切片备用;鸭肉洗净,放入沸水中焯烫,去除血水,切成小块;锅中加入约1500毫升冷水;把红豆、粳米、鸭肉一起放入;先用旺火烧沸,搅拌几下,然后放入姜片,改用小火慢慢熬煮;待米烂熟时,下入盐等调味,再稍焖片刻即可。

【功效】有补益身体、利尿消肿作用。适用于急性肾炎病后体虚、身体瘦弱、食欲不振、水肿等症。

猪肾皮尾参粥

【材料和制法】猪肾200克,皮尾参30克,粳米100克,薏苡仁、红枣、调料各适量。将猪肾去膜,切成小块;猪肾同皮尾参、薏苡仁、红枣、粳米煮粥食用。

【功效】有益肾补气、健脾和胃的作用。适用于急性肾炎、中老年人肾虚血亏、头晕腰酸、脾虚水肿、食少便溏等症。

红枣海参淡菜粥

【材料和制法】大米100克,红枣、海参各50克,淡菜30克,调料适量。将红枣洗净,去核并切成片;海参用清水发透,切成颗粒;淡菜洗净切成小块;大米淘洗干净,置于锅中,加入红枣、海参、淡菜、清水;然后将锅置武火上烧沸,再改用文火煮45分钟,放调料调味即成。

【功效】有滋补肝肾、降低血压的作用。适用于急性肾炎。

薏苡仁粥

【材料和制法】薏苡仁40克,粳米50克。将薏苡仁洗净后浸泡4小时,与粳米同煮粥,煮熟即可食用。

【功效】有祛风湿、清水肿的作用。适用于肾炎水肿属脾虚者,症见食少便溏、小便不利、水肿、肢体倦怠等,可治脚气水肿、风湿关节痹痛等症。

鸭汁粥

【材料和制法】鸭汤1000克,粳米50克。将粳米洗净,与鸭汤一起放入锅内,用武火烧沸后,转用文火煮熟即成。每日2次,早、晚餐服用。

【功效】有益肺肾、消水肿的作用。适用于急性肾炎、肺肾亏损、气化不利、水肿等症。

白茯苓粥

【材料和制法】白茯苓粉15克,枸杞子30克,粳米100克,胡椒粉、盐、味精少许。将粳米淘洗干净,与枸杞子、茯苓粉一起放入锅内加水适量,用武火烧沸后转用文火炖至米烂,再加味精、盐、胡椒粉,搅匀即成。每日2次,早、晚餐服用。

【功效】有健脾胃、利水肿、消水肿、健脾去湿、舒筋除痹、清热排脓的作用。适用于急性肾炎、老年性水肿。

 菜疗

鸭舌排骨鱼腥草煲

【材料和制法】鸭舌90克,猪小排90克,鱼腥草90克,生姜1片,盐适量。鱼腥草洗净,用纱布包裹、扎紧。将猪小排洗净,斩成块,与鸭舌、鱼腥草、生姜同时放入砂锅,加入适量清水。先用武火,继用文火,煲至鸭舌软烂为止。除去鱼腥草渣,调入盐后即可食用。

【功效】有清热解毒、利尿消肿、止热痢、生肌敛疮的作用。适用于急性肾炎。

栗子煲鸡

【材料和制法】鸡1500克,栗子200克,冬菇200克,酱油、白糖、盐、生粉、姜、葱等适量。将鸡肉切块,用酱油、白糖和盐适量腌10分钟,再加生粉、水和油腌5分钟;冬菇用水浸泡后,去蒂。将栗子壳用刀划一下,见到肉

冬瓜赤豆白茯苓粥

【材料和制法】冬瓜500克,赤小豆30克,白茯苓30克,粳米60克。先将冬瓜、赤小豆、白茯苓煮成汤后,再放入粳米煮成粥食用。每日2次。

【功效】有清热解毒、凉血益肾的作用。适用于急性肾炎。

就行了,不需要切开。用开水烫5分钟,取出,栗子待凉,去壳,去衣。起锅下油,放入姜、葱爆香,放入鸡肉煎至两面金黄。加栗子、冬菇,加水到水位刚盖过所有材料即可。转中火,焖到水位下降一半或1/3,再加酱油调味。最后加入生粉水,轻轻推匀至收汁即可。

【功效】有益气补血、滋阴补肾、养胃健脾、补肾强筋、活血止血的作用。适用于急性肾炎。

山药炖鲤鱼

【材料和制法】鲤鱼300克,山药200克,料酒、生姜、盐、葱花、水适量。将山药去皮,洗净,切片;鲤鱼去鳞及内脏,洗净。将炒锅放入少许油,上火烧热,入鱼煎至色泽略黄。锅内加入山药、料酒、生姜、精盐、水,中火煮至山药烂熟,放味精、葱花略煮即可。

【功效】有健脾补肾、利水消肿的

肾脏疾病饮食调养专家谈

作用。适用于急性肾炎、治疗脾肾亏虚、面浮肢肿。

枸杞笋丝炒肉

【材料和制法】猪瘦肉500克,枸杞子50克,笋丝200克,白糖、酱油、盐、味精、芝麻油适量。将猪瘦肉洗净,去筋膜,切成6厘米长的丝;枸杞子洗净待用;将炒锅加猪油烧热,再将肉丝、笋丝同时下锅炒散;烹入料酒,加入白糖、酱油、盐、味精拌匀;投入枸杞子,翻炒几下,淋入芝麻油,炒熟即成。

【功效】有滋阴补肾、清肝明目的作用。适用于急性肾炎体弱乏力、肾虚目眩、视物模糊等。

香芹牛肉

【材料和制法】牛里脊肉250克,芹菜150克,湿淀粉、酱油、花生油、盐、胡椒、味精等适量。将牛里脊肉剁成大块,用清水泡2小时,然后放入沸水中焯一下,去血水后,捞起放冷后切成条;芹菜摘好洗净,切段;湿淀粉加酱油,搅匀后倒入牛肉条中拌匀;锅置大火上,加适量花生油烧热,先放入牛肉条煸炒;至牛肉条将熟时,再加入芹菜段拌炒,加入盐、胡椒、味精调味即成。

【功效】有补脾胃、益气血、强筋骨、消水肿、降压镇静、健胃利尿的作用。适用于急性肾炎,症见脾胃虚弱、气血不足、虚损乏力、水肿等。

竹荪虾仁扒豆腐

【材料和制法】豆腐200克,百合、竹荪、虾仁各100克,姜、葱、素油、姜片适量。将百合洗净后置于碗内,加入50毫升清水,上笼蒸熟;将竹荪去杂质后,洗净,发透;虾仁洗净;豆腐切成块;姜切成片,葱切成段;将炒锅置武火上加入素油,待油烧至六成热时,加入姜片、葱段爆香;再加入虾仁、豆腐、百合、竹荪、清水适量,煮10分钟即成。

【功效】有补肝益肾、降低血压的作用。适用于急性肾炎、高血压水肿症见肝肾阴虚等。

牛膝炒茄子

【材料和制法】紫皮茄子300克,牛膝100克,姜、葱、素油、料酒、盐、鸡精适量。将牛膝去杂质,润透后切成段;茄子洗净切成茄丝,姜切成丝,葱切成段;将炒锅置于武火上烧热,加入素油,待油烧至六成热时入姜、葱爆香;再放入茄丝、料酒炒熟,加盐、鸡精调味即成。

【功效】有平肝熄风、降低血压的作用。适用于急性肾炎、肠风下血、高血压病等。

杜仲炒黑木耳

【材料和制法】黑木耳150克,莴笋300克,杜仲50克,姜、葱、素油、料酒、盐、鸡精适量。将杜仲去粗皮,润透后切成丝后炒焦；黑木耳用温水发透，去蒂，撕成小块；莴笋去皮后切成薄片；姜切成片，葱切成段；将炒锅置武火上烧热后，加入素油，待油烧至六成热时，下入姜片、葱段爆香；再放入黑木耳、莴笋、杜仲、料酒炒熟，加盐、鸡精调味即成。

【功效】有补肝肾、凉血止血、降血压的作用。适用于急性肾炎、肠风、血痢、腰痛、高血压病等。

五香鸽子

【材料和制法】雏鸽600克，花椒、茴香、桂皮、酱油、酒、白糖、芝麻油适量。将鸽子剖开，去内脏、脚爪，用开水煮透，倒去水，换进适量清汤，加花椒、茴香、桂皮(以上香料先用纱布包好)酱油、酒、白糖，用温火焖至鸽烂，汤收干起锅，取出鸽子，抹上芝麻油，撕成块装盘即成。

【功效】有滋阴养胃、利水消肿的作用。适用于急性肾炎、劳热骨蒸、咳嗽、水肿等症。

杜仲爆腰花

【材料和制法】杜仲15克，猪肾400克，青椒50克，葱、姜、盐、料酒、味精、酱油、白糖、淀粉等调料适量。把杜仲放入水中煮20分钟左右，然后把猪腰切成网状的腰花，再把青椒切成小块，把葱和姜分别切成片。把切好的腰花用淀粉搅拌，加入适当的盐、料酒、味精，拌匀之后把腰花放入油锅中过一下油，等腰花变色之后，捞起控油备用。然后在炒锅中放入少量的油，把葱、姜以及青椒倒入炒锅中煸炒，放入腰花，加入适量的盐、酱油、味精、白糖炒匀，再放入淀粉勾芡，翻炒片刻即可起锅装盘了。最后把煮好的杜仲汁均匀地浇在腰花上。

【功效】有补肾增精、壮腰温阳的作用。适用于急性肾炎、性欲低下伴腰膝酸疼明显、肾炎、肾盂肾炎引起的腰部酸痛等症。

杜仲爆羊肾

【材料和制法】羊肾500克，杜仲15克，五味子6克，酱油、姜、葱、料酒、淀粉适量。将杜仲、五味子加水适量煎煮40分钟，去渣，加热浓缩成稠液，备用；羊肾洗净，去筋膜臊腺，切成腰花，以淀粉勾芡，再以素油加热爆炒至嫩熟，调以杜仲汁、酱油、姜、葱、料酒等出锅即可。

【功效】有补肝肾、强筋骨的作用。适用于急性肾炎，症见肾气虚弱、体弱乏力、长期腰痛。凡阴虚旺火、口舌生疮、目赤肿痛、大便燥结患者，不宜用。

大蒜腐竹焖甲鱼

【材料和制法】甲鱼500克，大蒜、腐竹各100克，姜、葱、湿淀粉、酒、高汤等适量。将甲鱼处理干净，切成块；腐竹用清水浸软,切段;大蒜去根叶,洗净,切段;起油锅,下姜、葱爆香,放入甲鱼块、大蒜炒至微黄,放少许酒,加高汤适量,同放入瓦煲内焖至甲鱼肉熟透,下湿淀粉、葱花调匀即可。

【功效】有滋养肝肾、健胃化滞的作用。适用于急性肾炎、高血压病、高脂血症属肝肾阴亏,症见头痛眩晕、手脚麻木,亦可用于早期肝硬化、脂肪肝的辅助治疗。外感发热、脾虚气滞者不宜食用本品。

◉ 杏鲍菇炖鸭肉

【材料和制法】鸭肉200克,杏鲍菇30克,杜仲100克,盐适量。将杏鲍菇洗净后用冷水泡软。鸭肉加水炖40分钟,加入杏鲍菇、杜仲、盐,改小火炖煮20分钟即可。

【功效】有降低胆固醇、活血润燥的作用。对水肿、血管硬化有辅助疗效。适用于急性肾炎。

◉ 虾米烧菜心

【材料和制法】白菜1000克,虾米100克,笋片、味精、盐、料酒适量。将白菜去老叶、去菜根后,切取菜心,洗干净;笋切成厚片;虾米用水浸透。锅置火上,放入植物油,烧至六成热时,放入菜心翻炒15秒,然后加入笋片、虾米和盐,再炒15秒,放入料酒。把锅移至中火上烧10分钟左右,等菜熟烂,放入味精调味即成。

【功效】有清热止渴、利水消肿的作用。适用于急性肾炎。

◉ 莲子猪肚

【材料和制法】猪肚500克,莲子50克,芝麻油、盐、葱、生姜、蒜等调料适量。先将猪肚洗净,内装水发莲子,用线缝合,放入锅内,加清水炖熟;捞出晾凉,将猪肚切成细丝,同莲子一起放入盘中。再将芝麻油、盐、葱、生姜、蒜等调料与猪肚丝、莲子拌匀即成。

【功效】有益气补虚、健脾益胃的作用。适用于急性肾炎,也适合食少、纳呆、消瘦或有轻度水肿的孕妇食用。

◉ 枸杞牛肉

【材料和制法】牛肉500克,枸杞子50克,胡椒粉、盐、味精、面粉、番茄汁等适量。将牛肉切成小方块,撒上盐与胡椒粉,再撒上面粉拌匀,放入热油锅里炒成茶色,随即倒入番茄汁,并放适量热水,加入洗净的枸杞子,盖好煮开后,改用小火煮2小时。离火前加盐、味精调味即成。

【功效】有滋阴补血、强筋壮骨的作用。适用于急性肾炎、老年体弱或病后体虚、虚损羸瘦、腰膝酸软、消渴、水肿、眩晕、阳痿、遗精等症。

冬瓜赤豆黑鱼汤

【材料和制法】冬瓜500克,赤小豆50克,黑鱼1条。将黑鱼洗净去内脏,冬瓜切片,与赤小豆一起放入锅内加清水煮汤,不放盐食用。

【功效】有利水消肿的作用。适用于急性肾炎水肿明显。

鲫鱼汤

【材料和制法】取新鲜鲫鱼1条,洗净去内脏后,放入锅内,加清水适量,葱花少许,不放盐,煮汤服用。

【功效】有健脾利湿的作用。适用于急性肾炎蛋白尿。

鲤鱼枸杞汤

【材料和制法】鲤鱼1条,枸杞子30克,葱、姜片、川椒、盐、荜茇、料酒等适量。将鲜鲤鱼去鳞、鳃、内脏,洗净;将荜茇、鲤鱼、葱、姜片、川椒、盐、料酒放入锅内后,加水适量,置武火烧沸,移文火上炖约40分钟即可。

【功效】有健脾开胃、消水肿、利小便、通乳的作用。适用于急性肾炎、胃痛、水肿胀满、咳嗽气逆、乳汁不通。

猪肉节瓜汤

【材料和制法】玉竹20克,西洋参12克,猪腿肉240克,节瓜240克,姜片、盐适量。将猪腿肉剁成块,放入沸水中,放入姜片煲片刻,撇去浮沫,再放入玉竹、西洋参、节瓜等继续煲2~3小时,以盐调味即可。

【功效】有解烦祛燥、利水消肿、益气生津的作用。适用于急性肾炎。

黄豆蚝豉猪肘汤

【材料和制法】黄豆80克,黑豆80克,蚝豉80克,猪肘480克,姜、葱、陈皮等适量。黄豆、黑豆洗净沥干,黄豆浸40分钟,沥干水备用;陈皮浸软,姜去皮洗净、拍松,葱洗净,蚝豉浸10分钟,洗净;往蚝豉中注入开水,闷半小时,捞起沥干。下油爆香姜、葱,下蚝豉爆香,用热水冲洗,除去油。热锅下黑豆炒至豆壳裂开,盛出洗净。将猪肘放入开水中煮5分钟,捞起洗净。把水煲开,放入黄豆、黑豆、蚝豉、猪肘、陈皮煮开,小火煲3个小时,下盐调味即可。

【功效】有升清降浊、消肿降压、清热润燥的作用。适用于急性肾炎。

栗子香菇大芥菜汤

【材料和制法】芥菜480克,栗子180克,香菇40克,葱、姜、素汤、盐各适量。将香菇用清水浸软,去水去梗,切开边;栗子放入开水中煮5分钟,去壳洗净,放在深碟上加水,蒸半小时至软透;芥菜洗净切段,放入开水中煮3分钟,捞起洗一洗;爆葱、姜,放入芥菜爆透,下调料用素汤煮开,慢火煲15分钟;再煲10分钟至芥菜软透,加入栗子,再煲片刻,加盐调味即成。

【功效】有补肾益精、清肠祛燥、化肉消脂的作用。适用于急性肾炎。

淮山腰片汤

【材料和制法】淮山药15克,猪肾200克,冬瓜、香菇、姜、葱、鸡汤、薏苡仁、黄芪、盐各适量。将冬瓜削皮去籽,切成块状;香菇去蒂洗净;姜、葱洗净,姜切片,葱切段;猪肾对切成两半,除去白色部分,再切成片,洗净后用热水焯一下;鸡汤倒入锅中加热,先放姜、葱,再放薏苡仁、黄芪和冬瓜,以中火煮40分钟;将腰片、香菇和山药放入锅内,煮熟后用慢火再煮片刻,加盐调味即可。

【功效】有强肾和降血压的作用。适用于急性肾炎。

天麻甲鱼汤

【材料和制法】甲鱼500克,天麻50克,火腿、葱结、姜片、盐适量。将甲鱼去除内脏,剁去头和脚爪,洗净后斩成块,放入锅内,用大火煮沸后,再煮3分钟捞出,除去表面衣膜,洗净,放入大碗中;加入天麻、火腿、葱结和姜片,

上笼用大火蒸1.5小时,直至甲鱼肉酥烂;拣去葱结和姜片,加盐调味即可。

【功效】有补肝益肾、健胃健脾、补气益肺、补脑、滋肾固精的作用。适用于急性肾炎、肾阴亏虚,对兼患高血压、冠心病等心脑血管病症的患者尤为合适。

鲍鱼竹荪汤

【材料和制法】竹荪15克,鲍鱼50克,豌豆苗50克,高汤、盐、味精、料酒、胡椒粉适量。将竹荪放入盆内,用温水泡软,轻轻搓洗几次,洗净泥沙,切成长条,放入沸水锅内中焯一下;将鲍鱼切成薄片,放入沸水中焯一下。在锅内放高汤烧开,放入竹荪和鲍鱼片,撇去汤中浮沫,加入盐、味精、料酒、胡椒粉及豌豆苗,烧开即成。

【功效】有滋阴润燥、平肝潜阳的作用。适用于急性肾炎、高血压、高胆固醇等。

甲鱼补肾汤

【材料和制法】甲鱼800克,鸡汤、枸杞子、淮山药、女贞子、熟地、料酒、盐、葱、姜、猪油适量。将甲鱼宰杀,去内脏,放入热水中浸泡去皮膜,去背壳,斩成块,下沸水锅焯去血水,捞出洗净;将枸杞子、淮山药、女贞子、熟地分别去杂洗净;锅中注入鸡汤,加入甲鱼块,再放入枸杞子、淮山药、女贞子、熟地、料酒、盐、葱、姜煮至肉熟烂,拣

去葱、姜，淋上猪油即成。

【功效】有滋阴凉血、滋养肝肾、补血益精、健脾强胃、益肺固肾的作用。适用于急性肾炎。

● 巴戟天煲鸡肠

【材料和制法】鸡肠400克，巴戟天

饮疗

50克，姜片、盐、味精适量。将鸡肠剪开洗净，切成长段，与巴戟天、姜片加水两碗煎至一碗，加盐、味精少许调味即可。

【功效】有温肾助阳、壮筋骨的作用。适用于急性肾炎。

● 冬瓜大蒜赤豆汁饮

【材料和制法】大冬瓜1个，一头切开，纳入大蒜100克，赤豆50克，置饭锅上蒸熟，取饮其汁。

【功效】有利尿解毒的作用。适用于急性肾炎水肿明显。

● 淡竹叶茅根饮

【材料和制法】淡竹叶10克，白茅根10克。以沸水冲泡，盖严，半小时后代茶频饮。

【功效】有清热凉血、利尿的作用。适用于急性肾炎引起的水肿血尿。

● 核桃黑豆饮

【材料和制法】核桃仁60克，黑豆60克，杜仲9克。将核桃仁、黑豆、杜仲水煎服。

【功效】有温肾壮阳的作用。适用于急性肾炎、肾虚腰痛。

● 杜仲银耳茯苓羹

【材料和制法】杜仲50克，干银耳50克，白茯苓粉15克，冰糖适量。将杜仲加水煎熬3次，取药液5000毫升；干银耳用温热水发透，择去杂质，揉碎，淘洗干净；冰糖用水溶化后，置文火上熬至色微黄时，过滤去渣。锅内放入杜仲药汁，下入银耳，置旺火上烧沸后，移文火上久熬，至银耳熟烂，放入白茯苓粉，冲入冰糖水即成，每日饮用。

【功效】有补肝肾、降血压的作用。适用于急性肾炎、脾肾两虚型高血压病，症见头昏、耳鸣、失眠、腰膝酸痛等。

● 鲜白茅根饮

【材料和制法】鲜白茅根50克，玉米须50克。将白茅根、玉米须洗净后，用水煎汁，或用单味白茅根60克煎水。代茶饮，每日3次。

【功效】有凉血止血、清热解毒、清热、利尿的作用。适用于急性肾炎，症见颜面水肿、恶寒发热、小便不利。

西瓜皮饮

【材料和制法】西瓜皮50克，赤小豆50克，鲜茅根50克。将西瓜皮去绿衣，切成片，与赤小豆、茅根一起用水煎汤而成。每日1次，连服数天。

【功效】有利尿去肿的作用。适用于急性肾炎，症见水肿不甚明显但腰痛厉害。

荔枝草汁饮

【材料和制法】荔枝草50克。将荔枝草洗净切碎后，加水煎汁。每日3次，服时加白蜜10毫升。

【功效】有清热宣肺、利水为宜的作用。适用于急性肾炎恢复期气阴两伤。

核桃蛇蜕粉黄酒饮

【材料和制法】核桃仁9克，蛇蜕1条。共焙干，研粉，用黄酒吞服。

【功效】有祛风湿、活血的作用。适用于急性肾炎，症见湿热血瘀。

芡实天花粉饮

【材料和制法】芡实30克，天花粉15克，水煎服。

【功效】有益气、生津、养阴的作用。适用于急性肾炎恢复期气阴两伤。

四、一日食谱

早餐:薏苡仁粥1碗,馒头,鸡蛋,虾米烧菜心。

加餐:水果。

中餐:米饭1碗,栗子煲鸡,青菜炒粉丝,甲鱼补肾汤。

加餐:鸭梨。

晚餐:鸭汁粥1碗,虾米烧菜心,枸杞笋丝炒肉,苹果。

五、食疗宜忌

 宜食品种

1.急性肾炎患者应低盐饮食。

2.患者应控制蛋白质摄入量,只有到恢复期尿量增多后才能逐步增加蛋白质摄入量。

3.宜食冬瓜、葫芦、赤小豆、玉米和鲤鱼、鲫鱼、瘦肉、鸭肉等消肿利水的食物。患者恢复期可吃些山药、红枣、甲鱼、鸭肉等,以利于康复。

4.可选食醋溜卷心菜、番茄炒鸡蛋、炒胡萝卜丝等食物。

 饮食禁忌

1.忌动物肝、肾等内脏及豆制品。

2.忌辛辣、油腻食品,忌烟酒。禁食火腿、咸菜、榨菜等含盐量高的食品。

3.限制刺激性食品。如香料、茴香、胡椒等食物的代谢产物含嘌呤,由肾排出,会增加肾脏的负担,故不宜多吃;动物肝、肾等内脏含核蛋白多,其代谢产物含嘌呤及尿酸亦多,也应少吃。

六、食疗解读

1.供给量据病情而定,症状较轻者控制在20～40克/天,以减轻肾脏的负担;低蛋白饮食时间不宜过长,防止发生贫血。一旦血中尿素氮、肌酐清除率接近正常,无论有无蛋白尿,蛋白质供给量应逐步增加至每天0.8克/千克,以利于肾功能修复。选用含必需氨基酸多、非必需氨基酸少的优质蛋白,如鸡蛋、牛奶、瘦肉和鱼等;不宜选食豆类及其制品。

2.发病初,以水肿为主要症状。限制饮水和忌盐,是消除水肿的好方法。应根据病情、尿量及水肿情况,给予低盐、无盐或少钠饮食。少钠饮食除不加食盐或酱油外,还要避免食用含钠高的食品。

3.少尿或无尿时,应严格控制钾供给量,水分限制在500毫升/天以下,避免食用含钾高的食品,如鲜蘑菇、红枣、贝类、豆类、蔬菜及水果等。

4.治疗以休息、药物和饮食营养治疗相结合为原则,严重者需要卧床休息,故热量消耗降低,活动少使食欲降低,每天供给热量不必过高。

5.食物热量大部分由碳水化合物供给,补充足够的碳水化合物,可以防止热量不足,也使食物供给的少量蛋白质完全用于组织修复和生长发育;宜增添甜点心、粉皮、凉粉等。不需严格限制脂肪总量,但要少吃含动物油脂多及用油煎炸的食物。急性肾炎常伴有高血压,不宜多食动物脂肪,以防血脂升高;宜食含碳水化合物高的蔬菜,饮食以清淡为佳。

6.多食用新鲜的绿叶蔬菜及水果。新鲜蔬菜能增进患者的食欲,除非在少尿期限制钾时需限制蔬菜,否则应多给时令新鲜蔬菜。恢复期可多供给山药、红枣、桂圆、莲子、银耳等有滋补作用的食物。维生素 A、维生素 C、叶酸、维生素 B_1、铁等均有利于肾功能恢复及预防贫血,食物中应足量补充。

7.急性肾小球肾炎患者尿液偏酸,食物的酸碱性可调节尿液 pH。供给碱性食物,使尿液接近中性,有利于治疗。碱性食物有蔬菜、水果和奶类等。少尿期应限制含钾多的水果和蔬菜摄入,预防高血钾的发生。

第 2 讲

慢性肾炎的饮食调养

一、疾病概述

慢性肾炎为慢性肾小球肾炎的简称。本病属中医"水肿""腰酸"范畴。治疗原则为健脾温肾、利水化湿、活血化瘀、清热解毒。应积极治疗急性肾炎,防止演变为慢性。平时应进行适当的体育锻炼,增强体质,预防呼吸道感染,不服用对肾脏有害的药物,饮食调理也是治疗方法之一。

二、饮食原则

1.发病时应卧床休息,水肿消退后可恢复活动,注意避免受凉,防止过度疲劳。饮食宜低盐、高热量,摄入适量蛋白质,可多吃新鲜蔬菜、水果。

2.慢性肾炎急性发作时,按急性肾炎饮食治疗原则处理,出现大量蛋白尿时,应按肾病综合征的饮食治疗原则处理。总之,对慢性肾炎应密切结合病情变化,不断修订饮食配方,以利于病情稳定和患者身体恢复。

3.慢性肾炎发作时,要给予充足的维生素,尤其要补充维生素C,因为长期慢性肾炎患者可能有贫血,补充维生素C能增加对铁的吸收,所以应食用西红柿、绿叶蔬菜、新鲜大枣、西瓜、萝卜、黄瓜、西瓜、柑橘、猕猴桃和天然果汁等食品。食欲差者可补充维生素C制剂;同时应多补充维生素B和叶酸丰富的食物,如动物的内脏等食品,有助于纠正贫血。高血钾时要忌食含钾高的食物,要慎重选用蔬菜和水果。慢性肾炎患者要忌食糖类饮料和刺激性食品。

4.注意液体摄入量,限制在700～800毫升/天,不超过1500毫升。氨基酸注射液应包括必需氨基酸,不应含非必需氨基酸。参考化验结果决定供氮量,热量一定要充足,因这类患者常不耐受葡萄糖,故不宜大量给予,但可供给脂肪乳剂。考虑到慢性肾功能衰竭患者常有高血钾、高血磷、高血镁和高血钙,故开始完全供给胃肠外营养时,营养液内可不加钾、磷、钙、镁等,每天只补充丢失钠量;当患者体内蛋白质合成开始,即恢复正氮平衡时,就可输入钾、磷、钙、镁等。

三、食疗处方

 粥疗

● 核桃粥

【材料和制法】核桃仁50克,粳米100克,红枣、白糖适量。把红枣去核,然后将红枣肉放进水中浸泡,再取出来切碎。然后将所有的食材一起放进锅中,加适量的水煮粥。煮好后用白糖调味即可。

【功效】有补肾、益肺润肠、固涩的作用。适用于慢性肾炎、肾虚、肾亏腰痛、腿脚软弱无力、肺虚久咳、病后衰弱。

● 桂圆粥

【材料和制法】桂圆80克,粳米100克,红糖少许。将粳米淘洗干净,放入锅内,加桂圆、清水适量,用武火烧沸后,转用文火煮至米烂成粥,加红糖调味即成。每日2次,早晚各1次。

【功效】有补益心脾、养血安神的作用。适用于老年水肿、慢性肾炎、体质虚弱,舌质红者忌服。

● 生姜红枣粥

【材料和制法】鲜生姜12克,红枣50克,粳米90克。将米淘洗3遍,浸泡30分钟;生姜去皮,切成薄片;红枣去核,对半切开;将米放入锅中,简单干炒一下,再放入清水;用勺子将米搅拌均匀后,放入红枣和生姜片;文火慢煮,直到粥煮熟。每日2次,做早、晚餐服用。

【功效】有降温提神、增进食欲、温中散寒的作用。适用于慢性肾炎、轻度水肿、面色萎黄。

● 黑芝麻茯苓粥

【材料和制法】黑芝麻20克,茯苓20克,粳米60克。将茯苓切碎,放入锅内煎汤,再放入黑芝麻、粳米煮粥即成。每日2次,早、晚餐服用,连服15天。

【功效】有利水消肿的作用。适用于肝硬化伴腹水、慢性肾炎、精神萎靡者。

山药枸杞粥

【材料和制法】山药60克，枸杞子30克，粳米60克。将山药洗净切成片，与枸杞子、粳米共同煮成粥。每日2次，早、晚餐服用。

【功效】有温补脾肾、补中益气、通阳利水、益胃气、健脾胃、止泄痢的作用。适用于慢性肾炎等症。

鲫鱼粥

【材料和制法】鲫鱼2条，粳米60克，鲜芦根10克。将鲫鱼去除内脏后洗净，与鲜芦根、粳米共同煮成粥。每日2次，早、晚餐服用，连服20天。

【功效】有温补脾肾、通阳利水、清热解毒、利尿消肿的作用。适用于糖尿病、慢性肾炎、水肿、厌食症、消瘦症等。

芡实白果枸杞粥

【材料和制法】芡实30克，糯米30克，枸杞子30克，白果50克。先将白果去壳去芯，将白果与芡实、糯米、枸杞子共同煮成粥。每日1次，10天为1个疗程。

【功效】有平肝潜阳、固肾镇静、补中益气、滋养强壮的作用。适用于慢性肾炎、慢性泄泻和小便频数、梦遗滑精、虚弱、遗尿、老年人尿频、妇女带多腰酸等。

芡实白果糯米粥

【材料和制法】芡实30克，糯米30克，白果50克，煮粥。将白果去壳洗净；芡实、糯米洗净；把全部材料放入锅内，加清水适量，武火煮沸后，文火煮成粥。

【功效】有固肾补脾、泄浊祛湿的作用。适用于慢性肾炎属肾虚湿盛，症见小便淋浊，尿中蛋白久不消除。

荠菜牛蛙粥

【材料和制法】荠菜250克，牛蛙1000克，粳米100克。先将荠菜洗净，切碎，备用；将牛蛙腿洗净，备用。把粳米淘洗干净后，与牛蛙腿一同放入锅内，加入适量清水，置武火上煮沸后，改为用文火煮到八成熟时，加入荠菜，待蛙肉熟、米开花即成。

【功效】有健脾利水的作用。适用于慢性肾炎。

黄芪枸杞粥

【材料和制法】粳米100克，黄芪20克，枸杞子30克。黄芪20克，加10倍的清水浸泡半小时，连水一起烧开，用中火煮30分钟，将药汁滗出备用。再加等量的清水烧开后煮15分钟，再次滗出药汁。重复第二步的动作。将煮过的黄芪药渣捞出扔掉。将三次煮的药汁放在一起，放入枸杞子、粳米，煮成稀粥即成。

【功效】有补气升阳、益卫固表、托毒生肌、利水退肿的作用。适用于慢性肾炎、气虚体弱、感冒、倦怠乏力、食少便溏、脱肛阴挺、自汗盗汗、面目水肿、小便不利、气短心悸等症。

● 小米赤枣山药粥

【材料和制法】小米100克，大枣50克，赤小豆50克，山药50克。将以上材料加水共煮成粥即成。

【功效】有健脾利水、和胃养血的作用。适用于慢性肾炎、慢性肾功能衰竭。

菜疗

● 鲤鱼煨大蒜

【材料和制法】取鲤鱼1条，去内脏，大蒜瓣2个填入鱼腹，用纸包好，用线缚住，外以黄泥封裹，于灰中煨熟，除去纸泥，食鱼。

【功效】有利尿解毒、补虚健脾的作用。适用于慢性肾炎水肿。

● 鲫鱼炖砂仁

【材料和制法】取鲫鱼1条，去内脏，在鱼腹内放入砂仁6克、甘草末3克，用线缚好，清炖煮烂吃鱼。

【功效】有利尿镇静、健脾利湿、和中开胃、活血通络、温中下气的作用。适用于慢性肾炎水肿。

● 清炖甲鱼

【材料和制法】甲鱼1只，鸡肉50克，葱15克，姜10克，蒜末5克，清汤100克，酱油10克，料酒15克。将甲鱼去头，宰杀，取出内脏，去爪，改剁成块。鸡肉也切成块，放入沸水中汆一下。炒锅内放熟猪油，中火烧至七成热，加葱、姜、蒜末，炒出香味，放入甲鱼、鸡肉、酱油，煸炒2分钟，随即加入清汤，然后用小火烧沸打去浮沫，炖至酥烂，放上葱椒、料酒即成。不加盐食用。

【功效】有滋阴补精的作用。适用于慢性肾炎尿蛋白大量丢失。

● 童子鸡炖黄芪

【材料和制法】童子鸡1只，黄芪100克，红枣50克，生姜数片，童子鸡1只(男用母鸡、女用公鸡)；将鸡褪毛，剖膛清洗干净后，把黄芪用纱布包扎好塞进鸡腹内，然后加入红枣、生姜；将鸡腹用线重新扎牢，放在砂锅或钵中用文火煎炖，至鸡肉酥烂即可。

【功效】有益气养血、温中健脾的作用。适用于慢性肾炎贫血严重。

● 银耳大枣冰糖羹

【材料和制法】银耳5克，红枣30克，冰糖适量。先将银耳、红枣温水泡发洗净，同放于砂锅中，注入清水600毫升，煮至400毫升，加入冰糖调味即成。

【功效】有养血补气、温中健脾的作用。适用于慢性肾炎贫血严重，脾虚倦怠乏力，血虚萎黄及妇女脏躁、神志不安等。

● 刀豆煮猪肾

【材料和制法】刀豆30克，猪肾1个，调料适量。先将猪肾切开洗净，剔除白色筋膜，与刀豆一起入锅，加水适量，煮熟即可食用。

【功效】有补肾强腰、散寒下气、利胃肠、止呕吐、止咳喘的作用。适用于慢性肾炎、肾虚腰痛，主治呃逆、反胃呕吐、久泻久痢、脾胃虚弱等。

● 赤豆冬瓜余鲤鱼

【材料和制法】鲤鱼1条，冬瓜100克，赤小豆60克，葱根适量。鲤鱼去鳞、去鳃、去肠杂，剖成两片，背上打花刀。将砂锅内放入适量清水，加入带皮冬瓜、赤小豆、葱根，置于火上煮1小时，用纱布过滤，去渣留清液，再煮至沸，放入鲤鱼，煮熟即可。

【功效】有祛湿利水、补肾益气的作用。适合急、慢性肾炎者食用。

● 荷花首乌肝片

【材料和制法】猪肝200克，荷花、何首乌各50克，姜、葱、淀粉、素油、蒜等适量。把荷花洗净，切成3厘米见方的片；姜切片，葱切段，蒜切片；何首乌磨成粉；猪肝洗净，用何首乌粉、淀粉抓匀；将炒锅置武火上烧热，放入素油烧至六成热时下入猪肝滑炒至熟；随后放入葱、姜、蒜、荷花炒熟即成。

【功效】有养心益肾、乌须发、补肝肾、益精血的作用。适用于急、慢性肾炎，治疗阴虚血少、头发早白、头晕耳鸣、四肢酸软等症。

● 虫草炖鸭

【材料和制法】鸭2000克，虫草10克，葱、姜、料酒、猪肉、火腿、盐适量。将鸭宰杀，去毛，从背部剖开，取出内脏，投入沸水锅中余半分钟，再用冷水清洗干净；火腿切成粒，猪肉切成块；猪肉另用沸水余半分钟，加入火腿粒，稍滚即成，一并捞出，沥去水分；葱切段，姜切片，备用；将铁锅烧热，下油及葱段、姜片，放入鸭爆炒；加料酒、沸水，煨半分钟；捞起鸭，沥去水分，去掉葱、姜；在炖锅内放入火腿、猪肉、鸭、虫草和适量姜、葱、盐、料酒、开水，入蒸笼蒸2小时；取出鸭，捞去姜、葱，撇去浮沫，将鸭去除胸骨和锁喉骨；加入奶汤，再蒸1小时即成。

【功效】有补肾益阴、利水消肿的

作用。适用于急、慢性肾炎,治肾阴亏虚、阳痿、早泄、遗精、耳鸣、水肿、腰膝酸软等。

秘制瓦罐鹿肉

【材料和制法】鹿肉350克,桂圆、莲子、红枣、枸杞子、调料、高汤适量。将鹿肉切成小块,用清水漂去血水,放锅中焯水捞出;桂圆去壳取肉,莲子涨发浸泡;将鹿肉、桂圆、淮山药、莲子、红枣、枸杞子放入炖盅内,加入高汤,急火开锅,慢火炖2小时,放入调料即成。

【功效】有健脾益气、滋阴养血的作用。适用于急、慢性肾炎,可治疗气血两虚之面色萎黄、四肢乏力、食欲不振、头晕目眩。

樱橘蛤什蚂

【材料和制法】雪蛤膏20克,樱桃100克,料酒、葱白、姜片、冰糖、橘瓣适量。将泡好的雪蛤膏放入碗中,加清水150克,再加料酒、葱白、姜片,上笼蒸10分钟,取出,用清水漂洗几次,以除去异味。锅置火上,放清水150克,加冰糖烧开,撇去浮沫,熬至冰糖溶化,投入发好的雪蛤膏煮开。原锅加入橘瓣,烧开后倒入汤碗,放上樱桃即成。

【功效】有补肾壮阳、化湿通络的作用。适用于急、慢性肾炎,可治疗腰腿疼痛。

姜附烧狗肉

【材料和制法】狗肉1000克,附片20克,大蒜、生姜、葱适量。将狗肉洗净,切成小块;将附片放入砂锅内,先熬煎2小时,然后将狗肉、大蒜、生姜、葱放入,加水适量炖煮,直至狗肉烂熟即成。

【功效】有温肾益精、散寒助阳的作用。适用于急、慢性肾炎,治脾肾阳虚、阳痿、早泄、夜尿频多、畏寒肢冷;或见水肿明显,反复发作,肚腹胀大,小便减少,大便稀薄,腰痛背冷,舌淡胖嫩。

虾籽海参

【材料和制法】海参150克,虾籽150克,料酒、猪油、姜、葱、肉汤、盐、酱油、淀粉、味精适量。将干海参放入锅内,加清水,用小火烧开,锅离火位,待其软而发涨捞出,去内脏杂质,洗净;将发透的海参由肚内先划十字花刀,入开水锅内汆一下,捞出沥干水分备用;将虾籽洗净,盛入碗内,加上适量的水和酒,上笼蒸10分钟取出。将锅烧热,放入猪油,投入姜片、葱段,煸炒后捞出,烹入料酒,加入肉汤、盐、酱油、海参、虾子,煨透成浓汤汁,用淀粉勾芡,加味精即成。

【功效】有补阴养血、补肾润燥、增强人体免疫功能的作用。适用于慢性肾炎、便秘、头晕、贫血、耳鸣。

● 茴香猪肾

【材料和制法】猪肾90克，茴香10克，卤汁适量。在热锅内将茴香略炒片刻，待脆后打成细末；将猪肾撕去皮膜，洗净，再除去腰臊，用尖刀从侧面划一条长约3厘米的口子，再向里扩展成三角形，然后塞入茴香，并用麻绳将开口处缠紧待用；将锅置中火上，倒入卤汁，调好味，放入猪肾煮沸约30分钟起锅取出，解开绳子，将猪肾剖成两半，切片装盘即成。

【功效】有散寒湿、止疼痛、补肾气的作用。适用于慢性肾炎、肾虚腰痛、寒湿腰痛。

● 大蒜焖羊肉

【材料和制法】羊肉250克，大蒜100克，盐适量。将大蒜去蒜皮洗净，羊肉洗净切块；起油锅，把大蒜和羊肉放入锅内略炒，加清水适量，焖60分钟，加盐调味即可。

【功效】有温肾暖脾、消肿解毒的作用。适用于慢性肾炎属肾阳不足者，或肾虚阳痿，症见反复水肿，腰膝冷痛或水肿胀满等。急性肾炎水肿及其他肾病属湿热内盛，或有痰热或阴虚内热者不宜食用本品。

● 赤豆炖母鸡

【材料和制法】母鸡1500克，草果、赤小豆、葱、姜、味精、盐适量。将鸡宰

杀后，除去内脏后洗净；草果、赤小豆洗净；将草果、赤小豆、鸡放入砂锅内，加清水、葱、姜、盐，用武火烧沸后，转用文火炖至鸡肉、赤小豆熟透为止，再加味精调味即成。

【功效】有利水消肿的作用。适用于慢性肾炎、四肢水肿等症。

● 党参黑鱼

【材料和制法】黑鱼500克，党参30克，胡萝卜、姜、葱、香菜、料酒、盐、味精、白糖、酱油等。将党参润透，切成3厘米长的段；胡萝卜洗净，切成3厘米见方的块；姜切片，葱切段；香菜洗净，切成4厘米长的段。将黑鱼宰杀后，去鳞、鳃、肠杂，洗净后沥干水分，放入六成热油中炸一下，捞起，沥油后备用。将炒锅置武火上烧热，下入素油，烧至六成热时，下入姜、葱爆香，再下入黑鱼、料酒、党参、胡萝卜、盐、味精、白糖、酱油烧熟，盛入盘中，加入香菜即成。

【功效】有补中益气、生津利水、补血的作用。适用于慢性肾炎、脾胃虚弱、气血两亏、体倦无力、食少、口渴、水肿等症。

● 鲜拌三丝

【材料和制法】白菜、土豆、辣椒、调料适量。将白菜洗净切细丝，土豆去皮洗净切细丝，把白菜丝、土豆丝用开水烫一下，沥干水，装入盘中，辣椒

丝放在上面;把油烧热浇在三丝上,再放入调料,拌匀即可。

【功效】有清热利湿、减肥止渴、清

汤疗

蜇头葛根荸荠汤

【材料和制法】海蜇头30克,葛根20克,鲜荸荠15枚,葱根、白糖少许。海蜇头、鲜荸荠洗净后与葱根一起入锅水蒸后加白糖少许,每日1剂,多次分服。

【功效】有清热润肠、平肝化瘀、解肌活血的作用。适用于慢性肾炎伴高血压,也适用于口燥咽干、衄血舌烂。

冬瓜砂仁汤

【材料和制法】冬瓜1000克,砂仁30克。将冬瓜、砂仁共同炖成汤。隔日1剂,连服20天。

【功效】有利尿的作用。适用于慢性肾炎水肿。

参枣汤

【材料和制法】人参6克,红枣30克。将上两味水煎2次,去渣合汁,内服。

【功效】有益气健脾、和胃的作用。适用于慢性肾功能不全引起的贫血。

暑解热、利水消肿的作用。适用于慢性肾炎等症。

参圆汤

【材料和制法】人参6克,桂圆肉50克,共煮内服。

【功效】有益气健脾、养血安神的作用。适用于慢性肾功能不全引起的贫血、心悸怔忡。

双皮汤

【材料和制法】葫芦壳50克,冬瓜皮30克,红枣30克。把上述材料共加水400毫升煎至150毫升,去渣留汁。每日1剂,服至水肿消退为止。

【功效】有健脾利湿、消肿的作用。适用于慢性肾炎。

羊肾黑豆杜仲汤

【材料和制法】羊肾100克,黑豆、杜仲各50克,调料适量。先将剖开洗净的羊肾用开水浸泡3分钟待用;将黑豆、杜仲放锅中煮30分钟,然后加入羊肾,用文火炖熟。

【功效】有补肾气、益精髓、益肾填精、通耳窍的作用。适用于耳鸣、肾炎。

甲鱼羊肉汤

【材料和制法】甲鱼1000克，羊肉1000克，草果、生姜、盐、胡椒粉、味精等。将甲鱼宰杀，剁去头、爪，揭去鳖甲，除去内脏，洗净，切成块；羊肉洗净备用，切成块，与甲鱼一起放入锅内；加草果、生姜、水适量，置大火上煮沸；移小火上炖至肉熟；在汤中加入盐、胡椒粉、味精即成。

【功效】有补益阴血、滋阴凉血、益气补虚、温中暖下、滋阴和胃的作用。适用于慢性肾炎、肾阴不足兼脾胃阳虚所出现的头昏耳鸣、潮热盗汗，又兼脘痛腹冷、食少纳呆等症。

甲鱼枸杞子女贞汤

【材料和制法】甲鱼1000克，山药、枸杞子、女贞子各50克，调料适量。将甲鱼宰杀，洗净切块；女贞子用纱布包好；山药切片；将甲鱼、山药、女贞子同枸杞子共放入锅中炖烂，拣去药包用调料调味即可。

【功效】有补肝肾、丰肌的作用。适用于慢性肾炎、形瘦体弱。

饮疗

玉米须饮

【材料和制法】玉米须50克，加3倍水，煎汤代茶饮。

羊蹄荸荠汤

【材料和制法】荸荠250克，羊蹄筋300克，姜、盐适量。将蹄连脚筋去皮毛，洗净斩块；将水煲滚，放入羊蹄煮滚出水，约1小时捞起；荸荠去皮切块；姜洗净，切片；锅放油烧热，加入姜片炒香，再加入荸荠、盐，炒10分钟。把适量清水煲滚，放入全部材料，煲4小时以上，加盐调味即可。

【功效】有补中益气、补肾健身的作用。适用于慢性肾炎、形瘦体弱。

黄芪薏苡仁甲鱼汤

【材料和制法】甲鱼1只，黄芪、薏苡仁各50克，盐适量。将黄芪、薏苡仁洗净，晾干水后略炒；甲鱼用开水烫，去鳖甲、肠脏，洗净，斩块；把全部用料一起放入锅内，加清水适量；武火煮沸后，文火煮1小时，放盐调味即可。

【功效】有健脾益肾、消肿的作用。适用于慢性肾炎、脾肾虚弱，症见反复水肿，尿检常有蛋白尿，尿量偏少，食欲不振，倦怠无力，头晕耳鸣，腰膝酸软等。

【功效】有降浊利尿的作用。适用于慢性肾炎伴水肿。

● 羊奶饮

【材料和制法】取新鲜羊奶,每日饮用500毫升。

【功效】有消除蛋白尿的作用。适用于慢性肾炎蛋白尿。

● 茶叶红糖莲子饮

【材料和制法】茶叶5克,红糖50克,莲子200克。将莲子加水煮熟加红糖,与茶汁混合在一起饮用。

【功效】有清心宁神的作用。适用于慢性肾炎引起的心悸、水肿。

● 芹菜葡萄汁饮

【材料和制法】鲜芹菜500克,葡萄500克,捣烂取汁,每日适量,用开水冲服。

【功效】有清热平肝、补肾的作用。适用于慢性肾炎伴高血压。

● 山药黄花龟板饮

【材料和制法】山药30克,龟板30克,黄花30克。先将龟板煎2小时,然后加入山药、黄花同煎,去渣取汁。每日2次,早、晚服用,连服1周。

【功效】有补肾生精、养肝补血、明目安神的作用。适用于慢性肾炎尿少。

● 五汁饮

【材料和制法】鲜藕、鲜梨、鲜生地、生甘蔗、鲜黄瓜各500克,榨汁饮。

【功效】有清热凉血、润肺化痰、助脾健胃的作用。适用于肾炎、慢性肾功能不全伴鼻出血。

● 核桃阿胶膏饮

【材料和制法】阿胶250克,核桃150克,做膏,开水冲饮。

【功效】有补肾养血、润肤美容的作用。适用于慢性肾炎。

● 柿叶糖汁饮

【材料和制法】鲜柿叶1000克。将鲜柿叶洗净切碎,加水浓煎,去渣取汁,小火煎至黏稠。加白糖吸干药汁,晒干压碎,装瓶备用。每日3次,每次冲服15克。

【功效】有利尿通便、消肿、减肥、消暑解渴、安神、美容、消退老年斑的作用。适用于轻度水肿,腰酸腿软,入睡盗汗。

● 西红柿汁饮

【材料和制法】西红柿500克,榨汁饮。

【功效】有降低毛细血管通透性的作用。适用于慢性肾炎高血压眼底出血。

● 桑葚蜜膏饮

【材料和制法】鲜桑葚1000克,蜂蜜250克。将桑葚洗净加适量水煎煮,每30分钟取煎液1次,加水再煎,共取煎液2次。合并煎液,再以小火煎至较黏稠时,加蜂蜜至沸,停火收膏,待冷装瓶,用适量开水冲服。

【功效】有养血补肾、润燥镇静的作用。适用于慢性肾炎,症见慢性肾功能不全、肾阴不足、失眠烦躁。

四、一日食谱

早餐:核桃粥1碗,馒头1个。

加餐:牛奶1杯。

中餐:米饭1碗,虫草炖鸭,鲜拌三丝。

加餐:橘子1个。

晚餐:银耳大枣冰糖羹1碗,馒头1个,清炖甲鱼,炒生菜。

五、食疗宜忌

 宜食品种

1.慢性肾炎水肿严重者,应低盐饮食,高血压型患者更应严格限制盐的摄入。

2.慢性肾炎有大量蛋白质丧失者,应补充蛋白质,如牛奶、鸡蛋等。

3.慢性肾炎贫血者,有贫血应多补充含铁及叶酸丰富的食物,如动物的肝等内脏、绿叶蔬菜、木耳、红枣、桂圆等。

4.矿物质及维生素应充分供给,注意补充维生素A、B族维生素及维生素C等。

 饮食禁忌

1.本病患者应忌食动风之品,少吃或不吃辛辣、刺激性食品或海产品,如辣椒、姜、葱、蟹、带鱼、海虾等。

2.慢性肾炎患者有高血压和贫血的症状,动物脂肪对高血压和贫血是不利因素,因为脂肪能加重动脉硬化和抑制造血功能,故慢性肾炎患者不宜过多食用。但慢性肾炎患者如没有脂肪摄入,机体会变得更加虚弱,故在日常生活中可用植物油代替,每日60克左右。

3.为了减轻肾脏的负担,应限制含嘌呤高及含氮高的食物,如菠菜、芹菜、小萝卜、豆制品、沙丁鱼及鸡汤、鱼汤、肉汤等。因为这些食物中含嘌呤高、含氮高,在肾功能不良时,其代谢产物不能及时排出,对肾功能有负面影响。

4.调味品如胡椒、芥末等对肾功能不利,应忌食。味精由于多食后会口渴欲饮,在限制水量时,也应少用味精。

5.慢性肾炎患者有高血压及水肿时,要限制液体的摄入。每日的摄入量应控制在1200～1500毫升,其中包括饮料及菜肴中的含水量约800毫升。若水肿严重,则进水量更要严格控制。在排尿的情况下,则可适当放宽。

六、食疗解读

本病在中医上被分为三型论治,如脾肾阳虚者,除有慢性肾炎的表现外,尚有背冷、肢冷、大便稀烂、舌淡胖有齿印、脉沉细等;肝肾阴虚者,伴有咽干口燥、小便短黄、舌偏红、苔少、脉细数等;气血不足者,则有贫血、头晕耳鸣或多汗、纳少难眠、舌淡脉沉等,可辨证治疗。除了药物治疗之外,日常生活中的忌口也是非常重要的。

根据肾功能损害的程度确定蛋白质的摄入量,若肾功能损害不严重,食物中蛋白质不必严格限制,每天不宜超过1克/千克,其中优质蛋白质占50%以上。有氮质血症时,按病情限制蛋白质。蛋白质摄入量应视肾功能的情况而定。患者出现少尿、水肿、高血压和氮质滞留时,每日蛋白质的摄入量应控制在20～40克,以减轻肾脏的负担,避免非蛋白氮在体内的积存,特别是植物蛋白质中含大量的嘌呤碱,能加重肾脏的中间代谢,故不宜用豆类及豆制品作为营养补充。豆类及豆制品包括黄豆、绿豆、蚕豆、豆浆、豆腐等。

水肿和高血压患者,应限制食盐,2～3克/天;水肿严重时,控制食盐在2克/天以下,或给予无盐饮食,同时定期检查血钾、钠水平,因慢性肾炎多尿期或长期限钠会造成体内钠含量不足。水肿与血容量、钠盐的关系极大。每1克盐可带入110毫升左右的水,肾炎患者如进食过量的食盐,而排尿功能又受损,常会加重水肿症状,血容量增大,造成心力衰竭,故必须限制食盐,给予低盐饮食。

第 ③ 讲
急性肾衰的饮食调养

一、疾病概述

急性肾功能衰竭是一种综合征，由多种病因引起，使肾小球滤过功能迅速下降至正常的50%以下，血尿素氮及血肌酐迅速增高并引起水、电解质紊乱和酸碱平衡失调及急性尿毒症症状。急性肾衰可见于各科疾病，急性肾衰与慢性肾衰不同，如能早期诊断，及时抢救，则肾功能可完全恢复；如延误诊治，则可致死。

二、饮食原则

1.急性肾衰少尿期的患者食欲较差，很难满足高热量的要求。如病情较轻时，热量供给应以易消化的碳水化合物为主，可采用水果、面条、麦片、饼干等，加少量米汤或稀粥，要减少蛋白质和非必需氨基酸的摄入，减轻肾脏负担，防止氮质滞留加重。蛋白质要尽量给予动物性蛋白，以高生物价蛋白为原则，根据尿素氮的情况来确定每日供给蛋白质的量。可适量食用瘦肉类，鱼、鸡、虾等动物蛋白质交替食用，以调节患者的口味。

2.少尿期时，要严格限制各种水分的摄入，以防止体液过多而引起急性肺水肿或稀释性低钠血症。食物的含水量要加以计算，如1克蛋白质生水0.43毫升，1克脂肪生水1.07毫升，1克碳水化合物生水0.55毫升。要记录饮水量和尿量，根据体液排出量来决定每日的摄入量，一般情况下，要遵照医生的嘱咐饮水。

3.少尿期时，多伴有水肿，要根据血钠的测定分别采用低盐或无盐的饮食。

4.高血钾患者要减少饮食中的含钾量，避免食用含钾的食物，以免外源性钾增多而加重高钾血症。含钾高的食物可以通过冷冻、加水浸泡或弃去汤汁以减少钾的含量。

5.如在短期内可以好转者,应给予低蛋白饮食;胃肠道反应剧烈者,短期内可给予静脉补液,以葡萄糖为主。

6.多尿期时,尿量增多,血尿素氮下降,食欲日渐好转,适当增加营养可以加速机体修复。多尿期时应注意补充水和电解质,每日饮水1000毫升左右,静脉补液时,再加上前一天的尿量计算。要注意给予维生素制剂。

7.恢复期时,血肌酐和血尿素氮逐渐下降,而膳食中的蛋白质可以逐步提高,必要时可给予氨基酸注射液。

8.急性肾衰时忌酒、咖啡、辣椒等。

三、食疗处方

 粥疗

● 糯米枸杞粥

【材料和制法】糯米150克,枸杞子30克,冰糖适量。将糯米淘净,放入锅中,加清水适量煮粥,待粥将成时,加冰糖调味即可。

【功效】有滋阴润养、清热去湿、补肾强体的作用。适用于急性肾衰、形瘦色悴、耳鸣目眩、口干咽燥、五心烦热、潮热盗汗、舌红少苔。

● 鸽子粥

【材料和制法】粳米100克,鸽子1只,白酒、葱白适量。将粳米淘洗干净。鸽子宰杀,去除皮毛和内脏,洗净晾干,炒熟,酌加少量白酒,稍煮。再放入粳米和清水,先用武火煮沸,再用文火熬煮20分钟。待粥将成时,加葱白稍煮即成。

【功效】有助阳益气、温肾养精的作用。适用于急性肾衰,症见肾阳虚弱、阳痿、早泄、多尿、腰酸、怕冷。

● 鹿角胶粥

【材料和制法】粳米100克,鹿角胶50克,生姜适量。先将粳米煮成粥,放入鹿角胶、生姜同煮为稀粥。

【功效】有补肾温阳、养血益精的作用。适用于急性肾衰、治肾阳虚弱、精血不足、阳痿、早泄、腰痛。

● 归肾粥

【材料和制法】猪肾200克,粳米250克,当归50克,调料适量。先将当归洗净,切细后熬汤去渣;猪肾切细,与粳米同放入当归汤中,加水适量,煮成粥即可。

【功效】有补肾生血的作用。适用于急性肾衰等症。

● 山药莲子苡仁粥

【材料和制法】山药30克,莲子30克,薏苡仁30克。将莲子去心,洗净;将山药洗净,去皮,切块,与莲子、薏苡仁一起放入锅中,加水500毫升,用小火煮熟即成。

【功效】有健脾益肾的作用。适用于急性肾衰、身体虚弱及脾虚型带下病。

● 薏苡仁粥

【材料和制法】糯米200克,薏苡仁150克,红糖适量。薏苡仁、糯米淘洗干净,同煮成粥,食用时加红糖调味即可。

【功效】有健脾益气、除湿、治水肿的作用。适用于急性肾衰等症。

菜疗

● 烩鳝鱼丝

【材料和制法】鳝鱼500克,酱油、菜籽油、醋、红糖、淀粉各适量。将鳝

● 豆枣黄花菜粥

【材料和制法】粳米100克,赤小豆、红枣、黄花菜各50克。将赤小豆、黄花菜、红枣、粳米,共煮烂成粥即成。

【功效】有健脾利水的作用。适用于急性肾衰等症。

● 小米薄麻粥

【材料和制法】火麻仁50克,薄荷叶50克,荆芥穗50克,小米150克。先将火麻仁洗净,倒锅内炒至熟,去皮,研细。薄荷、荆芥穗分别洗净。砂锅放水煮薄荷叶和荆芥穗,去渣,取汁。小米淘洗净后,加入火麻仁末,倒入汁,兑水,一同煮成粥即成。

【功效】有滋养肾气、润肠清热的作用。适用于急性肾衰等症。

● 茅根赤豆粥

【材料和制法】鲜茅根、粳米、赤豆各200克。鲜茅根加水适量,煎汁去渣,放入粳米、赤豆共煮成粥,日服3次。

【功效】有清热解毒、利水消肿的作用。适用于急性肾衰、水肿。

鱼用小刀剔去骨头,除去内脏、头、尾,洗净,切成细丝;鳝丝放入锅内煸炒备用;将锅烧热,倒入菜籽油,翻炒鳝鱼丝,放入酱油、醋、红糖,加水煮熟,再

加淀粉勾芡即成。

【功效】有补血补虚、消肿的作用。适用于急性肾衰、营养不良性水肿等症。

韭菜鹌鹑蛋

【材料和制法】韭菜100克,鹌鹑蛋200克,芝麻油、盐、味精等适量。将新鲜韭菜洗净切碎;鹌鹑蛋12个去壳打匀;将锅洗净,烘干,起旺火,入芝麻油,油至八成热时倒入蛋,炒至结块时盛入碗内;另起热锅,倒入芝麻油,油至八成热时倒入韭菜,煸炒至熟;放入已炒好的鹌鹑蛋、盐、味精调味即成。

【功效】有温肾养血、健脾和胃、止咳定喘的作用。适用于急性肾衰以及肾虚所致须发早白、性功能低下、阳痿、早泄等症。

鳖甲炖鸽

【材料和制法】鸽肉300克,鳖甲500克,调料适量。鸽子去毛和内脏,鳖甲打碎,放入鸽子腹内,共放入砂锅,加水适量,慢火炖熟后调味即可。

【功效】有滋补肾阴的作用。适用于急性肾衰,症见头晕耳鸣、烘热汗出、月经不调等。

海参炖鲍鱼

【材料和制法】鲍鱼250克,海参90克,枸杞子、桂圆肉、调料适量。将鲍鱼、海参分别用开水浸发,洗净,分

别切片或切丝;枸杞子、桂圆肉洗净。把全部材料放入炖盅内,加开水适量,盖好,隔水文火炖3小时,调味即成。

【功效】有养阴补肾、滋润肠燥的作用。适用于急性肾衰。

三子炖猪脬

【材料和制法】猪脬、猪瘦肉各200克,枸杞子15克,菟丝子15克,韭菜子15克,调料适量。将枸杞子、菟丝子、韭菜子洗净;猪瘦肉洗净,切片;猪脬用粗盐擦洗净,用沸水烫过;把三子放入猪脬内缝合,与猪瘦肉一齐放入炖盅内,加开水适量,炖盅加盖,隔水文火炖2小时,加调料调味即可。

【功效】有滋肾阴、补肾阳的作用。适用于急性肾衰、肾病日久、肾中阴阳两虚,症见面色暗滞水肿,精神疲惫,视物不清,腰膝冷痛乏力,尿少或清长,或有遗泄,或有潮热,或有畏寒等;肾病有外感者,不宜饮用。

黄花菜蒸肉

【材料和制法】猪肉150克,黄花菜200克,鲍鱼汁、大蒜、盐、鸡精、生抽、料酒、胡椒粉、淀粉等适量。将猪肉洗净沥干水,大蒜拍碎,放盐、鸡精、生抽、鲍鱼汁、料酒、胡椒粉腌制30分钟以上;黄花菜用温水洗净泡软;用一个碟子把泡好的黄花菜平铺好,再把腌好的猪肉放在上面;锅里置支架并加适量的清水,碟子放在支架上;盖上锅

盖,大火蒸30分钟;蒸好后稍稍放凉,切片装盘。将碟子里的汁料倒出来重新烧开,加少许淀粉勾芡即可。

【功效】有益气养血、利尿消肿的作用。适用于急性肾衰、肾炎贫血、水肿、高血压属脾肾亏损、肝阳偏盛,症见食欲不佳、疲乏无力、头晕头痛、耳鸣、水肿、小便不利等。

虫草炖乳鸽

【材料和制法】乳鸽200克,虫草15克,调料适量。将乳鸽洗净,放入煮锅中,焯烫一下,洗净,和虫草一起放入煮锅中;盖锅盖,用大火煮滚,倒入电炖锅中,盖内外盖,通电,隔水炖3小时即可。

【功效】有强身强精、镇静催眠、滋阴填精、收敛固涩的作用。适用于急性肾衰、病后体虚、脾肾不足。

虫草枸杞煲鲍鱼

【材料和制法】鲍鱼120克,虫草10克,枸杞子50克,生姜、盐适量。鲍鱼壳擦洗净,鲍鱼肉洗净,切片;虫草、枸杞子和生姜分别洗净;生姜去皮,切片;将鲍鱼壳和姜片放入煲内,加适量水,用猛火煲约30分钟,去鲍鱼壳;加入虫草、枸杞子和鲍鱼肉,用中火煲约3小时,加入盐调味即可。

【功效】有滋补润燥、平肝息风、滋补肝肾、补血明目、生津润燥的作用。适用于急性肾衰、肝肾阴虚、失眠、烦躁、恼怒、情绪低落、心情郁结、高血压等病。

桑葚酿馅鸡

【材料和制法】鸡900克,桑葚、鸡蛋黄、猪肉馅、高汤、葱、姜、海米、桂皮、八角、花椒、盐、淀粉、猪油等适量。将鸡蛋黄放入碗内,加猪肉馅、高汤、葱、姜,水发海米和桑葚切末,以上原料放在一起拌成馅;将净鸡从脊背处剖开,把拌好的馅装入膛内;把鸡用开水烫出亮皮,抹上糖色。锅内倒入猪油,油热时将鸡放入,炸至呈虎皮色时取出;把鸡肉放入大碗内,加上高汤、葱、姜、桂皮、八角、花椒,上屉蒸熟取出,脊背朝下,扣在大盘内;锅内放高汤,加淀粉勾芡即成。

【功效】有补肝益肾、熄风滋液的作用。适用于急性肾衰、肝肾阴亏、消渴、便秘、目暗、耳鸣、关节不利等症。

田七玉竹炖甲鱼

【材料和制法】甲鱼650克,田七、玉竹各50克,调料适量。将甲鱼放入滚水中,焯一下,再刮洗干净,去内脏;田七、玉竹、陈皮用水浸洗,田七打碎,玉竹切片;材料全放入炖盅,加凉开水,盖上盖,隔水炖4小时。加盐调味即可。

【功效】有滋养肝肾、活血祛瘀、养阴生津的作用。适用于急性肾衰。

● 芪蒸鹌鹑

【材料和制法】鹌鹑肉1只，黄芪50克，盐、胡椒粉适量。将鹌鹑杀后，去毛、内脏和爪洗净，入沸水中汆1分钟捞出待用；将黄芪用湿布擦净，切成薄片，分别装入鹌鹑腹内，放入蒸碗，注入清汤，用湿棉纸封口，上笼蒸约30分钟，出笼揭去棉纸，加盐、胡椒粉等调好味，再将鹌鹑扣入碗内，灌入原汁即成。

【功效】有补脾调肺、益气行水的作用。适用于急性肾衰。

● 泽泻茯苓鸡

【材料和制法】母鸡1500克，泽泻、茯苓各30克，调料适量。将母鸡宰杀后去毛和内脏，洗净。将泽泻、茯苓洗净后与黄酒同放入鸡腹内；将鸡放入盘中，置笼内，旺火蒸3小时，拣去泽泻、茯苓即成。

【功效】有利水消肿的作用。适用于急性肾衰。

● 冬虫夏草蒸鸭

【材料和制法】鸭1只，冬虫夏草10克，葱、姜、米酒、白糖、盐等适量。将冬虫夏草用开水泡透后洗净，加适量盐拌匀备用；将鸭子宰杀，去毛，洗净；鸭子切开，放入沸水煮3分钟后捞出洗净；葱切段，姜切片；将冬虫夏草、米酒、白糖、葱段、姜片放入鸭子肚内，

上笼蒸约2.5小时；去掉葱、姜，撇去浮油即可。

【功效】有消炎清热、解毒的作用。适用于急性肾衰，治肺肾阴虚、阳痿早泄、遗精盗汗、腰膝酸软、虚劳咳喘，以及病后体虚、久不恢复。

● 草果赤豆炖青鸭

【材料和制法】青鸭1只，草果15克，赤小豆150克，葱、盐等适量。将鸭宰杀，去毛，除去头、尾和内脏，洗净；将赤小豆淘洗干净，同草果、盐、葱一起装入青鸭腹内；将鸭放入锅内，加清水适量；置武火上烧沸，改文火炖两小时至鸭熟即成。

【功效】有健脾开胃、利水消肿的作用。适用于急性肾衰及虚热、咳嗽、水肿、小便不利、小儿热惊、头生疮肿等症。身虚畏寒者慎用。

● 香菜煮鸡蛋

【材料和制法】鸡蛋250克，香菜6克。将鸡蛋和香菜加水同煮，鸡蛋煮熟后，剥去壳，刺数个小洞，放入再煮数分钟即成。

【功效】有清热消肿的作用。适用于急性肾衰。

● 冬瓜肉蒸包

【材料和制法】小麦面粉850克，猪肉100克，冬瓜750克，酱油、味精、芝麻油、葱、姜、盐、碱适量。面粉加温水

适量揉匀,待发酵后加碱揉匀,做成包子皮。猪肉剁成泥,加酱油、味精、芝麻油、葱、姜搅匀待用。将冬瓜去皮并剁成细末,再加少量盐拌匀,包入纱布中挤去水分后,加入肉馅中拌匀成馅。将包好馅的包子放入蒸笼中用旺火蒸20分钟即成。

【功效】有利水消肿、清热止渴、补中益气的作用。适用于急性肾衰。

冬瓜炖鲤鱼

【材料和制法】鲤鱼800克,冬瓜

汤疗

燕窝汤

【材料和制法】燕窝3克,冰糖30克。将燕窝温水泡后择去燕毛,切成细条备用;锅内放清水250克,倒入冰糖,小火烧开再放入燕窝,煮沸即成。

【功效】有补肺肾养阴、美容养颜、滋阴补气、强身健体、润肺止咳的作用。适用于急性肾衰、虚损劳积。

淮杞炖甲鱼汤

【材料和制法】淮山药25克,枸杞子15克,甲鱼1只,猪瘦肉、姜、桂圆肉、盐适量。将甲鱼宰杀后切开,洗净斩成块;猪瘦肉放入滚水中煮数分钟,取出洗净;姜洗净,切片。把甲鱼、猪瘦肉、淮山药、枸杞子、桂圆肉、姜一起

750克,香菜、葱、姜、盐、料酒、胡椒粉适量。将鲤鱼宰杀,去鳞、去内脏洗净,鱼身两侧打斜刀;冬瓜去皮洗净切片,香菜洗净切小段;葱、姜洗净切丝备用。炒锅注油烧热,下入鱼煎至上色,加入葱丝、姜丝、冬瓜及适量清水,用旺火烧开,撇去浮沫,改用慢火炖至鱼熟瓜烂,加入香菜、盐、料酒、胡椒粉调味即成。

【功效】有清热解毒、化痰利尿的作用。适用于急性肾衰。

放入炖盅内,加水适量,盖上盖炖4小时,加盐调味即可。

【功效】有补肾滋阴的作用。适用于急性肾衰,症见肾亏遗精、小便频数等。

甲鱼滋肾汤

【材料和制法】甲鱼1只,枸杞子、熟地黄、葱、姜、盐适量。将甲鱼处理干净,切成小方块,放入锅内;再放入洗净的枸杞子、熟地黄、葱、姜,加盐少许、清水适量;先用武火烧开,再改用文火炖至甲鱼肉熟透,去熟地黄即成。

【功效】有滋阴补肾、凉血健骨、散结消癌的作用。适用于急性肾衰,肝肾阴虚之腰膝酸软、头昏眼花等症。

⊙ 首乌鸡蛋汤

【材料和制法】鸡蛋150克,制首乌50克,红糖适量。将鸡蛋打入碗内,搅匀备用。砂锅内加水适量,放入制首乌,大火烧沸,改用文火煮1小时,去渣,兑入鸡蛋液,再煮2沸,调入红糖即成。每日1剂,连服30日。

【功效】有补肝肾、益精血、乌须发、滋阴润燥、养血息风、收敛固涩的作用。适用于急性肾衰,善治精血亏虚之头晕眼花、带下过多、须发早白。

⊙ 茱萸苁蓉羊肉汤

【材料和制法】羊肉640克,肉苁蓉30克,山茱萸20克,桂圆肉20克,姜片、调料适量。将羊肉切成薄片状放入滚水中煮10分钟,捞出后再用清水冲洗干净,并置于瓦煲中,煲至水沸腾之时,放入山茱萸、肉苁蓉、桂圆肉和姜片,继续用大火煮沸,转用中火煲3小时,加调料调味即可。

【功效】可补益强壮身体,增强机体的抗病能力。适用于急性肾衰、手足冰冷、腰膝酸软、尿频尿多、便秘等症。

⊙ 枸杞猪肝鸭肾汤

【材料和制法】猪肝60克,枸杞子250克,鸭肾50克,酱油、盐适量。将枸杞子洗净,猪肝、鸭肾洗净切片,用酱油、盐拌匀;锅中放清水适量,放入枸杞子,煮沸几分钟去掉枸杞子,再放入猪肝、鸭肾,煮熟后调味即可。

【功效】有补肾肝、益精血的作用。适用于急性肾衰,肾病属肝肾不足,症见腰酸遗泄,眩晕头痛,或有微肿,或有潮热,尿少或清长。若平素胃寒者,可加生姜2片同煮。

⊙ 枸杞子乌鸡汤

【材料和制法】乌骨鸡150克,枸杞子250克,生姜、红枣适量。将乌骨鸡洗净,去毛、去内脏,放入沸水中滚5分钟,捞起,洗净,沥干水;枸杞子用温水浸透,洗净,沥干水;红枣去核;生姜用水洗净,刮去姜皮,切2片;瓦煲内加入清水,先用猛火烧开,然后放入以上材料,水烧开后改用中火煲3小时即可。

【功效】有养肝明目、生津止渴的作用。适用于急性肾衰,糖尿病失明属肝肾亏损,症见头晕目昏,视物不清,腰膝酸软,须发早白,夜尿频数,舌淡苔白,脉沉细弱。

⊙ 黄芪蛏肉汤

【材料和制法】蛏子60克,黄芪50克,生姜、玉米须、调料适量。将生姜洗净,捣烂;黄芪、蛏肉、玉米须洗净;把全部用料一起放入瓦锅内,加清水适量,武火煮沸后,文火煮1个小时,加调料调味即可。

【功效】有补气利水、滋阴止渴的作用。适用于急性肾衰,糖尿病并发肾脏病变属气阴两虚,症见全身性水肿反复发作,形体消瘦,神疲乏力,咽干口渴,头晕耳鸣,舌胖苔少,脉沉细弱,血压偏高,并有蛋白尿。

● 平菇双耳汤

【材料和制法】银耳10克,木耳10克,平菇10克,冰糖适量。将银耳、木

饮疗

● 玉米须车前饮

【材料和制法】玉米须50克,车前子20克,甘草10克,调料适量。将车前子用纱布包好,与玉米须、甘草一起置砂锅内,用500毫升清水煎取汁液400毫升,每日3次。

【功效】有清热消炎、利尿祛湿、清热利尿、消肝明目的作用。适用于急性肾衰,可治湿热下注、小便不利。

● 鲜芹菜汁饮

【材料和制法】芹菜250克。将鲜芹菜洗净,放入沸水中烫2分钟,切碎榨汁饮。

【功效】有降血压、平肝镇静、和胃止吐、解痉利尿的作用。适用于急性肾衰、眩晕头痛、颜面潮红。

● 羊肉苁蓉羹

【材料和制法】羊肉100克,肉苁蓉

耳、平菇泡发,洗净,去杂,放入碗中,加冰糖和水适量,上笼蒸1小时,熟透即成。

【功效】有滋阴、补肾、润肺的作用。适用于急性肾衰,肾阴虚之血管硬化、高血压、眼底出血;肺阴虚引起的咳嗽、喘息等症。

10克,葱、盐适量。将肉苁蓉用酒洗去黑汁,切成薄片;羊肉洗净后切成薄片;共放入锅中,加入姜和水适量,先用武火煮沸,再用文火煎煮35分钟,放入葱、盐即成。

【功效】有温补肝肾的作用。适用于急性肾衰,可治肾阳虚衰、肝血不足、阳痿、腰痛、头晕目眩、耳鸣。

● 芦根薄荷饮

【材料和制法】芦根30克,薄荷5克。先将芦根、薄荷叶用清水洗净,芦根切成段。锅内放入适量清水,放入芦根,盖好锅盖,煎沸10分钟后,再加入薄荷稍煮片刻即成。

【功效】有利尿消肿、辛凉解表发汗的作用。适用于急性肾衰。

● 小米鸡肉枸杞羹饮

【材料和制法】鸡肉100克,小米100克,枸杞子30克,冬菇、荸荠粉水

适量。将小米、枸杞子洗净，冬菇洗净切细粒，鸡肉洗净切粒；把小米、枸杞子放入锅内，加清水适量，武火煮熟，放入冬菇粒、鸡肉粒，煮沸后调味，拌入荸荠粉水，煮沸呈稀糊状即可。

【功效】有益肾健脾、泄热利尿的作用。适用于急性肾衰，肾病属脾胃两虚，症见面色苍白，食少乏力，肢体疲倦，腰膝酸软，小便不利，时有水肿，或烦热渴饮等。

冬瓜瓤饮

【材料和制法】冬瓜瓤200克。将冬瓜瓤去籽曝晒至干，贮存备用，每日以冬瓜瓤加水煎煮约30分钟即成。

【功效】有清热止渴的作用。适用于急性肾衰，主治热病消渴、心烦、多尿、水肿等。

鲤鱼赤豆饮

【材料和制法】鲤鱼1000克，赤小豆100克，陈皮、花椒、草果、葱、姜、胡椒、盐等适量。将鲤鱼去鳞、鳃，抠去内脏，洗净。将赤小豆、陈皮、花椒、草

果洗净，塞入鱼腹，再将鱼放入砂锅，另加葱、姜、胡椒、盐、清水适量，上笼蒸1.5小时左右，鱼熟后即可出笼，再撒上葱花即成。

【功效】有健脾解毒、利水消肿的作用。适用于急性肾衰，症见消渴、水肿以及黄疸脚气、小便不利等。

莲子玉米瘦肉饮

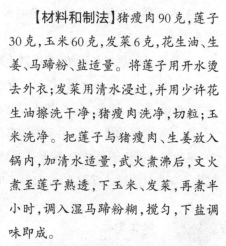

【材料和制法】猪瘦肉90克，莲子30克，玉米60克，发菜6克，花生油、生姜、马蹄粉、盐适量。将莲子用开水烫去外衣；发菜用清水浸过，并用少许花生油擦洗干净；猪瘦肉洗净，切粒；玉米洗净。把莲子与猪瘦肉、生姜放入锅内，加清水适量，武火煮沸后，文火煮至莲子熟透，下玉米、发菜，再煮半小时，调入湿马蹄粉糊，搅匀，下盐调味即成。

【功效】有健脾开胃、消痰利水的作用。适用于急性肾衰，高脂血症、冠心病属脾胃气虚，症见食欲不振、饮食减少、痰多、水肿、形体虚弱。

四、一日食谱

早餐：牛奶1杯，糖包1个。

加餐：水果适量。

午餐：米饭1碗，烩鳝鱼丝、黄花菜蒸肉、枸杞子乌鸡汤1碗。

加餐：冲藕粉1杯，桃1个。

晚餐：米饭1碗，平菇双耳汤1碗。

加餐：水果适量。

五、食疗宜忌

 宜食品种

1.少尿期可饮用葡萄糖水、蔗糖水、鲜柠檬汁等，多尿期可饮用果汁、茶、青菜水等。

2.供给适量热量和脂肪：急性肾小球肾炎的患者应卧床休息，摄入热量不宜过高，选用食物的脂肪含量不宜多，应多食用含多不饱和脂肪酸丰富的食物，如牛奶、鸡蛋、瘦肉、面条、麦片、饼干、果汁、茶、青菜水、水果、蔬菜等。

3.供给充足的维生素：由于限制含钾较多的食物，摄入的蔬菜和水果就要减少，维生素的摄入明显减少，容易造成维生素缺乏症，应补充各种维生素制剂，尤其维生素C对抗过敏反应有利，每日不应少于300毫克。

 饮食禁忌

1.按病情限量进食蛋类、乳类，限水；忌食用高油脂及高蛋白食品。按病情限量进食牛奶、鸡蛋或瘦肉等，忌酒、咖啡、辣椒等。

2.有水肿和高血压的患者应采用低盐、无盐或低钠膳食。低盐膳食一般每日用食盐小于3克或酱油10～15毫升，凡含盐多的食品均应避免食用，如咸菜、泡菜、咸蛋、松花蛋、腌肉等均应避免。无盐饮食是烹调时不加食盐和酱油。除上述含盐较多的食品应避免食用外，可用糖、醋、芝麻酱、番茄酱来调味。低钠膳食是除烹调时不加食盐和酱油以外，凡含钠高的食品也应限制，如用发酵粉或碱制作的馒头、糕点、饼干、挂面等，蔬菜中凡含钠100毫克/100克以上者均应慎用，全日膳食中含钠最好不超过500毫克。

3.当出现少尿、无尿或血钾升高时，应限制含钾丰富的蔬菜及水果，如黄豆芽、韭菜、青蒜、芹菜、花菜、香椿、菠菜、冬笋、春笋、百合、鲜蘑菇、紫菜、川冬菜、玉兰片、冬菇、杏、藕、高粱、玉米、扁豆、番茄、丝瓜、苦瓜等。

4.应根据每天的尿量多少来控制饮水量。一般的补充方法是除补充前一日排出的尿量以外,再多摄入液体500～1000毫升。如果尿量少或伴有水肿者,每日摄入的液体量应不超过1000毫升。

六、食疗解读

急性肾损害,使肾单位丧失调节功能,不能维持体液电解质平衡和排泄代谢废物,导致高血压、代谢性酸中毒及急性尿毒症综合征者,统称为急性肾功能衰竭。临床上狭义的急性肾功能衰竭是指急性肾小管坏死,广义的急性肾功能衰竭是由多种病因引起的一种临床综合征。与日俱增的进行性血肌酐和尿素氮可升高(通常每日血肌酐可增加88.4～176.8微摩尔/升,尿素氮可升高3.6～10.7毫摩尔/升)是诊断急性肾功能衰竭的可靠依据。

急性肾衰并发尿毒症营养治疗的重点是采用低蛋白、高碳水化合物、多维生素C、少钠饮食,每天供给20克左右的蛋白质;昏迷患者可采用肝昏迷时饮食治疗措施。

1.急性肾衰患者蛋白质摄入量:应该是既能满足机体需要,又不致产生过多的氮代谢产物。可根据尿素氮计算尿素氮排出量(UNA)。

2.急性肾衰氨基酸的使用:静脉营养对蛋白质和电解质有特殊要求,蛋白质要少给,但质量要好,应包括8种必需氨基酸。

3.静脉营养:静脉营养治疗要维持合适的氮热比值,才能有效地降低血中尿素氮浓度,可限制输入液体量。减少分解代谢,使尿素形成减少,降低高血钾,减轻代谢性酸中毒。非高分解代谢患者少用透析疗法。降低易感性,增加存活率。减轻氮质血症对心肌毒性的作用,促进急性肾衰的缓解,缩短病程。

第 ④ 讲

慢性肾衰的饮食调养

一、疾病概述

　　慢性肾衰是由各种慢性肾脏疾病发展而来,其中以慢性肾小球肾炎、慢性肾盂肾炎和肾小动脉硬化所引起者较为多见。本病属中医"水肿""癃闭""虚劳"范畴。治疗原则为补肾、清热利湿、解毒化瘀等。在肾功能不全的代偿期,应积极治疗原发病,防止发展为尿毒症。在氮质血症期除应积极治疗原发病外,要避免受凉、受湿和过劳,防止感冒,不服用损害肾脏的药物,并给予良好的医疗监护。已出现尿毒症症状的患者,应注意休息和及时治疗,并积极寻找和排除诱发尿毒症症状的因素,如各种感染、急性吐泻等

二、饮食原则

　　1.对于慢性肾衰的患者需要限制蛋白质的摄入量,这样可减少血中的氮质滞留,减轻肾脏的负担,从而延缓慢性肾功能衰竭的进程。一般主张每日摄入蛋白质0.4～0.6克/千克体重,应选用优质蛋白质,如鸡蛋、牛奶、瘦肉等动物蛋白,其中含必需氨基酸较高,而且在体内分解后产生的含氮物质较少,植物蛋白质如豆制品、玉米、面粉、大米等含必需氨基酸较少,非必需氨基酸较多,生物效价低,故称为"低质蛋白",应予适当限量。对于肾病综合征患者的蛋白质摄入量也有一定的要求,既不可严格控制蛋白质摄入量,又不可过分强调高蛋白饮食,因为血浆蛋白持续低下可使抵抗力下降,易发感染,水肿反复,加重病情,而高蛋白饮食可引起肾小球的高滤过,久而久之则促进肾小球硬化。目前主张肾功能正常的肾病综合征患者,每日蛋白质的摄入量以1克/千克体重为宜,而且要以优质蛋白为主。

2.如果肾脏病患者没有水肿或高血压的情况不必限盐,可与正常人一样每日进盐10克,限制盐的摄入量主要针对水肿和高血压患者,因为不限制盐可加重水钠潴留,使水肿难以消退,引起血压升高。一般每天控制摄盐量在2~3克,尿少、血钾升高者应限制钾、盐摄入量。

3.肾脏病患者如果没有尿少、水肿的情况是不需控制水的摄入量的,水肿患者主要应根据尿量及水肿的程度来掌握水的摄入量。一般而言,若水肿明显时,除进食以外,水的摄入量最好限制在500~800毫升/日较为适宜。患尿路感染之后,为避免和减少细菌在尿路停留与繁殖,患者应多饮水,勤排尿,以达到经常冲洗膀胱和尿道的目的。

三、食疗处方

 粥疗

● 小米红枣赤豆山药粥

【材料和制法】小米、红枣、赤小豆、山药各适量,加水共煮成粥,熟时加适量食碱。经常服用。

【功效】有健脾利水、和胃养血的作用。适用于慢性肾衰。

● 枸杞猪肾粥

【材料和制法】大米100克,枸杞子50克,猪肾150克,调料适量。将枸杞子洗净,去杂质;猪肾洗净,一切两半,去臊腺,剁小颗粒;大米淘洗干净。把大米、猪肾、枸杞子放入锅内,加水800毫升;把锅置武火上烧沸,再用文火煮45分钟即成。

【功效】有补肾明目的作用。适用

于慢性肾功能衰竭、肾阴亏损型高血压等症。

● 人参杞子粥

【材料和制法】粳米100克,人参15克,枸杞子50克,煮粥。先将人参、枸杞子、红枣煎水取汁,再与粳米放入锅内熬煮,至粥熟时加入红糖,待溶化调匀即可。每日1剂,早、晚趁热服食,连服5日。

【功效】有补肾助阳的作用。适用于慢性肾功能衰竭、脾肾阳虚所致的咳嗽、面色无华、形寒肢冷、食少纳差、大便溏泻、小便清长等症。

● 黑米党参粥

【材料和制法】黑米100克,党参

100克，生姜、茯苓适量，煮粥。将党参、生姜、茯苓切片，加水煎汁去渣，取药汁与黑米共煮为稀粥即成。

【功效】有补中益气、健脾益胃的作用。适用于慢性肾功能衰竭、气虚体弱、脾胃虚弱、全身倦怠无力、食欲不振、大便稀薄等症；发热胸闷、舌黄、恶心呕吐者，胃热有烧灼痛，喜冷饮者忌用。

● 枸杞子粥

【材料和制法】粳米50克，枸杞子20克，煮粥。将粳米、枸杞子放入砂锅内，加水500克，用文火烧至沸腾，待米开花、汤稠时，停火闷5分钟即成。每日早、晚温服，可长期服用。

【功效】有养阴补血、益精明目的作用。适用于慢性肾功能衰竭、肝肾虚损、精血不足所致的腰膝酸软、头昏、耳鸣、遗精；因肝肾不足、精血不能上济于目所致的眼目昏花、视力减退与消渴等症。

● 眉豆粥

【材料和制法】瘦肉200克，眉豆30克，粳米50克，葱丝、调料适量。将粳米洗干净，瘦肉切成粒状备用；眉豆洗干净，用水泡30分钟左右；把所有材料放进锅里，加1500ml左右的水；用高压锅压15分钟左右，加调料调味，撒点葱丝即成。

【功效】有健脾益肾消肿的作用。

适用于慢性肾功能衰竭、肾炎水肿属脾肾两虚，症见肢体水肿，疲倦乏力，食少气弱，小便不利，腰膝肿痛等。

● 木耳柿饼粥

【材料和制法】木耳6克，柿饼30克，粳米50克，蜂蜜适量。将木耳用温水泡发，去杂，洗净，撕成小片；柿饼去蒂，切成小块；粳米淘洗干净，备用。锅内加水适量，放入大米煮粥，五成熟时加入柿饼块、木耳片，再煮至粥熟，调入蜂蜜即成。每日2次，连服7日。

【功效】有补气益智、活血润燥、凉血止血、降压止血的作用。适用于慢性肾功能衰竭、肾功能不全伴高血压、出血。可用于治疗高血压、崩中漏下、痔疮出血、痛经、便秘等症。

● 山药汤圆

【材料和制法】糯米粉250克，山药200克，白糖适量。将山药捣碎成粉，放入蒸锅内蒸熟，加白糖调成馅备用。糯米粉分成若干小团。将山药馅与糯米粉团制成汤圆，下沸水锅中煮熟即成。

【功效】有滋补肝肾的作用。适用于慢性肾功能衰竭、小儿身体羸瘦、营养不良或肺结核体虚或慢性肾衰。

● 猪肝绿豆粥

【材料和制法】粳米100克，猪肝100克，绿豆100克，料酒等调料适

肾脏疾病饮食调养专家谈

量。将猪肝冲洗干净,切片,用料酒略腌备用;绿豆淘洗干净,用清水浸泡1~2小时;粳米淘洗干净,放入锅中,加清水6杯和浸泡过的绿豆,先用大火煮沸,再用小火熬煮;煮至粥将成时,再加猪肝煮熟即成。

【功效】有补脾、利小便、补虚消肿、补肝养血、利水消肿的作用。适用于慢性肾功能衰竭。

 菜疗

清炖鲫鱼

【材料和制法】鲫鱼1条,砂仁5克,甘草末3克,香菇、笋片、火腿片、猪油、葱、姜、鸡精、盐适量。将鲫鱼去内脏,将砂仁、甘草末纳入鱼腹,用线缚好,把鲫鱼收拾干净,洗净后沥干,用刀在鱼两侧划细纹,用料酒及少许盐把鱼腌一会儿;把葱切成段,姜切片,香菇、火腿、冬笋均切片。将鲫鱼放在汤盆中,放入香菇、笋片、火腿片、猪油、葱、姜,倒入用鸡精兑好的汤,用旺火蒸半小时取出,拣去葱、姜即可。

【功效】有健脾化湿的作用。适用于肾功能不全早期纳呆、水肿。

芝麻兔

【材料和制法】黑芝麻30克,兔1只(约1000克),葱、姜各20克,芝麻油3克,味精3克,卤汁适量。将黑芝麻淘洗干净,放入锅炒香备用;兔去皮、爪、内脏,洗净;兔肉放入锅内,加适量水煮,余去血水,撇去浮沫后,放入葱、姜等,将兔肉煮熟捞出,稍晾凉,再放入卤汁锅内,用文火煮约1小时,捞出晾凉,剁成块,装盘;碗内放味精、芝麻油调匀,边搅边将黑芝麻放入,然后浇在兔肉上即成。

【功效】有补血润燥、补中益气的作用。适用于慢性肾功能衰竭伴贫血。

附片蒸牛鞭

【材料和制法】牛鞭1000克,制附片5克,荔枝、桂圆、红枣、盐、醋、料酒、葱、姜、鸡汤、冰糖、猪油适量。将荔枝、桂圆去壳取肉,红枣蒸熟去皮,将姜拍松;将牛鞭用温水洗净后放在锅中煮2小时捞出,顺尿道剖开,刮去尿道白膜和杂质,切成短条状,用盐和醋抓搓,清洗干净,放入冷水锅中煮至水沸,取出,洗去臊味,放在大碗内,加入适量料酒、葱、姜、鸡汤、盐和冰糖,上笼蒸至八成熟时取出,拣去葱、姜,加上制附片、荔枝、桂圆和红枣,配以猪油,上笼蒸至酥烂即成。

【功效】有温肾补阳、益气养血的作用。适用于慢性肾功能衰竭,可治肾阳虚衰、阳痿、心悸、畏寒、手足不温、腰膝酸软、小便清长。

● 甲鱼煲羊排

【材料和制法】甲鱼500克，羊排200克，淮山药、枸杞子、巴戟天、海参、生姜、红枣、盐适量。将淮山药、枸杞子、巴戟天、已发海参、生姜和红枣分别用水洗净；淮山药切片，海参切片；生姜去皮，切片；红枣去核；将材料全部放入炖盅内，加入适量的水，盖上盅盖，放入锅内，隔水炖4小时，加盐调味即可。

【功效】有滋阴补肾、健脾开胃、强筋壮阳的作用。适用于慢性肾功能衰竭，可治疗肾虚之腰膝赢弱、乏力、阳痿等。

● 淮杞巴戟炖海参

【材料和制法】海参480克，淮山药、枸杞子、巴戟天各50克，调料适量。将淮山药、枸杞子、巴戟天、海参分别用水洗净；淮山药切片，海参切片；将材料全部放入炖盅内；加入适量的水，盖上盅盖，放入锅内，隔水炖4小时，加盐调味即可。

【功效】有健脾开胃、滋阴补肾的作用。适用于慢性肾功能衰竭，对于记忆力减退、饮食无胃口、精神不振、耳鸣及耳聋等症，都有食疗作用。

● 人参炖鹌鹑

【材料和制法】鹌鹑肉1500克，人参20克，调料适量。将鹌鹑宰杀，去毛和内脏，剁去头、爪洗净，用沸水烫一下，捞出备用；人参洗净切片，将材料全部放入炖盅内，加水适量，炖4小时，加盐调味即可。

【功效】有益气补肾的作用。适用于慢性肾功能衰竭。

● 黄花菜炒猪肾

【材料和制法】猪肾500克，黄花菜200克，葱、姜、盐、白糖、淀粉适量。将猪肾小心剔除筋膜臊腺，洗净后切成小块；黄花菜用水泡发后切成段；炒锅注油烧至八成热，放入葱、姜煸炒片刻；随即下入猪肾爆炒，待其变色熟透时，放入黄花菜、盐、白糖煸炒约3分钟；放入淀粉勾芡，汤汁明透即成。

【功效】有补肾健脾、固精的作用。适用于慢性肾功能衰竭、肾虚腰痛、早泄、阳痿等症，能助欲增孕。

● 鹿茸香菇菜心

【材料和制法】香菇200克，青菜心300克，玉兰片50克，鹿茸片20克，白酒2升，姜末、味精、料酒、盐、猪油、淀粉适量。将鹿茸片浸泡在酒中；浸泡后的鹿茸片留取备用。将锅放在火上，加入猪油，油热时，先将姜末下锅炒一下，再将香菇、青菜心、玉兰片下锅煸炒，加入味精、料酒、盐及鹿茸白酒，用勺搅拌收汁；汁浓时用淀粉勾芡，起锅盛在盘内，把鹿茸片点缀在菜上即可。

【功效】有温肾助阳、补气养血、壮元阳、补精血、强筋骨的作用。适用于慢性肾功能衰竭，可治年老体弱或久病、元气虚衰、阳痿、滑精、腰膝酸冷、眩晕耳鸣、气短乏力、食欲不振。

参归猪肾

【材料和制法】猪肾90克，人参15克，当归20克，调料适量。先将猪肾用水500毫升，煮至230毫升，将猪肾细切，加入人参、当归，同煎至180毫升。吃猪肾，以汤汁送下。

【功效】有补肾益气、养血安神的作用。适用于慢性肾功能衰竭，可治肾气虚弱、气血不足、阳痿、遗精、腰酸膝软、头晕目眩、面色苍白、心悸气短、失眠、自汗、乏力。

冬虫夏草花胶炖乳鸽

【材料和制法】乳鸽300克，冬虫夏草10克，花椒、米酒、生姜、盐、味精适量。将乳鸽宰杀，去毛及内脏，用清水洗净，备用；将冬虫夏草用温水泡15～20分钟，再用清水洗净；把生姜洗净后，用刀切成6片，备用；花椒再用清水洗净；将全部用料及少许米酒放入盅内，加入滚水适量，把炖盅盖盖好，隔滚水，用文火炖3小时，加盐、味精调味即可。

【功效】有补益气血、调养肾、气血双补、补虚养身、壮腰健肾、填精补肾

的作用。适用于慢性肾功能衰竭。

何首乌煲鸡蛋

【材料和制法】何首乌60克，鸡蛋500克，调料适量。将何首乌洗净，加水和鸡蛋同煮，鸡蛋熟后，去壳取蛋再煮约5分钟，吃蛋饮汤。

【功效】有滋阴补肾益血的作用。适用于慢性肾功能衰竭伴贫血，可治血虚体弱，头晕眼花，须发早白，脱发过多，遗精，白带过多，血虚便秘。

芹菜炒虾仁

【材料和制法】芹菜150克，虾仁150克，料酒、盐、葱、姜、蒜适量。将芹菜切段；虾仁中加入料酒，上浆待用；锅入油，装盘待用；锅入油烧热，下芹菜稍炒几下，加入盐、葱、姜、蒜翻炒，勾芡出锅即成。

【功效】有补肾平肝、利水泄浊的作用。适用于慢性肾功能衰竭、肾炎水肿。

韭黄炒猪肾

【材料和制法】猪肾250克，韭黄100克，鸡蛋、水淀粉、酱油、盐、味精、黄酒、醋、胡椒粉、高汤等适量。将猪肾剖开，理净后剞成花刀，再泡在水里，使血水浸出，捞出沥干，放入碗中，加入鸡蛋、水淀粉和酱油，用手抓匀，另将酱油、盐、味精、黄酒、醋、胡椒粉、高汤调成味汁。炒锅放入素油，置火

上烧热,下猪肾,用勺划开,待其卷成刺猬形时捞出,余油倒出,随即将韭黄下锅,放入味汁,用勺推匀,放入猪肾,翻炒数次即可。

【功效】有补肾祛湿的作用。适用于慢性肾功能衰竭,各种肾病日久不愈,肾虚,症见腰痛,小便不利,身面水肿,或小便反多,或遗精,或白浊或耳鸣等;湿热内盛之小便不利,不宜食用。

枸杞松仁鸡丁

【材料和制法】鸡胸肉300克,松子仁100克,枸杞子30克,葱、姜、盐、味精、白糖、胡椒粉、料酒适量。将鸡胸肉切丁,枸杞子洗净,油锅烧热投入松子仁,浸炸一会儿,捞出,控油,晾凉后去皮。炒勺放入花生油,烧至四成热时放入鸡肉丁,用筷子拨散,将油滗出。另取炒勺,放油适量,放入葱、姜炝锅,加入盐、味精、白糖、胡椒粉、料酒、鸡丁翻炒,用湿淀粉勾芡,随即下枸杞子、松仁炒匀即可。

【功效】有补肾益精、养肝明目、润肺止咳的作用。适用于慢性肾功能衰竭,治疗肾虚、久咳不止。

海带鲫鱼

【材料和制法】鲫鱼800克,海带300克,盐、生姜、葱、花椒、料酒适量。将海带泡涨后切成丝;去活鲫鱼的鳃和肠杂,留下鳞,下油锅煎至颜色略黄;加入适量盐、生姜、葱、花椒、料酒,再加入海带丝炖煮40分钟即可。

【功效】对胃癌引起的恶心、呕吐有治疗作用,亦可作防癌之用。适用于慢性肾功能衰竭。

桑皮炖兔肉

【材料和制法】兔肉250克,桑皮30克,盐、芝麻油适量。将桑皮洗净备用;兔肉洗净,切块备用;将两物同放入砂锅中,加适量清水煮至兔肉熟烂,加入适量的盐和芝麻油调味即可。

【功效】有补中益气、利水消肿的作用。适用于慢性肾功能衰竭。

小葱炖猪蹄

【材料和制法】猪蹄400克,小葱30克,黄花菜、葱、盐适量。将猪蹄拔去毛,洗净,用刀划口;将黄花菜洗净,一同放入锅中;将葱切段;猪蹄、黄花菜、葱放入锅中,加水适量和盐少许,先用旺火烧沸;用文火炖热,直至熟烂即成。

【功效】有补血健胃、解毒消肿的作用。适用于慢性肾功能衰竭,症见四肢疼痛、水肿、疮疡肿痛等。

黄芪鱼

【材料和制法】鲤鱼500克,黄芪20克,火腿、冬瓜、白茯苓、冬笋、盐、淀粉、料酒、高汤、酱油、姜片、葱花、味精适量。将鲤鱼宰杀洗净;火腿粒、冬笋切成小粒；黄芪、白茯苓烘干研成粉末，与火腿粒、冬笋粒、盐和湿淀粉拌匀，放入鱼腹中。锅内放油烧至五成热，将鱼先煎至两面黄时，加料酒、酱油、姜片和适量高汤烧开，改用小火炖约1小时后捞出鱼，盛于盘中，锅内留

原汁，加入葱花，以味精、盐和湿淀粉勾芡收汁即可。

【功效】有健脾胃、益气补中、利水消肿的作用。适用于慢性肾功能衰竭伴水肿。

 汤疗

◎ 鸡蛋阿胶汤

【材料和制法】鸡蛋1个，阿胶10克。将阿胶烊化，与鸡蛋共煮汤服用。

【功效】有养血安神的作用。适用于肾功能不全伴贫血。

◎ 甲鱼山药女贞子汤

【材料和制法】甲鱼1只，山药30克，女贞子15克，调料适量。将甲鱼去头洗净，加入山药、女贞子，加水同煮熟后去女贞子，加调料调味即可。

【功效】有养阴的作用。适用于肾功能不全、阴虚明显。

◎ 枸杞杜仲鹌鹑汤

【材料和制法】鹌鹑肉250克，枸杞子、杜仲各50克，料酒、盐、胡椒粉、姜、葱适量。将枸杞子、杜仲分别洗净；将鹌鹑去毛、内脏、脚爪，洗净斩块放锅内，加入料酒、盐、胡椒粉、姜、葱、枸杞子、杜仲，共煮至肉熟烂，拣出杜仲，盛入汤盆即成。

【功效】有滋补五脏、益中续气、实筋骨、耐寒暑的作用。适用于肾功能不全。

◎ 熟地瑶柱牛骨汤

【材料和制法】牛骨600克，熟地黄30克，瑶柱30克，调料适量。将熟地黄洗净切片，瑶柱洗净，浸软撕开，牛骨洗净斩件；把全部用料一起放入锅内，加清水适量，武火煮沸后，文火煮3小时，调味即可。

【功效】有滋阴益肾、养血强筋的作用。适用于肾功能不全、肾病日久、精血亏虚，症见面色萎黄、精神不振、肢体倦怠、腰膝乏力等及肾炎贫血、体弱；肾病有实邪者不宜饮用本汤。

◎ 绿豆枸杞汤

【材料和制法】绿豆衣或绿豆60克，枸杞子30克，白糖适量。将绿豆衣或绿豆、枸杞子煎汤，酌加白糖调味。隔日1次，代茶饮。

【功效】有清热解毒的作用。适用

于肾功能衰竭伴水肿。

蒺藜菟丝甲鱼汤

【材料和制法】甲鱼1000克,蒺藜、菟丝子各30克,生姜、盐适量。将蒺藜、菟丝子洗净,滤干备用;将甲鱼肉切成大块,将菜油放入锅中,用武火烧热,先入生姜片,随即倒入甲鱼肉块,翻炒5分钟后,加入冷水少许,再焖炒5分钟,盛入砂锅内;将菟丝子装入纱布内,扎紧袋口,放入砂锅,加冷水适量,用武火煮沸后,改用文火慢炖60分钟,放盐调味,再炖30分钟即成。

【功效】有补肾阳、益精液的作用。适用于肾功能衰竭,用治肾虚精衰,性欲减退、阳痿、遗精、失眠、多梦。

淮杞石斛响螺汤

【材料和制法】猪瘦肉120克,响螺250克,枸杞子30克,石斛20克,生姜、淮山药、盐适量。将响螺取肉,切去肠脏污秽,用水洗净,切成片状;淮山药、枸杞子、石斛用水洗净;猪瘦肉和生姜分别用水洗净;生姜去皮,切1片;加水入瓦煲内,煲至水滚,放入全部材料,用中火煲3小时,加盐调味即可。

【功效】有滋阴补肾、祛风明目的作用。适用于肾功能衰竭、肝肾亏虚、身体虚弱、视力早衰、迎风流泪、终日泪汪汪、精神疲乏、头昏眼花。

枸鞭壮阳汤

【材料和制法】牛鞭100克,枸杞子50克,生姜、花椒、料酒、母鸡肉、味精、盐、猪油适量。将牛鞭用热水发涨,剖开,刮洗干净,用冷水浸漂30分钟,切段。枸杞子洗净,用酒润透,蒸2小时,取出漂洗干净,装入纱布袋内,扎紧袋口。将牛鞭放入砂锅,加入清水煮沸,去泡沫,放入生姜、花椒、料酒、母鸡肉,先用武火煮沸,再用文火炖煮,每隔1小时翻动1次。炖至六成熟时,滤去生姜、花椒,再用武火煮沸,投入药袋,改用文火炖煮,至牛鞭八成熟时,取出牛鞭,切成指条形后,继续炖煮,以牛鞭熟烂为度。捞去鸡肉和药袋,酌加味精、盐、猪油等调味即成。

【功效】有补肾助阳、益精润燥的作用。适用于肾功能衰竭,肾阳虚弱、精血不足、阳痿、滑精、腰膝酸软、头昏、耳鸣等。

干贝猪瘦肉汤

【材料和制法】猪瘦肉200克,干贝50克,葱段、姜片、料酒、豆腐皮、冬笋、蘑菇、调料适量。将猪肉切成薄片,加入葱段、姜片、料酒,拌匀后,用清水泡着,将豆腐皮撕成块,冬笋切成薄片,蘑菇用温水浸泡洗净;将肉片用开水烫过。清汤1000克烧开,加调料调味即可。

【功效】有滋阴补肾的作用。适用

于肾功能衰竭，症见肾阴虚之心烦口渴、失眠多梦、夜尿多等。

猪肾豆腐皮汤

【材料和制法】豆腐皮100克，猪肾600克，干蘑菇15克，冬笋50克，葱段、姜片、料酒、冬笋、盐适量。将猪肾切成薄片，加入葱段、姜片、料酒，拌匀后，用清水泡着；将豆腐皮撕成块，冬

饮疗

笋切成薄片，蘑菇用温水浸泡洗净，猪肾片用开水烫过；将豆腐皮、蘑菇、笋片、猪肾、葱段、姜片一起烧开，加盐调味即可。

【功效】有补肾养胃、止咳消痰、利水止遗的作用。适用于肾功能衰竭、肾虚耳聋、腰痛遗精、咳嗽痰多、身面水肿以及盗汗、少食等症。

绿豆饮

【材料和制法】绿豆30克，山楂糕、莴笋、白糖各适量。将绿豆泡涨，放入高压锅中，加入适量水，压15分钟左右；把山楂糕切成小丁，莴笋切成菱形块。将切好的莴笋和煮烂的绿豆一起放入豆浆机网中，加入适量清水，开启机器开关，打成浆；在打好的绿豆汁中放入山楂糕和白糖即可。

【功效】有利尿解毒的作用。适用于肾功能不全氮质血症。

决明子饮

【材料和制法】取决明子10克，捣碎加500克水煮10分钟，冲入蜂蜜1匙搅匀饮用。

【功效】有排泄尿毒的作用。适用于肾功能不全尿素氮、血肌酐增高，也用于目赤肿痛、羞明多泪、青盲内障

等症。

核桃牛奶饮

【材料和制法】牛奶100毫升，核桃仁30克，山楂20克，杏仁15克，冰糖10克。将核桃仁洗净，压碎，磨成浆备用；山楂洗净，去核，切片；杏仁打成粉末，冰糖打碎；把牛奶放入炖锅内，加入核桃仁浆、山楂片、杏仁粉、冰糖，置中火上烧沸；然后用小火炖煮20分钟，倒入杯中，待稍凉时即可饮用。

【功效】可补充人体必需氨基酸。适用于肾功能不全蛋白质缺乏。

地黄桑葚饮

【材料和制法】鲜生地黄250克，鲜桑葚子250克，白糖适量。将生地黄和桑葚子洗净，用榨汁机榨取汁液，再加入白糖即成。

【功效】有凉血滋阴、补充维生素

的作用。适用于肾功能不全维生素缺乏。

● 桑葚蜜膏饮

【材料和制法】鲜桑葚1000克,蜂蜜250克。将桑葚洗净加水适量煎煮,每30分钟取煎液1次,加水再煎,共取煎液2次;合并煎液,再以小火煎熬浓缩至较黏稠时,加蜂蜜收膏,待冷装瓶。

【功效】有养血补肾、润燥养血的作用。适用于慢性肾功能不全肾阴不足、失眠烦躁。

● 西瓜苹果汁饮

【材料和制法】西瓜、苹果、白糖适量。将新鲜成熟西瓜、苹果榨汁,再加适量白糖。可随意饮食。

【功效】有清热解毒、生津利尿的作用。适用于慢性肾功能不全,对各型水肿也有治疗作用。

● 当归党参鳝鱼羹饮

【材料和制法】鳝鱼500克,当归、党参各50克,盐、葱、姜、料酒、醋适量。将当归、党参切成薄片;鳝鱼剖开,去头、骨、内脏,用沸水洗净,切细丝;将鳝鱼丝和当归等同放入锅内,加水适量置旺火上烧沸;再转文火煎熬1小时,捞出药物后加入盐、葱、姜、料酒、醋拌匀,烧沸即成。

【功效】有补血补气的作用。适用

于慢性肾功能不全,久病体虚、疲倦乏力、贫血、消瘦等症;慢性胃肠炎、痢疾和肝炎及大便溏稀者慎用。

● 桑葚膏饮

【材料和制法】桑葚子300克,蜂蜜适量。将桑葚子洗净,取汁,过滤;把桑葚汁液放陶瓷锅内,用火熬至浓缩成膏,加入蜂蜜调匀贮存,开水冲饮。

【功效】有滋养肝肾、补益气血的作用。适用于慢性肾功能不全,神经衰弱属肝肾不足,气虚血少,症见面色苍白、精神疲乏、失眠健忘、目暗耳鸣、烦渴便秘等;亦用于病后气血虚损,阴液不足。

● 延龄不老酒饮

【材料和制法】羊肾300克,薏苡仁120克,白酒2000克,泡饮。每日50毫升,分2次饮。

【功效】有添精补髓、乌须黑发、壮腰健肾、补气养血的作用。适用于慢性肾功能不全。

● 鲤鱼茶饮

【材料和制法】鲤鱼400克,红茶20克,炖汤饮。将鲤鱼、红茶不加盐同煮汤。

【功效】有补脾利水、养肝益肾、除湿消肿、祛瘀生新的作用。适用于慢性肾功能不全、肝肾腹水。

四、一日食谱

早餐:小米红枣赤豆山药粥1碗,包子1个,鸡蛋1个。

中餐:米饭1碗,韭黄炒猪肾,枸杞松仁鸡丁,干贝猪瘦肉汤。

晚餐:鹿茸香菇菜心,海带鲫鱼,绿豆枸杞汤。

五、食疗宜忌

宜食品种

1.肾功能不全患者应选择低蛋白饮食,每日供应量控制在0.4~0.5克/千克,且以含人体必需氨基酸的动物蛋白为主,如乳类、蛋类、鱼和瘦肉等。

2.要补充足够的维生素,如维生素 A、维生素 B_1、维生素 B_2、维生素 C 及叶酸。各类水果、蔬菜含有丰富的维生素,可适量吃。

3.补充足够的热量,热量不少于146千焦/千克,以含糖量高的食物补充,如蜜糖、蜜枣、蜂蜜、甜果汁等。

4.宜用植物油,但不限脂肪摄入量。

饮食禁忌

1.宜忌食海鲜及辣椒、酒等有刺激性的食物。

2.水肿尿少时忌盐、忌钾,忌食过咸食物、高钾食物(海带、紫菜、蘑菇、土豆、莲子、瓜子、瘦牛肉等)。

3.忌辛辣刺激性食物,如辣椒、花椒、咖啡、酒、可可等。

4.忌公鸡、鹅、猪头肉、海鲜等发物。

六、食疗解读

慢性肾衰是发生于各种慢性肾脏疾病后期的一种病症,按照肾功能损害的程度可分为四期:①肾功能正常期;②肾功能不全代偿期;③氮质血症期;④尿毒症期。各种慢性肾脏疾病都可以导致肾功能不全,其中以慢性肾小球肾炎、慢性肾盂肾炎和肾小动脉硬化所引起者较为多见。此外,有肾结核病、泌尿道结石、系统性红斑狼疮、糖尿病、高尿酸血症、各种药物和重金属所致的间质性肾炎。

慢性肾衰的症状,早期有厌食、腹部不适、恶心、呕吐,中期有疲乏、头晕、高血压、贫血、皮肤瘙痒、多尿、少尿等,晚期有嗜睡、烦躁、谵语、抽搐、惊厥、昏迷等表现。慢性肾衰竭是发生在各种慢性肾脏疾病的基础上缓慢出现的肾功能减退,直至肾衰竭的一种临床综合征,但慢性肾衰竭与其他疾病容易混淆,因为慢性肾衰竭的许多症状与其他疾病极为相似,特别是那些没有明显慢性肾脏疾病的患者。其实,肾衰竭是因为肾脏功能部分或是全部丧失的病理状态,且可分为急性肾衰竭和慢性肾衰竭。并且在多数情况下,急性肾衰竭可以转化为慢性肾衰竭。在肾衰竭早期常常有水肿、呕吐、腹痛等症状,因为这些症状与普通的疾病如胃病等极为相似,常常被人们所忽略,当发现时一般已进入慢性肾衰竭的中晚期。由于慢性肾衰的早期表现不典型,而且可出现任何一个系统的症状,因而容易被误诊为某一个系统的疾病,特别是那些没有明显慢性肾脏疾病的患者,如出现无力、疲乏、体力下降、腹痛、腹泻、呕吐或消化道出血症状,以及全身衰弱、面色苍白、贫血、皮肤瘙痒的症状,往往会被误诊为消化道疾病、肿瘤、再生障碍性贫血、末梢神经炎等疾病,耽误了治疗,错过治疗最佳时期而悔恨终生。如果出现以上症状,应尽快到大医院找专家咨询,做详细的检查,以做到早确诊、早治疗。

慢性肾衰主要表现就是肾功能减退,代谢产物潴留,水电解质及酸碱平衡失调,导致肾脏不能维持人体内环境的稳定。引起慢性肾衰的病因比较复杂,在原发性肾脏病中,最常见的是慢性肾炎占慢性肾衰总发病率的半数以上,慢性肾盂肾炎约占1/4,还有其他原因引起的肾动脉硬化等,继发性肾脏疾病中,常见于糖尿病肾病等。

第 5 讲

肾病综合征的饮食调养

一、疾病概述

　　肾病综合征由多种肾小球疾病引起,可分为原发性及继发性两大类。本病属中医"水肿"范畴。治疗原则为发汗、利尿、攻逐、健脾、温肾。凡有严重水肿者、低蛋白血症者应卧床休息。水肿退后,一般情况好转后可起床活动、自理生活。本病用激素治疗时剂量要足够、时间要充分,减药及停药不可过快。并可配合中医中药治疗。并要避免受凉、淋雨,防止感冒。

二、饮食原则

　　1.因为患者常伴有胃肠道黏膜水肿及腹水,影响消化吸收,所以应该给予易消化、清淡、半流质饮食。

　　2.肾病综合征患者因尿中丢失大量蛋白,造成低蛋白血症,血浆胶体渗透压降低,水肿顽固难消。如肾功能良好,给予高蛋白饮食。成人按1.5～2克/千克体重/天,总量100～120克/天,以纠正和防止血浆蛋白降低,贫血及营养不良性水肿。应多选用牛奶、鸡蛋、猪瘦肉、牛羊肉、鸡肉、鱼肉等富含优质蛋白的食物。优质蛋白占蛋白总量的60%～70%。慢性、非严重期的肾病综合征患者,应摄入较少量的高质量蛋白,成人每日每千克体重为0.7～1克,全日蛋白质总量为42～60克。但在发生肾功能损害、出现氮潴留时(化验血尿素氮及血肌酐值高于正常),则要限制蛋白质的摄入量,应进食低蛋白饮食,成人每日每千克体重为0.65克,全日蛋白质总量为40克。

　　3.根据患者食欲,每天应供给充足的热量,以保证蛋白质的充分利用。患者常食欲欠佳,食物品种应多样化、色香味形好,以增进食欲。

4.根据水肿情况,限制钠盐的摄入量,每日可进食钠盐1～2克。如有重度水肿,每日只能吃0.5克盐或无盐饮食,要禁食咸鱼、咸肉、咸鸭蛋、松花蛋、酱豆腐和各种咸菜。烹调时如不用盐,每日可用酱油5～10毫升(一般酱油4～5毫升中约含有1克盐)。高度水肿时,还应禁食含碱主食及含钠量高的蔬菜,如用发酵粉或碱制作的馒头、油饼及茴香菜、菠菜、油菜、小白菜和白萝卜等。

5.供给脂肪总量为50～70克/天,占总热量20%以下;大多数患者血脂增加,甚至空腹时亦可达到乳状的程度。虽血中所有脂类都可涉及,但中性脂肪增加最多,胆固醇尤其多。持续性低脂饮食,并不能降低血脂。因血脂过多可继发于血清清蛋白降低,反复输注清蛋白后,血清清蛋白增加,在水肿消失时,则血清总胆固醇和磷脂的比例下降。血清三酰甘油和脂蛋白同时下降,血浆混浊度减轻。对膜性肾病等难治性肾综合征患者,因长期高脂血症可引起动脉硬化,所以,应限制肥肉及富含动物脂肪的食物。

6.在肾病综合征患者中,由于肾小球基膜通透增加,尿中除丢失白蛋白以外,还同时丢失与蛋白结合的某些元素及激素,钙、磷缺乏,导致骨质疏松,发生低钙血症,故应注意供给富含钙、镁、锌的食物,同时应摄入富含维生素A、维生素D、维生素C和B族维生素的食物,以增强抵抗能力。

7.根据营养不良情况,可酌情给予水解蛋白、复方氨基酸等。

三、食疗处方

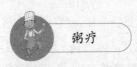 粥疗

● 茯苓赤小豆粥

【材料和制法】茯苓25克,赤小豆30克,红枣10枚,粳米100克。先将赤小豆冷水浸泡半日后,同茯苓、红枣、粳米煮为粥。早、晚餐温服。

【功效】有消除蛋白尿的作用。适用于肾病综合征低蛋白血症、蛋白尿。

● 茅根赤小豆粥

【材料和制法】鲜茅根200克,粳米200克,赤小豆200克。将鲜茅根加水适量,煎汁去渣,加入粳米、赤小豆,煮成粥。每日分3次服食。

【功效】有消除蛋白尿的作用。适用于肾病综合征低蛋白血症。

玉米豆枣粥

【材料和制法】玉米50克,白扁豆25克,红枣50克。将以上三味共煮成粥,每日食用1次。

【功效】有利水消肿的作用。适用于肾病综合征水肿,也适用于营养不良性水肿。

灯心花鲫鱼粥

【材料和制法】灯心花6札,鲫鱼1条,大米30克。将鲫鱼去鳞和内脏,用纱布包好,与灯心花、大米同煮成粥。连服4次。

【功效】有益气温肾的作用。适用于肾病综合征水肿。

郁李苡仁粥

【材料和制法】郁李仁50克,薏苡仁60克。先将郁李仁水煎取汁,去渣,以郁李仁汁代水,加入薏苡仁,如常法煮粥,煮至薏苡仁开花烂熟即成。每日2次,早、晚餐温热服食。

【功效】有润燥滑肠、下气利水的作用。适用于肾病综合征水肿。

狗肉小麦仁粥

【材料和制法】狗肉500克,小麦仁100克。先将狗肉洗净,切成小块,与小麦仁同入砂煲内,加水适量,如常法煮粥,以肉烂粥熟为度。空腹适量服用。

【功效】有益气温肾的作用。适用于肾病综合征阳虚水肿。

薏苡仁粥

【材料和制法】薏苡仁500克,粳米100克,羊肉、葱头、萝卜、大蒜、芹菜、胡萝卜、盐、胡椒粉各适量。将薏苡仁洗净后浸泡4小时,把羊肉、葱头、萝卜、大蒜、芹菜、胡萝卜洗净、备用;将羊肉、薏苡仁、葱头、萝卜、大蒜、芹菜、胡萝卜加水煮至羊肉熟透,边煮边除去浮沫,再捞出大蒜、芹菜,取出羊肉、萝卜、胡萝卜切成小丁,放回锅内,加盐、胡椒粉调味煮沸即可。

【功效】有健脾利湿、清热排脓、除痹缓急的作用。适用于肾病综合征、治疗脾虚腹泻、肌肉酸痛、关节疼痛、水肿等。身体虚弱者慎用。

茯苓枸杞粥

【材料和制法】粳米100克,枸杞子30克,茯苓粉15克,味精、盐、胡椒粉适量。将粳米淘洗干净,与枸杞子、茯苓粉一起放入锅内加水适量,用武火烧沸后转用文火炖至米烂,再加味精、盐、胡椒粉调味即成。每日2次,早、晚餐服用。

【功效】有健脾益胃、利水肿的作用。适用于肾病综合征、老年性水肿、肥胖症、脾虚水肿、泄泻、小便不利等。凡阴虚无湿或老年人脱肛和小便多者不宜服。

郁李仁粥

【材料和制法】粳米100克,郁李仁50克。先将郁李仁捣烂,水研绞取药汁,或捣烂后煎汁去渣,加入粳米同煮为粥。

【功效】有健脾益气、利水的作用。适用于肾病综合征、习惯性便秘、水肿腹满、肝硬化腹水等。孕妇忌服。

荠菜黑豆粥

【材料和制法】荠菜250克,黑豆60克,粳米15克。先将新鲜荠菜洗净,取刀切成碎末,备用;黑豆用温水浸泡约4小时,清水洗净,备用;将粳米淘洗净,与黑豆一起放入煮锅内,倒入适量的清水;置于武火上煮,煮沸后改用文火继续煮至米、豆八成熟;加入荠菜,待米开花,豆熟烂即成。

【功效】有健脾利水的作用。适用于肾病综合征、肾病水肿。

参芪薏苡仁粥

【材料和制法】薏苡仁60克,党参12克,红枣20克,黄芪20克。将党参、黄芪、红枣、薏苡仁洗净,以冷水泡透;把全部用料一起放入锅内,加清水适量,文火煮成粥,即可食用。

【功效】有补中益气、健脾去湿的作用。适用于肾病综合征、慢性肠炎属脾虚有湿。症见饮食减少,神疲乏力,大便溏薄,甚或泄泻、脱肛等。湿热泄泻者不宜食用本品。

赤豆牛肉粥

【材料和制法】赤小豆30克,牛肉30克,粳米30克,生姜、盐适量。选嫩牛肉洗净,切片,腌好;粳米、赤小豆洗净,放入锅内,加清水适量,文火煮成稀粥,粥成时下牛肉、生姜,煮至牛肉刚熟,加盐调味即可。

【功效】有健脾和胃、利水消肿的作用。适用于肾病综合征、肝硬化腹水属脾虚有湿,症见腹大水肿,食欲不振,食后饱胀,小便短少,下肢水肿;调味时,盐用量不宜过多,以免导致水钠潴留,腹水甚者,则宜戒盐。

乌梅粥

【材料和制法】粳米100克,乌梅30克,冰糖15克。将乌梅加400毫升清水,煮到汤汁剩一半时关火,滤出乌梅汁;砂锅中放入粳米、600毫升清水及乌梅汁大火煮开,小火熬煮;粥体浓稠时,加冰糖搅拌到溶化后关火即可。

【功效】有益气养胃、利水消肿、收敛生津、抗癌的作用。适用于肾病综合征、肾病水肿、虚热久咳、食欲不振、胃癌便血等。急性痢疾和感冒咳嗽者不宜服用。

鸭粥

【材料和制法】鸭1500克,粳米50克,葱白、料酒适量。将鸭去毛及内脏,切细,煮至极烂,再加粳米、葱白煮粥;或用鸭汤煮粥,不放盐,加料酒去腥。

【功效】有补益脾胃、利水消肿、滋

菜疗

杜仲五味炖羊肾

【材料和制法】羊肾300克,杜仲30克,五味子20克,调料适量。将羊肾切开去脂膜,洗净切片;杜仲、五味子分别洗净;将以上用料一起放入炖盅内,加开水适量,用文火隔开水炖1小时,加调料调味食用。

【功效】有温肾涩精、收摄蛋白、强筋壮骨的作用。适合肾病属肝肾虚寒,症见腰脊冷痛,足膝无力,阳痿遗精,或反复水肿,小便频数或不利。本汤属温补之品,肾病属阴虚阳亢者不宜饮用。

凉拌海带木耳芹菜

【材料和制法】芹菜300克,海带150克,木耳100克,盐、味精、芝麻油适量。先将黑木耳与海带洗干净后用水浸泡,待发涨展开后取出,切成丝状,用沸水烫熟;嫩芹菜切成约3厘米长的细丝,放入沸水煮3分钟后捞出,再将黑木耳、海带、芹菜放碗中加入盐、味精、芝麻油凉拌即可。

【功效】有降血压、降胆固醇、活血

阴血的作用。适用于肾病综合征、水肿。阴虚脾弱、大便泄泻患者不宜选用。

化瘀、降血脂的作用。适用于肾病综合征、高血压、冠心病、高脂血症、动脉硬化。有甲状腺疾病的患者,需在医生指导下服用。

清炖鲫鱼甘草末

【材料和制法】鲫鱼1条,砂仁6克,甘草末3克。将鲫鱼去内脏洗净,将砂仁、甘草末纳入鱼腹,用线缚好,清炖煮烂吃。

【功效】有健脾化湿的作用。适用于肾病综合征纳呆、水肿。

母鸡炖黄芪

【材料和制法】母鸡1只,黄芪100克,大枣、枸杞子、葱、姜、盐适量。将宰杀好的母鸡清洗干净,去头、去脚、去内脏;黄芪、大枣、枸杞子清洗干净;把黄芪和大枣填入鸡腹内;入高压锅,加水没过鸡,大火煮开,撇净浮沫;添加葱、姜,加盖大火煮至上汽后转小火慢炖一个小时;起锅前添加枸杞子和盐,继续滚煮5分钟即可。

【功效】有益气温肾的作用。适用于肾病综合征阳虚水肿。

● 老鸭炖蒜头

【材料和制法】绿头老鸭1只，大蒜头5个，调料适量。将鸭子去毛、剖腹去肠脏，填入大蒜头，煮至烂熟加调料调味即成，吃鸭、蒜并喝汤。

【功效】有养阴利尿、补中益气、补气升阳的作用。适用于肾病综合征阴虚水肿3年以上。

● 刀豆焖猪肾

【材料和制法】猪肾150克，刀豆100克，调料适量。将刀豆洗净；猪肾切开去脂膜，洗净切小块；起油锅，放刀豆、猪肾略炒，加清水适量，武火煮沸后，文火焖半小时，放调料调味即可。

【功效】有温肾补中、散寒泄浊的作用。适用于肾病综合征，肾病日久不愈属脾肾阳虚，症见腰膝酸痛、小便清长或混浊、肢冷乏力、食欲不振或腹胀、肾虚遗精等。阴虚内热者不宜食用本品。

● 芭蕉烤鲈鱼

【材料和制法】海鲈鱼1条，鲜芭蕉叶1张，鲜小米辣8克，香菜8克，姜末5克，蒜末5克，香茅草2克，莒菜根2克，青柠檬1个，盐适量。先将活鱼去鳞，从背剖开，取出内脏并洗净。然后将盐均匀地涂抹在鱼身上以便入味。接着把小米辣、香菜、香茅草、莒菜根

切细，并同其他调料一起放在切开的鱼上。最后把鱼合上，用新鲜的芭蕉叶将鱼包好，放在炭火上烤制15分钟即可，注意两面翻动。

【功效】有清热利尿、解毒的作用。适用于肾病综合征。

● 枸杞芡实炖乳鸽

【材料和制法】乳鸽300克，枸杞子、芡实各30克，莲子、生姜、盐适量。将乳鸽放入砂锅，加入适量冷水，大火煮开，小火炖煮20分钟；芡实、莲子用水洗净，沥干水分，生姜切片备用；生姜片加入砂锅中，倒入芡实、莲子，小火炖煮30分钟，加入适量盐和枸杞子即可。

【功效】有健脾祛湿、益肾固精的作用。适用于肾病综合征，属肾气虚弱，症见腰膝酸痛、遗精滑泄、尿频夜尿多、常有头晕目眩等。肾病遗泄属实火及带下属湿热者不宜饮用本汤。

● 蚌肉炖老鸭

【材料和制法】河蚌60克，鸭肉150克，生姜、调料适量。将蚌肉洗净，老鸭肉洗净斩件，生姜洗净；把全部用料一起放入炖盅内，加开水适量，炖盅加盖，文火隔开水炖2小时，加调料调味即可。

【功效】有滋阴补肾、行水除烦的作用。适用于肾病综合征，肾病日久属肝肾阴亏，阴虚内热，症见面热潮

红、眩晕头痛、烦热失眠、腰酸乏力、水肿等。

● 虫草生地炖紫河车

【材料和制法】紫河车500克，冬虫夏草10克，生地30克，盐、味精适量。将紫河车洗净，切块，放蒸锅内，放入冬虫夏草、生地，加水少许，武火隔水炖3小时，取出，加盐、味精调味即可。

【功效】有益气养血补精、补肾益精的作用。适用于肾病综合征、阳痿、早泄、遗精。

● 牛尾炖鸡

【材料和制法】牛尾500克，鸡肉300克，葱白、姜、花椒、黄酒、高汤、猪油、盐适量。将牛尾用火烧去细毛，刷洗干净，去掉尾根大骨剁成3厘米长的段；鸡肉剁块，和牛尾段一起放入沸水中氽烫片刻，捞出沥干；在炒锅中放入猪油烧热，放入葱白、姜、花椒煸炒，炒出香味后放入牛尾段，加入黄酒，继续煸炒至牛尾微有焦色，沥干，和鸡肉、高汤适量一起同放入碗中；先用大火煮沸，再用小火煨炖3小时，直至牛尾与鸡肉酥烂；将牛尾与鸡肉盛至大碗中，汤过滤后淋在肉上即可。

【功效】有补肝肾、强筋骨的作用。适用于肾病综合征，症见肾气虚弱、肝血不足所致的筋骨痿软、腰膝酸冷、体弱乏力、阳痿早泄、头晕目眩。

● 赤小豆焖鲤鱼

【材料和制法】鲤鱼250克，赤小豆100克，生姜、调料适量。将赤小豆洗净，浸半小时；生姜洗净；鲤鱼留鳞去鳃、肠脏，洗净；起油锅，煎鲤鱼，加清水适量，放赤小豆、生姜，武火煮沸后，文火焖1小时，加调料调味即可。

【功效】有调理气血、下气消肿的作用。适用于肾病综合征，肾病属气滞血少，症见面色苍白、水肿胀满、小便不利、气逆而咳等。

● 韭菜煎鸡蛋

【材料和制法】鸡蛋150克，韭菜60克，盐适量。将韭菜洗净，切碎；鸡蛋去壳放盐搅匀，再放入韭菜拌匀；起油锅，铺开放鸡蛋和韭菜，移动锅，翻转鸡蛋和韭菜再煎，煎熟即可。

【功效】有温中养血、温肾固泄的作用。适用于肾病综合征，肾病日久属脾肾虚寒、精亏血少，症见面色无华、不思饮食、腰膝酸冷、尿多、遗精等。

● 熟地枸杞子炖甲鱼

【材料和制法】甲鱼500克，熟地、枸杞子各50克，调料适量。将熟地洗净切小片，枸杞子洗净，甲鱼放沸水中烫，去肠脏、头、爪，洗净斩件；将全部用料放入炖盅内，加开水适量，炖盅加盖，文火隔开水炖2小时，加调料调味即可。

【功效】有滋阴补肾的作用。适用于肾病综合征，肾病属肝肾阴虚，症见肾病反复发作、腰膝酸软、头目眩晕、耳鸣耳聋、盗汗遗精、潮热心烦、口燥咽干等；肾病脾肾阳虚，食少便溏、小便清长者不宜用本汤。若肾结核阴虚火旺，伤及血络而见血尿，方中熟地可改用生地。

 汤疗

黑鱼冬瓜汤

【材料和制法】黑鱼1条，冬瓜1000克。将黑鱼去内脏、洗净，冬瓜切块，放入锅中，加水适量煮汤，至鱼肉熟烂即可，勿加盐。

【功效】有利尿消肿的作用。适用于肾病综合征水肿明显。

扁豆薏苡仁牛蛙汤

【材料和制法】牛蛙150克，扁豆、薏苡仁各50克，生姜、调料适量。将扁豆、薏苡仁洗净浸半小时，生姜洗净；牛蛙去皮、肠脏、趾，洗净斩件；把全部用料一起放入锅内，加清水适量，武火煮沸后，用文火煮1个小时，加调料调味即可。

【功效】有健脾肾、利水湿的作用。适用于肾病综合征，肾病属脾虚湿盛，症见水肿下肢较甚、小便不利、食少便溏、脘闷腹胀、神疲体倦等。肾病水肿、小便不利属肾阳虚者不宜饮用本汤。

黑豆核桃鲶鱼汤

【材料和制法】鲶鱼500克，黑豆、核桃仁各100克，陈皮、调料适量。将黑豆洗净，用清水浸半小时；陈皮洗净；核桃仁用开水烫，去衣洗净；鲶鱼去鳃及肠脏，洗净；把黑豆、核桃仁、陈皮放入锅内，加清水适量，武火煮沸，放鱼煮沸后，文火煮1个小时，加调料调味即可。

【功效】有补肾益精、理气行水的作用。适用于肾病综合征，肾病属脾肾不足，症见水肿时发、腰膝乏力、头晕目眩、胃纳不佳等；若把黑豆略炒，鱼煎黄后再煮汤，则温肾健脾作用可增强。

白鹅健脾汤

【材料和制法】白鹅肉500克，白茯苓、薏苡仁、姜、盐、料酒、味精、葱适量。将白鹅肉洗净切块，在热水中氽一下捞起；将白茯苓、薏苡仁快速洗净；将鹅肉放入砂锅内，加入姜、盐、料酒各适量；放上薏苡仁、白茯苓，加水适量盖上锅盖；先用旺火烧开，再用文火慢炖，直至肉烂为止；再加入盐、味精、葱调味即成。

【功效】有健脾和胃、补血养血、滋阴补肾的作用。适用于肾病综合征，症见中气不足、消化不良、食欲不振、身体消瘦、贫血、肾亏腰痛等。

蚕豆鲍鱼汤

【材料和制法】鲍鱼100克，鸡肉60克，蚕豆150克，淀粉、调料适量。将蚕豆洗净，用水煮十分钟，取出去皮，瓣开两半；鸡肉洗净切小片，用调料及淀粉拌匀；鲍鱼切小片；把蚕豆放锅内，加清水适量，武火煮5分钟，放入鲍鱼、鸡肉片煮熟，加调料调味即可。

【功效】有健脾益精、利水通淋的作用。适用于肾病综合征、肾病属脾肾两虚，症见反复水肿、食减便溏、腰膝乏力、淋病遇劳即发、精神疲乏、肾虚崩漏、带下等。

火腿蛋花汤

【材料和制法】火腿60克，鸡蛋50克，榨菜、调料适量。将火腿洗净，放沸水中烫过，切丝；榨菜洗净切丝；鸡蛋加调料打匀；先煮沸清水适量，放入火腿、榨菜煮5分钟，放入鸡蛋，并不断搅拌，煮沸即可。

【功效】有补肾健脾、益精养血的作用。适用于肾病综合征、肾病日久属脾肾不足，症见肾虚腰膝乏力、小便

频数、耳鸣、口渴、遗精遗尿、脾虚食少体倦、轻度水肿、便溏腹胀。肾病湿热内蕴者不宜食用。

荷叶杜仲猪肾汤

【材料和制法】猪肾200克，荷叶、杜仲各50克，调料适量。将杜仲洗净，切细丝；荷叶洗净，分几小块卷成小卷用线扎好；猪肾切开去脂膜，洗净切片；把全部用料一起放入锅内，加清水适量，武火煮沸后，文火煮1个小时，去荷叶，加调料调味即可。

【功效】有补肝肾、泄湿浊的作用。适用于肾病综合征，肾病后或肾病属肝阳不足，症见反复轻度水肿，小便不利或小便频繁，腰膝酸软，时有头晕、耳鸣等。

菜心鸽蛋蘑菇汤

【材料和制法】鸽蛋80克，油菜心40克，蘑菇40克，芝麻油、鲜汤、盐、味精适量。将鸽蛋煮熟，剥壳；油菜心洗净切好；蘑菇洗净一切二；分别投入沸水锅内焯熟待用；炒锅内放入鲜汤、盐、味精，放入鸽蛋、蘑菇同煮；再放入油菜心，淋入芝麻油出锅放汤碗中饮用。

【功效】有滋阴润燥、滋养肌肤、降压消脂的作用。适用于肾病综合征。

人参鸽蛋银耳汤

【材料和制法】鸽蛋120克，人参

20克,银耳50克,火腿、冬菇、熟鸡油、熟猪油、盐适量。将银耳用温水浸泡稍软,再换热水涨发;剪去蒂,用温水洗净,入碗内上笼蒸约10分钟至松软取出;滗去水,放入有热鸡汤的锅内烫一下捞起;碟子2个,抹上熟猪油;每个碟子内打入鸽蛋一个;将火腿、冬菇分别切成圆形薄片,分放在鸽蛋黄的两侧,然后入蒸锅内;用竹片沿着鸽蛋的边拨一圈,漂去油腻,滗去水备用;炒锅置大火上,舀入鸡汤,加盐煮沸,撇去浮沫;倒入银耳再煮沸,淋入熟鸡油,盛入盆内;将鸽蛋摆放在汤面上即成。

【功效】有补气益肾、滋阴润肺的作用。适用于肾病综合征、肺脾气虚、肾虚所致的气短、自汗、食欲不振、心悸、头晕、腰膝酸软等症。

 饮疗

虫草桂圆肉饮

【材料和制法】冬虫夏草6克,桂圆10克,枸杞子6克,炖汤饮。

【功效】有补虚劳、壮肾阳的作用。适用于肾病综合征。

豆浆饮

【材料和制法】豆浆500毫升,每日服用。

【功效】有补充蛋白质的作用。适用于肾病综合征、低蛋白血症、蛋白尿。

淮山汤圆饮

【材料和制法】淮山药150克,糯米粉250克,白糖适量。将淮山药洗净、蒸熟、去皮,加白糖压拌调匀成馅,用清水调糯米粉,做成粉团作汤圆皮,包成汤圆,煮熟即可。

【功效】有补肾益阴的作用。适用于肾病综合征,肾病日久属精亏肾寒,症见面色苍白、腰膝乏力、精神倦怠、头晕目眩、遗精滑泄等。

芝麻蜜饮

【材料和制法】芝麻50克,蜂蜜20克。先将芝麻拣净杂质,略炒,待冷,装瓶待用。每次用芝麻2汤匙,蜂蜜一汤匙,开水冲服。

【功效】有补肝肾、安五脏、补中益气的作用。适用于肾病综合征,肾虚腰痛,下肢乏力等症。

西瓜大蒜饮

【材料和制法】西瓜1个,大蒜50克。先用尖刀在西瓜皮上挖一个三角形的洞,大蒜去皮纳入西瓜内,再用挖出的瓜皮塞住洞口,放入锅内蒸熟。趁热饮汁、吃下蒜和瓜瓤。

【功效】有利尿消肿的作用。适用于肾病综合征水肿明显。

四、一日食谱

早餐:茯苓赤小豆粥1碗,馒头1个,鸡蛋1个。

加餐:苹果1个。

午餐:米饭1碗,枸杞芡实炖乳鸽,韭菜煎鸡蛋、黑鱼冬瓜汤。

加餐:鸭梨1个。

晚餐:玉米豆枣粥1碗,凉拌海带木耳芹菜。

加餐:苹果1个。

如肾功能损害较重,就必须严格控制每日蛋白质摄入量,可将此食谱中的瘦肉用量适当减少。为保证热量摄入,可用麦淀粉代替部分主食。

五、食疗宜忌

 宜食品种

1.本病水肿明显,应低盐饮食,根据水肿情况摄入量限制在每日3克左右。

2.本病有大量蛋白质丧失,可选择蛋白质含量高的食物,如乳类、鱼类、豆类等。

3.患者可多食含维生素丰富的蔬菜及水果。

4.饮食以清淡为好,避免油腻黏滞食物。

 饮食禁忌

1.低盐限水:由于高度水肿,每日必须限制水的摄入量,包括静脉液体和饮水的摄入,摄水量应比尿量要少。水肿者体内钠过量,因此必须给予少盐或低盐饮食。一般每日1～3克,限盐饮食应以患者的耐受、不影响其食欲为度。

2.低脂饮食:因肾病综合征的高脂血症使血液黏稠,在补充高蛋白的同时少食用油脂、油腻食物,以清淡饮食为主。

3.还有一些蔬菜禁忌方面的,如:菠菜、竹笋、生姜、胡椒、豆类等。

六、食疗解读

一般来说,凡能引起肾小球滤过膜损伤的因素都可以导致肾病综合征。根据病因可将其分为原发性和继发性,前者之诊断主要依靠排除继发性肾病综合征。原发性肾病综合征病因不明,研究结果提示免疫机制,尤其是细胞免疫变化可能和发病有关,此外脂代谢紊乱、凝血因子的变化及大量蛋白尿亦参与本病的发生。继发性肾病综合征常见病因有以下几类。

1.感染。细菌感染见于链球菌感染后肾炎、细菌性心内膜炎、麻风、梅毒、结核、慢性肾盂肾炎等;病毒感染见于乙型肝炎、巨细胞病毒、传染性单核细胞增多症、人类免疫缺陷病毒;寄生虫感染见于疟原虫、弓形虫病、蠕虫、血吸虫病、丝虫病。

2.系统性疾病。系统性红斑狼疮、混合性结缔组织病、皮肌炎、舍格伦综合征、过敏性紫癜、淀粉样变等。

3.代谢性疾病。糖尿病、甲状腺疾病。

4.遗传性疾病。先天性肾病综合征、镰状细胞贫血、指甲-髌骨综合征、脂肪营养不良、家族性肾病综合征等。

5.其他。子痫、移植肾慢性排异、恶性肾硬化、肾动脉狭窄等。

在我国继发性肾病综合征中,以系统性红斑狼疮、糖尿病肾病、过敏性紫癜最为常见。

第 ⑥ 讲
膀胱炎的饮食调养

一、疾病概述

　　膀胱炎是一种常见的尿路感染性疾病,占尿路感染总数的50%~70%,因细菌感染而引起,其致病菌多数为大肠杆菌。通常多发生于女性,因为女性的尿道比男性的尿道短,又接近肛门,大肠杆菌易侵入。膀胱炎最典型的症状是即尿频、尿急、尿痛,甚至有急迫性尿失禁,可以有血尿和脓尿。

　　膀胱炎的形成因素虽以膀胱感染为主,但日常生活中的一些不良习惯也是诱发因素。如长期使用铝制烹饪锅,成瘾性食用咖啡、碳酸饮料、巧克力、酒等对膀胱有害的食物均可导致膀胱发炎。如果膀胱炎经常反复发作,除了注意个人卫生之外,还可以试试食疗。

二、饮食原则

1. 多吃有利尿作用的食物,如西瓜、葡萄、菠萝、芹菜、梨等。

2. 田螺、玉米、绿豆、葱白可帮助缓解尿频、尿急、尿痛等症状。

3. 多饮水,保持每日至少1500毫升以上的排尿量。

4. 忌食酸、辣等刺激性食物,如烈酒、辣椒、原醋、酸味水果等。

5. 避免食用柑橘,因为柑橘可导致碱性尿的产生,有利于细菌的生长。

6. 咖啡因能导致膀胱颈收缩而使膀胱产生痉挛性疼痛,故应少喝咖啡。

三、食疗处方

 粥疗

● 玉米粥

【材料和制法】玉米渣50克，白糖少许。将玉米渣加适量水煮成粥后，加白糖调味即成。空腹食用。

【功效】有清热消炎的作用。适用于膀胱炎。

● 大麦粥

【材料和制法】大麦米50克，红糖适量。研碎大麦米，用水煮成粥后，放入适量红糖搅匀即成。

【功效】有清热消炎的作用。适用于膀胱炎。

● 竹叶粥

【材料和制法】鲜竹叶45克，石膏30克，粳米100克，白糖少许。将竹叶与石膏加水煎煮，取汁与粳米、白糖共煮，先以武火煮开，再用文火熬成稀粥即可。

【功效】有清热消炎的作用。适用于膀胱炎。

● 青豆粥

【材料和制法】青豆50克，小麦50克，通草5克，白糖少许。先以水煮通草去渣取汁，用汁煮青豆、小麦为粥，加白糖少许，搅匀即可。

【功效】有清热消炎的作用。适用于膀胱炎。

● 车前子枸杞粥

【材料和制法】车前子15克，枸杞子30克，粳米50克。将车前子用纱布包好放入砂锅内，煎取汁，去车前子，加入粳米、枸杞子，兑水，煮为稀粥即成。

【功效】有清热消炎、利尿补肾的作用。适用于膀胱炎。

● 茯苓芡实粥

【材料和制法】粳米40克，茯苓15克，芡实20克，白糖适量。将茯苓洗净，捣碎备用；芡实、粳米淘净备用；在砂锅里加适量清水，放入茯苓和芡实煮至软烂；加入粳米煮至成粥，加入白糖调味即成。

【功效】有固精、健脾渗湿之作用。适用于膀胱炎、肾虚型小便不利、尿液浑浊。

● 山萸肉粥

【材料和制法】粳米60克,山萸肉30克,白糖适量。先将山萸肉洗净,去核,再与粳米同放入砂锅内煮粥,待粥将熟时,加入白糖调味即可。

【功效】有补益肝肾、涩精敛汗的作用。适用于膀胱炎、肾不足之头晕目眩、耳鸣腰酸、遗精、遗尿、虚汗不止、肾虚带下、小便频数。

● 淡菜粥

【材料和制法】大米100克,淡菜50克,皮蛋、姜末、酱油适量。将淡菜用温水浸泡2小时,放入沸水锅内焯一下,捞出,掰去中间的黑心,备用;将皮蛋去壳,切成小块,放入碗中,加姜末、酱油拌匀,备用;大米淘洗干净,备用;锅内加水适量,放入大米、淡菜末煮粥,熟后即成。食时佐以皮蛋。每日1次,连服7天。

【功效】有滋补肝肾、益精养血的作用。适用于膀胱炎、肝肾阴虚、精血

菜疗

● 炸鹌鹑

【材料和制法】鹌鹑400克,鸡汤1000毫升,番茄、土豆、盐、黄酒、五香粉、味精、甜酱油适量。将鹌鹑宰杀后,放血,去毛,洗净,去内脏。炒锅置

亏损、阳事不举或不坚、头晕耳鸣、腰膝酸软、小便余沥。

● 干贝白果粥

【材料和制法】干贝60克,粳米100克,白果100克,姜、葱、皮蛋适量。把姜、葱切碎,皮蛋去壳捣烂,放入粥中煮沸,调味即可。

【功效】有固肾缩尿、滋阴止渴的作用。适用于膀胱炎肾阴不足,症见烦渴多饮、夜尿频数、神疲乏力、嫩红苔少、脉沉细数。

● 滑石瞿麦粳米粥

【材料和制法】滑石30克,瞿麦10克,粳米50克。将滑石用布包扎,与瞿麦一同放入砂锅煎汁,去渣,加入粳米煮为稀薄粥。每日2次分食,5日为1个疗程。

【功效】有清热去火的作用。适用于急性膀胱炎引起的小便不畅、尿频尿急、淋沥热痛。

旺火上,注入鸡汤1000毫升,加盐、黄酒、五香粉、胡椒粉、味精,下鹌鹑余1分钟,起锅控干汤汁,趁热在表皮均匀地抹上一层甜酱油;土豆去皮,洗净,切成细丝,用水漂去淀粉,控干;用四成热油将土豆丝温炸至金黄,摆在盘

中央;番茄用沸水烫后,撕去皮,切成花形,拼摆点缀于土豆丝上;炒锅置旺火上,注入菜籽油,烧至七成热,下鹌鹑炸至金红色时,起锅控油;将鹌鹑胸脯朝上,沿装有土豆丝的盘边摆成一圆圈即成。

【功效】有助阳益精、暖腰缩尿的作用。适用于急性膀胱炎,症见阳虚羸瘦,阳痿不举,腰膝酸痛或冷痛,小便频数。

冬瓜火腿煲老鸭

【材料和制法】鸭肉600克,冬瓜200克,猪肉150克,菜心、葱、姜、料酒、盐、味精、胡椒粉、香菜末适量。将鸭肉剁大块,猪肉洗净切块;将冬瓜挖出瓜球,菜心洗净焯过;取砂锅,放入鸭肉、猪肉、瓜球、葱、姜、料酒及清汤,慢火炖一小时,加入盐、味精、胡椒粉,调好味,放入菜心,撒上香菜末即成。

【功效】有健脾益肾的作用。适用于急性膀胱炎,可治疗脾虚食少、肾虚、身体消瘦、赤白带下、遗精。

食盐煮豇豆

【材料和制法】豇豆500克,盐适量。豇豆洗净,放入锅内加适量清水,武火煮沸后,文火煮20分钟,加盐调味即可。

【功效】有补肾健脾、降浊止遗的作用。适用于急性膀胱炎、肾病日久属肾虚脾弱,症见肾虚遗精、小便频繁、白浊淋漓、脾弱食少、倦怠乏力等;肾病水肿、小便不利者,不宜食用。

杜仲猪肾

【材料和制法】猪肾300克,杜仲30克,葱段、姜片、盐适量。将猪肾洗净,剔除筋膜后切成腰花,用开水氽烫后洗去浮沫;杜仲洗净,放入砂锅中,加入适量清水后用大火煮开,转小火煮成一碗浓汁后熄火;砂锅置火上,倒入适量清水,加葱段、姜片、腰花与杜仲药汁同煮10分钟,加盐调味即可。

【功效】有补肝肾、强筋骨、通膀胱的作用。适用于急性膀胱炎、肝肾亏虚型痛经。

油爆双花

【材料和制法】猪肾200克,鱿鱼200克,冬笋、木耳、葱、蒜、料酒、老汤、盐、鸡精、白糖、胡椒粉、淀粉适量。将冬笋切片,木耳切开,葱切段,蒜切片;鱿鱼片开,改麦穗花刀;猪肾切两半,去腰臊,也改成麦穗花刀;将改好刀的腰花和鱿鱼加料酒拌一下,入开水中一氽,捞出备用;锅中再加葱、蒜爆香,加入冬笋片和木耳煸炒,再加入料酒、老汤,用盐、鸡精、白糖、胡椒粉调味,再放入腰花、鱿鱼花,用淀粉勾芡,颠匀盛入盘内即成。

【功效】有补肾利尿、益气润肺、养血美容的作用。适用于急性膀胱炎。

杜仲鲍鱼炖老鸭

【材料和制法】鲍鱼150克,老鸭1500克,杜仲50克,陈皮、盐适量。将鲍鱼壳和肉分开;鲍鱼壳用水擦洗净;鲍鱼肉去污秽部分,用水洗净,切片;老鸭刮洗净,去毛及内脏,切件;杜仲、陈皮分别用水洗净;将材料全部放入炖盅内。加适量水,盖上盅盖,放入锅,隔水炖4小时,加盐调味即可。

【功效】有滋阴降压、补虚的作用。适用于急性膀胱炎,对肝肾阴虚、血压高、疲倦、精神不集中、思考力迟钝、记忆力衰退、心悸怔忡、自汗盗汗、小便频密、夜尿多、腰脊酸痛等。

温拌腰丝

【材料和制法】猪肾150克,粉丝150克,木耳、莴笋、姜、蒜、盐、料酒、酱油、醋、胡椒粉、芝麻油适量。将猪肾撕去皮膜,用刀从中部片成两片,除净腰臊;片成薄片,再切成细丝;将木耳用水发好,择去杂质,洗净,切成细丝;莴笋去皮洗净切成细丝;粉丝发好切成段;姜、蒜各切成末;将腰丝放入沸水中,待其伸展开,颜色变白时立即捞出,沥干水分;沥干水分的腰丝放一容器内,加盐、料酒、酱油拌匀;将木耳丝、莴笋丝、粉丝用沸水氽过,沥水;沥水后装入另一容器内,加盐、料酒、酱油、醋,搅拌均匀,装在盘内;把拌好的腰丝盖在上面,然后放蒜末、姜末、胡椒粉;炒锅置火上,加芝麻油,烧至九成热时投入花椒,待其发黑,捞出花椒,立即泼在蒜末上即成。

【功效】有理肾气、通膀胱、暖腰膝的作用。适用于急性膀胱炎。

柳松茸烧冬笋

【材料和制法】柳松茸100克,冬笋100克,蒜、葱、姜、虾米、盐、酱油、白糖、高汤、淀粉、芝麻油适量。将柳松茸、冬笋以开水浸泡后切片,锅内放油,加热至六成热,放入冬笋、柳松茸、火腿略炸后捞起,沥去油。在锅内加蒜、葱、姜、虾米,再将冬笋、柳松茸煸炒后加盐、酱油、白糖及高汤,用小火烧至汤汁剩适量时,用淀粉勾芡,最后滴入芝麻油,稍煸炒即可。

【功效】有补气利胃的作用。适用于急性膀胱炎。

韭菜炒海肠

【材料和制法】海肠1000克,韭菜100克,香葱、姜、醋、芝麻油、淀粉适量。将海肠切去两头,去掉泥沙,洗净,切寸段;韭菜洗净切段;锅中加水,烧至九成热,放入海肠氽透捞出;另起锅,加油烧热,爆香葱、姜,烹醋,加韭菜、海肠和其他调味品炒匀,用淀粉勾芡,加芝麻油拌匀即可。

【功效】有补肾运气、止痛的作用。适用于急性膀胱炎。

黑豆鲶鱼煲

【材料和制法】鲶鱼100克,黑豆100克,核桃仁、生姜、葱、盐适量。取黑豆,拣净杂质,加水浸透;鲶鱼宰杀去鳃及内脏,洗净;起油锅,将鲶鱼稍微煎热;把黑豆、鲶鱼、核桃仁、生姜放入瓦锅内,加清水适量,文火煮一小时,至黑豆熟烂为度,食前加葱、盐调味即可。

【功效】有补肝益肾、养血解毒的作用。适用于急性膀胱炎、糖尿病属肝肾虚损,症见小便频数量多、夜尿增多、困倦气短、舌质淡红、脉沉细弱等。

黑木耳炒猪肝

【材料和制法】猪肝250克,黑木耳100克,葱、姜、淀粉、料酒、盐、芝麻油适量。将黑木耳用冷水泡发,拣杂后撕朵,分开,清洗干净;猪肝洗净后切成薄片;葱切末、姜切丝;淀粉加水调成水淀粉;把猪肝片用湿淀粉抓芡均匀;猪肝在热水中焯一下,控净水分;锅内放植物油,旺火烧至八成热,把猪肝片下入油锅内炒数下;加料酒、葱末、姜丝、盐,再煸炒至猪肝熟透,倒漏勺里;锅留底油,用旺火翻炒木耳;炒至木耳亮滑透香时,把猪肝倒回炒锅;随即加入味精、芝麻油适量,拌和均匀即成。

【功效】有补益肝肾、强体抗癌的作用。适用于急性膀胱炎。

汤疗

芡实汤

【材料和制法】芡实30克,调料适量。将芡实淘洗干净,放在锅内,加清水;先用武火煮沸,再用文火煮熟30分钟左右,以芡实熟烂为度,加调料调味即成。

【功效】有益肾固精、止遗缩尿的作用。适用于急性膀胱炎,用治肾虚不固、早泄、梦遗、滑精、小便频数。

芙蓉鲍鱼汤

【材料和制法】鲍鱼250克,鸡蛋400克,芙蓉20克,盐、味精、清汤、料酒适量。将鲍鱼去掉毛边洗净;顺长切成梳背片;鸡蛋去黄留清,在碗内搅散;下盐、味精、清汤搅匀,除去泡沫;上笼蒸约15分钟左右,即成芙蓉蛋;煮沸清汤,用盐、味精、料酒调好味;将鲍鱼氽掉原汤,再用热汤泡上;把锅内的清汤注入汤盆内,取出芙蓉蛋,用勺挖成大薄片;放入汤盆内,再把鲍鱼捞入芙蓉蛋内即成。

【功效】有滋阴补虚、清利湿热、益气养阴、滋阴补虚、清利湿热、补精填髓的作用。适用于急性膀胱炎、肝肾阴虚。

小米煲排骨汤

【材料和制法】小米100克，猪小排500克，盐适量。将小米连衣带须洗净；排骨洗净，放入滚煮5分钟，取起洗净。水适量，放入煲内煲滚，放入小米、排骨煲滚，慢火煲三小时，下盐调味即成。

【功效】有止血利尿、降胆固醇、利水、平肝泄热、降血压、补中益气、滋肾暖胃、益髓润燥的作用。适用于急性膀胱炎。

熟地淮山瘦肉汤

【材料和制法】猪肉60克，熟地、淮山药各50克，小茴香、调料适量。将熟地黄、淮山药、小茴香洗净；猪瘦肉洗净，切块；把全部用料一起放入瓦锅内，加清水适量，武火煮沸后，文火煮一小时，加调料调味即可。

【功效】有固肾摄精的作用。适用于急性膀胱炎。

红豆汤

【材料和制法】红豆300克，白糖适量。先将红豆洗净，加水用旺火煮沸后，改用文火焖至酥烂，然后加白糖煮

沸即可。

【功效】有消暑清热、利尿健胃、益肝脾肾的作用。适用于急性膀胱炎、虚胖、水肿、小便不利等症。

枸杞决明子鱼片汤

【材料和制法】枸杞子梗480克，草鱼160克，决明子100克，生姜、盐适量。将枸杞子梗捆成一扎，用水洗净；决明子用水淘洗，盛于纱布；草鱼肉去鳞片，用水洗净，抹干，连皮切片；生姜用水洗净，去皮，切片；加水入瓦煲内，煲至水滚；放入枸杞子梗、决明子和生姜，用中火煲20分钟；取起枸杞子梗，以盐调味，将鱼片放入一滚，鱼片熟，即可。

【功效】有清肝肾热、降肺火的作用。适用于急性膀胱炎。

淡菜豆腐汤

【材料和制法】豆腐200克，淡菜50克，葱、姜末、盐适量。将嫩豆腐切成小方丁；淡菜加水适量，煮沸后放入豆腐；再煮沸后撒入葱、姜末，最后加入盐调味即可。

【功效】有健脾益气、补益肝肾、补肝肾、益精血、消瘤、益气和中、生津润燥、清热解毒的作用。适用于急性膀胱炎。

枸杞雏鸽汤

【材料和制法】雏鸽600克，枸杞子

50克，葱、姜适量。将雏鸽去毛，开膛洗净，每只剁为4块；剁成块的雏鸽入沸水氽透捞出，洗去血沫，备用；枸杞子用温水洗净；葱、姜洗净，葱切段，姜切片；将鸽块盛在盘子里，放入葱段、姜片，加入鸡汤约1200毫升和枸杞子，盖严后上笼蒸1.5小时左右；取出蒸好的鸽肉，拣去葱、姜，加入调料，调好味即成。

【功效】有滋补肝肾的作用。适用于急性膀胱炎。

莲子芡实猪瘦肉汤

【材料和制法】猪瘦肉200克，莲子、芡实各50克，盐适量。将猪瘦肉洗净，切成小块，备用；将莲子肉和芡实分别用温水泡软；莲子、芡实、猪瘦肉同放入汤锅中，加清水适量煮汤；先用大火煮沸后改用小火，撇去浮沫，煮至肉烂，加盐调味即成。

【功效】有养心益肾、补脾止泄的作用。适用于肾虚腰痛、神经衰弱、夜睡梦多、梦遗滑精、夜多小便等症。

龙井虾仁汤

【材料和制法】虾仁250克，龙井茶3克，葱、姜、鸡蛋、淀粉、鸡汤、调料适量。将葱切成段，加姜捣烂用料酒取汁；鸡蛋去蛋黄留蛋清；虾仁洗净并沥干水分；用葱姜酒汁以及蛋清、盐、淀粉调匀浆好，备用；用开水将龙井茶泡上，随后把水滗掉；将鸡汤、盐和味精

在锅中烧开；取适量的茶水滗入鸡汤内，煮沸调好味，撇去浮沫；然后装入汤盆内，撒上胡椒粉和葱段；在锅内放入鸡汤，煮沸后下入浆好的虾仁，随即用筷子轻轻拨散；待散开已熟时，即用漏勺捞出；倒在香茶水鸡汤中即成。

【功效】有助阳益气、补虚提神的作用。适用于肾气不足之畏寒体弱、倦怠乏力、气短懒言等症。

坤草牛膝蛤蜊汤

【材料和制法】蛤蜊150克，坤草（益母草）250克，牛膝20克，调料适量。将坤草洗净切细，牛膝洗净，蛤蜊肉用淡盐水洗净；把清水适量煮沸，放坤草、牛膝，文火煮沸半小时，去坤草、牛膝，放蛤蜊肉，再煮15分钟，调味即成。

【功效】有活血通经、通利关节、消肿止痛的作用。适用于肾虚属湿浊瘀结，症见尿频，尿急，尿浊，尿后余滴不尽，或尿血，或有尿道阻，小便不利。

车前猪肚汤

【材料和制法】鲜车前草90克，杜仲30克，猪肚200克，葱、姜、淀粉、料酒、调料适量。把猪肚对剖两半，切成片或条。将鲜车前草、杜仲放锅内，加清水适量，熬成药液150毫升，去渣。将姜切成片，葱切成节备用。用药液的一半，加料酒、淀粉和盐，拌入猪肚，再加调料拌匀。将锅放在炉上，用大火烧

热，倒入猪油和菜油烧至八成热，放入花椒，投入猪肚、葱、生姜、蒜快速炒散，放入味精翻炒即成，饮汤食猪小肚。每

 饮疗

黄芪茅根苁蓉西瓜饮

【材料和制法】生黄芪、白茅根各30克，肉苁蓉20克，西瓜皮60克，水煎加适量白糖。每日服2次。

【功效】有补气益肾、利尿消肿的作用。适用于尿路感染。

甘蔗汁饮

【材料和制法】鲜甘蔗500克，去皮切碎，榨汁；嫩藕500克，去节切碎，取汁与蔗汁混合，每日3次。

【功效】有益气补脾、和中下气、滋养保健的作用。适用于小便赤热等症。

羊肉虾仁羹

【材料和制法】羊肉150克，虾仁100克，葱、姜、蒜、盐、料酒、淀粉、味精、胡椒粉适量。将蒜去衣洗净切细；葱去须洗净切葱花；姜洗净切丝；羊肉洗净，切薄片，加入盐、料酒、生粉腌匀；虾仁洗净切粒，用盐、料酒、生粉腌匀。起油锅，用姜丝爆羊肉，加水适量，煮沸后放蒜粒、虾仁粒煮20分钟，放葱花、料酒、盐、味精、胡椒粉调味后，勾入少许生粉，成稀糊状即可。

日2次。

【功效】有补肝肾、降血压的作用。适用于膀胱炎、尿道炎。

【功效】有温补肾阳的作用。适用于肾病属肾阳虚衰，症见腰痛，脚软弱，下半身常有冷感，小腹拘急，小便不利，或小便反多，时有水肿，或遗泄等。

鸡肠螵蛸饮

【材料和制法】鸡肠300克，螵蛸50克，盐适量。将鸡肠剪开，用盐搓擦，洗净，焙干，研成细末，备用。螵蛸洗净，放在砂锅内，加入清水。先用武火煮沸，再用文火煎熬40分钟。滤取药液，投入鸡肠末，搅拌均匀即成。

【功效】有补肾止遗、涩精缩尿的作用。适用于肾气虚弱、早泄、遗精、尿频、遗尿。

金樱子膏饮

【材料和制法】金樱子100克，蜂蜜适量。先将金樱子洗净，加水煮熬，2小时出汤后再加水煮，如此四次，榨汁。将四次汤合并，继续煮熬蒸发，由稀转浓，加入蜂蜜拌匀，冷却后，去浮沫即可。

【功效】有补肾益精的作用。适用于肾气亏虚引起的梦遗滑精、遗淋白

浊、小便失禁、女子带下,并伴有眩晕、失眠、盗汗等症。

● 山药饮

【材料和制法】山药120克,白糖适量。将山药洗净,去皮,切成薄片。山药片放锅内,加水适量,用武火烧沸后转用文火煮约50分钟。取出山药汁,待汁稍凉,加白糖搅匀即成。

【功效】有润肺补脾、益肾固肠的作用。适用于脾肾两虚之小便不利、大便溏泻等症。

四、一日食谱

早餐:车前子枸杞粥1碗,煮豇豆,杜仲猪肾。

加餐:水果,点心。

午餐:米饭1碗,冬瓜火腿煲老鸭,黑木耳炒猪肝,炒绿豆芽,淡菜豆腐汤。

加餐:玉米粥1碗。

晚餐:包子2个,青豆粥1碗,拌西红柿,柳松茸烧冬笋。

五、食疗宜忌

 宜食品种

1.应食清淡的流质或半流质饮食,缓解期宜食养分丰富的软食或普通软食。

2.多吃新鲜蔬菜,多吃有利尿作用的瓜果,例如西瓜、生梨、甜瓜、葡萄、菠萝等。田螺、玉米、绿豆、荠菜、葱白、红花菜等食物,可协助缓解尿频、尿急与尿痛症状。

3.多饮水,保持每日至少1500毫升以上的排尿量。

4.服药期间严禁酒、辣椒、鸡、鱼、牛肉、虾子、海鲜咸菜,佐料只能用盐、醋、味精。

5.感染宜吃黄鱼鳔、鲨鱼翅、水蛇、鸽子、海蜇、藕粉、荞麦、马兰头、地耳、大头菜、橄榄、茄子、无花果、绿豆芽、豆浆、苋菜、紫菜、泥鳅。

6.出血宜吃芹菜、金针菜、韭菜、冬瓜、乌梅、柿饼、芝麻、莲子、海参。

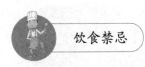 饮食禁忌

1.忌食酸、辣等刺激性食物,如烈酒、辣椒、原醋、酸味水果等。

2.避免食用柑橘,因为柑橘可导致碱性尿的产生,有利于细菌的生长。

3.咖啡因能导致膀胱颈收缩而使膀胱产生痉挛性疼痛,故应少喝咖啡。

六、食疗解读

患了膀胱炎除积极治疗外,合理的饮食也是非常重要的。膀胱炎的形成因素虽以膀胱感染为主,但日常生活中的一些不良饮食习惯也是一个诱发因素。如长期使用铝制烹饪锅,成瘾性食用咖啡、碳酸饮料、巧克力、酒等对膀胱有害的食物均可导致膀胱发炎。

膀胱炎在大多数病例中不是作为一个独立的疾病出现,而是泌尿系统感染的一部分或是泌尿系统其他疾病的继发感染。正常膀胱对细菌有很强的抵抗力,细菌很难能通过尿路上皮侵入膀胱壁,尿道远段内的细菌一般也不能进入膀胱,即使进入膀胱,在正常情况下,也随着尿液的排泄而驱出体外,致使细菌在膀胱内不能停留、繁殖而引起感染。但在上尿路感染、下尿路梗阻、膀胱本身病变抵抗力降低时,正常的膀胱黏膜抗感染屏障容易遭到破坏,则膀胱又极易引起感染。膀胱的炎症可分为急性与慢性两种,两者又可互相转化,急性膀胱炎得不到彻底治疗可迁延成慢性,慢性膀胱炎在机体抵抗力降低或局部病变因素加重时,又可转化成急性发作。

大肠杆菌是导致膀胱炎的常见细菌,本病发生女性高于男性,这是因为女性尿道较短,细菌入侵较为容易。患者排尿频繁,疼痛是本病的常见临床表现,严重者可出现尿失禁的情况。

第 7 讲
尿路结石的饮食调养

一、疾病概述

尿路结石包括肾、输尿管、膀胱和尿道结石。本病属中医"石淋"范畴。治疗原则以通淋排石为主，辅以止痛、止血。本病发病以男性青壮年为多见。治疗尿路结石的方法有西医手术、中药排石、体外震碎等。一般结石在肾脏且较大者可用西医手术，或体外震碎排石，结石较小者可用中药排石。食疗是预防结石的重要手段。中医认为本病多由湿热蕴结下焦而成，故平时多食清热利湿之品有利于本病的预防和治疗。

肾结石的形成，是由于尿液中一些浓度高的物质，如钙、尿酸等结晶起来，堆积至一定程度而结成石。根据肾结石的大小和位置，患者会感到疼痛或有血尿、发炎等情况，严重的更会引致并发症。任何岁数的成年人均有患肾结石的可能，以中年男士居多。

二、饮食原则

1.减少含草酸的食物的摄入。要预防肾结石，改善饮食行为是首要的任务，尤其是曾患肾结石人士。在众多肾结石中，以草酸钙石及尿酸石最为普遍。顾名思义，草酸钙石是由草酸及钙质结合而成，因此必须小心选择食物。不但要减少吃含草酸的食物，例如朱古力、菠菜、花生酱等，而且要适量摄取含钙质的食物。

2.适量补钙。随着人们对骨质疏松的不断关注，大家了解到补钙的重要性，因而多挑选奶制品、豆腐等食物。但这样是否容易引起肾结石？有研究指出，有摄取充足钙质的人士，比低钙摄取的人群较不易引致肾结石的复发。因为当钙质与草酸在肠胃中结合成大分子后，便变得不易进入尿液中，从而减少了尿液的草酸水平。事实上，人体每天需要的钙质仅为1000毫克，补充剂量过多只会适得其反。有文献记载，单独服食钙片可能增加肾结石的形成。最后要避免进食维生素C补充剂，因为抗坏血酸是制造草酸的元素之一。

3.适量摄取蛋白质。尿酸石是第二类常见的肾结石，由尿酸形成，原因是进食过量动物性蛋白质，如内脏、浓汤、肉汁等。而干豆类亦含有丰富的嘌呤，也会导致尿酸的上升，结晶增多，产生肾结石。至于其他肾结石的类别，如胱胺酸结石，则没有那么常见了。从食物中摄取过量的物质，如动物蛋白质、草酸及维生素C等，均增加了肾结石的风险。

4.饮水助排石。水分不足是肾结石的重要发病因素，有些行业的工作人员，往往有饮食不调症状。例如职业司机，整天驾驶车辆，不容易上洗手间，因而要限制饮水，长期下去，会令体内的废物不能排出，堆积变成结石。另外，在太阳曝晒的环境下长时间工作的人，同样容易患有肾结石，因为大量汗液的流失，引致小便量严重下降，尿液浓度也因而增高，建议饮水量更应增加，尤其是夏天多汗的日子。不过高糖分的饮品，如汽水或含酒精的饮料，则不适合饮用。因酒精会增加尿液中的钙和尿酸的浓度，而啤酒中则含有丰富草酸，因此更要减少。

5.疾病因素。引起肾结石的因素很多，如代谢障碍、甲状旁腺功能亢进、尿路感染、梗阻或化学因素等很多不明的原因。有关病症如原发性甲状旁腺功能亢进、维生素D过量（或中毒）、肾小管酸中毒，除了注意食物的选择外，给曾患肾石人士的一个简单建议，就是确保摄入充足的水分。大量饮水是一个有效预防肾结石复发的好方法。水分能降低尿液中各种物质的浓度，减少积聚。同时大量的水分还可使已形成的细小肾结石排出体外。

三、食疗处方

 粥疗

薏苡仁红枣粥

【材料和制法】薏苡仁50克,红枣10枚,粳米50克。将薏苡仁加适量水,煮烂成粥。红枣去皮、核,入粥中煮熟即可。

【功效】有健脾化湿的作用。适用于尿路结石肾绞痛后恶心、纳呆。

核桃粥

【材料和制法】核桃仁50克,粳米100克。将粳米淘净加水和核桃仁煮粥食用。

【功效】有补肾排石的作用。适用于肾结石肾虚腰痛。

金钱草薏苡仁粥

【材料和制法】金钱草、薏苡仁各50克。将金钱草加水煎取药汁1碗,薏苡仁煮粥3碗,两者和匀即成。

【功效】有利尿排石、通淋的作用。适用于尿路结石。

苜蓿粥

【材料和制法】苜蓿、粳米各100克,猪油、盐、味精各适量。先将苜蓿洗净切成碎段,猪油下锅,放入苜蓿炒散,加盐和味精炒入味,备用。将粳米淘洗干净入锅,加水,用旺火烧开,再转用文火熬煮成稀粥,放入苜蓿即成。

【功效】可清理膀胱结石、消肿、治疗维生素K缺乏症等。凡脾胃虚寒及阳虚者不宜服用。

桃仁冰糖糊

【材料和制法】核桃仁200克,芝麻油200克,冰糖200克。用芝麻油将核桃仁炸酥,研细末,与冰糖调成乳状。每日1剂,分3次服。

【功效】有通淋排石的作用。适合肾结石属实证型,症见尿中时挟砂石,小便艰涩,少腹拘急,尿中带血,有时腰部绞痛。

鸡内金赤豆粥

【材料和制法】赤小豆40克,粳米30克,鸡内金、白糖适量。将鸡内金洗净研粉,赤小豆、粳米洗净;把赤小豆、粳米放入锅内,放清水适量,武火煮沸后,文火煮粥,粥成放入鸡内金粉、白糖,拌匀再煮沸即可。

【功效】有健脾养胃、利湿排石的

作用。适用于尿路结石久留不去,属脾虚湿盛,症见排尿困难,小便淋沥,尿痛时发,神疲体倦,食少乏力,腰酸背痛。

粳米玉米须粥

【材料和制法】粳米100克,玉米须30克,白糖适量。将玉米须用温水略泡,漂洗干净;粳米淘洗干净,用冷水浸泡半小时,捞出,沥干水分;取锅放入冷水、玉米须,煮沸;煮沸约10分钟滤去玉米须,加入粳米,再煮至粥成;用白糖调味即可。

【功效】有利尿排石的作用。适用于尿路结石且石头较小。

苦苣菜粥

【材料和制法】粳米100克,苦苣菜50克,白糖适量。将粳米淘洗干净,用冷水浸泡半小时捞出,沥干水分;苦苣菜择洗干净,放入开水中略烫后捞出,切细;锅中加入约1000毫升冷水,将粳米放入,用旺火煮沸;加入苦苣菜,改

菜疗

豆芽炒芹菜

【材料和制法】取绿豆芽、芹菜各100克,蒜、盐、鸡精适量。将芹菜切碎,与绿豆芽一起用开水烫两分钟,芹菜洗净切小段,豆芽洗净备用;蒜入油

用小火熬成粥,加入白糖调味即可。

【功效】有利尿排石的作用。适用于尿路结石。

玉米糊

【材料和制法】玉米100克,大米100克。将玉米和大米一同放入豆浆机中,加入适量的水,玉米糊煮好后用滤网过滤即成。

【功效】有祛血癌、利小便、通石淋的作用。适用于肝炎兼肾结石、小便不畅。

益肾粥

【材料和制法】猪肾90克,冬葵叶100克,粳米100克,调料适量。将猪肾水浸漂洗1小时,切成小丁备用;先煎冬葵叶20分钟,去渣取汁,然后加入猪肾及粳米,同煮成粥,加调料调味即可。

【功效】有补益脾肾、利尿通淋的作用。适用于肾结石、尿道结石。

锅中爆香。加入芹菜翻炒。放入适量的盐;加入豆芽翻炒均匀;放鸡精调味即成。

【功效】有平肝降压作用。适用于泌尿系统结石。

小葱拌豆腐

【材料和制法】葱、豆腐、调料适量。将小葱除去黄叶,洗净后切成葱花;豆腐划切成小块,放入热水锅焯去豆腥味,取出用冷的净水过凉,捞出沥出水分,盛装在盘内,随即加入盐和味精,再撒上葱花,淋上芝麻油。将炒锅置于中火加热,倒入精制油熬熟后,再盛装碗中,待冷却后淋浇在豆腐上,就可上餐桌,食时拌匀即可。

【功效】有清热祛痰、促进食欲、抗菌抗病毒、防癌抗癌、防治动脉硬化的作用。常吃小葱拌豆腐不容易形成草酸钙结石。

炒草头

【材料和制法】草头500克,盐、鸡精适量,草头洗净沥干水备用,料酒2勺。将锅加热注油,倒入草头后用大火翻炒,将草头炒至变色,倒入料酒一起翻炒1分钟。加盐和鸡精调味,翻炒均匀,关火即可。

【功效】有排石的作用。适用于输尿管结石。

刀豆猪肾

【材料和制法】猪肾90克,刀豆100克,调料适量。将猪肾去臊腺,洗净;刀豆放入猪肾内,外裹荷叶,放灰火中煨熟即可。

【功效】有温中益肾补元的作用。

适用于肾痛,胃热甚者慎用。

鸭子核桃鸡肉泥酥

【材料和制法】鸭子1只,核桃仁和鸡肉泥各300克,荸荠、葱段、姜片、蛋清、淀粉、料酒、味精、盐适量。将鸭用开水烫后装盆,加姜片、葱段、料酒、食盐,上笼蒸熟透,取出晾凉,去骨切成2块;鸡肉用刀背剁泥,另用鸡肉泥、蛋清、淀粉、料酒、味精、盐调糊,并把核桃仁、荸荠剁碎入糊内。将糊淋在鸭膛内,入温油锅内炸酥,捞出沥油,切长条块,装盘即可。

【功效】有补肾固精、定喘的作用。适用于肾虚咳喘、腰痛、阳痿、石淋等症。

黄瓜炒虾仁

【材料和制法】虾仁200克,黄瓜150克,红椒、蒜子、生抽、料酒、盐、胡椒粉、柠檬汁各适量。将黄瓜切丁,红椒切丁,蒜子切末;虾仁用油爆蒜末,下入虾仁,炒至变色。倒入黄瓜、红椒,翻炒片刻,淋入生抽、料酒,放一勺盐,炒匀。出锅前,撒少许胡椒粉,淋入少量柠檬汁即可。

【功效】有美肤瘦身的作用。适用于泌尿系统结石。

泡冬瓜

【材料和制法】冬瓜500克,盐、醋、白糖适量。将冬瓜洗净去皮去瓤,切成条,用盐腌10分钟,沥干盐水,放入盘中。先倒入醋拌匀,再撒上白糖即可。

【功效】有补肾利水的作用。适用于肾虚腰痛、石淋等症。

糖醋胡萝卜

【材料和制法】胡萝卜400克,白糖、盐、芝麻油、醋适量。将胡萝卜洗净,沥去水分;将白糖、盐、芝麻油、醋调成汁;胡萝卜用刀切成片,平放盘中,叠成馒头形,浇上卤汁即成。

【功效】有补肾利水、理气的作用。适用于肾虚、石淋等症。

 汤疗

鸭子核桃汤

【材料和制法】鸭子1只,核桃仁200克,鸡蛋清、淀粉、葱、姜、盐、味精等适量。将鸭子宰杀,去毛,去内脏,洗净,用开水浸烫一遍,置盆内,加入葱、姜、盐、味精少许,上笼蒸熟,取出晾凉后,去骨,切成块。核桃仁洗净,均切成碎末状,与鸡蛋清、少许淀粉共调成糊状。将糊淋在鸭腔内,下油锅炸酥,捞出,控油即成。鸭下油锅炸透,内腔也要进油,以使腔内材料炸透。

【功效】有补肾固精、定喘的作用。适用于肾虚咳喘及腰痛、阳痿、石淋等症。

巴戟核桃炖猪脬

【材料和制法】猪脬200克,巴戟20克,核桃仁100克,加调料适量。将巴戟、核桃仁洗净,猪脬用粗盐擦洗净,用沸水烫过,把巴戟、核桃仁放入猪脬内,置于炖盅内,加开水适量,炖盅加盖,文火隔开水炖一小时,调味即可,随量饮用。

【功效】有补肾益气的作用。适用于小便频数,夜尿多,或排尿无力困难,腰膝酸冷,或尿路结石久不能排,面色白,遗尿等。

鱼头空心菜瘦肉汤

【材料和制法】空心菜320克,猪肉150克,鲢鱼头150克,调料适量。将空心菜洗净切段,与瘦肉及鱼头放入煲内,煮成浓汤,即可饮用。

【功效】有促进肠胃蠕动、通便解毒、防暑解热、防治痢疾、降低胆固醇等功效。常饮用此汤有助于排泄结石。

冬瓜青菜淡菜汤

【材料和制法】冬瓜200克,淡菜100克,青菜心100克,猪油、料酒、盐、葱、姜、胡椒粉等适量。将淡菜用热水浸泡,去杂洗净,放碗中;滤净浸泡水,倒入碗中,上笼蒸1小时取出;烧热锅,加入猪油;先将淡菜连汤下锅,加入清水、盐、料酒、葱、姜、胡椒粉,煮开后加入青菜心稍煮;拣出葱、姜即成。

【功效】有补肝肾、益精血、助肾阳、消瘿瘤、调经血、降血压的作用。适用于肾盂肾炎、尿路感染所致皮肤水肿、小便淋痛、尿液带血、乳糜尿、结石等症。

清热祛湿海带汤

【材料和制法】海带80克,盐、味精、胡椒粉适量。将汤烧沸,放入洗净的海带丝,续煮3分钟,放入盐、味精、胡椒粉即成。

【功效】有消除脂肪、降胆固醇的作用。常饮用此汤可预防结石、助排结石。

车前田螺汤

饮疗

【材料和制法】田螺1000克,车前子250克,盐、味精等调料适量。先用清水浸养田螺2天,经常换水,以漂去污泥,斩去田螺笃;用纱布另包已清洗净的车前子;把全部用料放入刚煮沸的水锅中,先用旺火煮滚,改用文火煲2小时,加入盐、味精调味,饮汤吃螺肉。

【功效】有利水通淋、清热祛湿的作用。适用于尿路结石。

玉米蚌肉汤

【材料和制法】河蚌60克,玉米须50克,调料适量。将蚌肉洗净,加清水适量略煮片刻,再加玉米须用大火煮沸1小时,去渣饮汤,调味即可。

【功效】有健脾益肾、通利水道的作用。适用于尿路结石。

玉米须饮

【材料和制法】玉米须50克,冰糖适量。将玉米须洗净,晾干,放入锅中,加水500毫升,小火煎煮10分钟。加入冰糖调味,晾凉饮用即可。

【功效】有利尿排石的作用。适用于尿路结石。

葡萄饮

【材料和制法】葡萄、葡萄根各20克,蜂蜜适量。将葡萄、葡萄根洗干净,剥皮;将葡萄、葡萄根放入锅中,加入适量水煎;调入适量蜂蜜饮用。

【功效】有利尿、和络止血的作用。适用于尿路结石腰痛、血尿。

苋菜根甘草饮

【材料和制法】苋菜根50克，生甘草10克。将两味加水煎成1000毫升液体，去渣饮汁。

【功效】有清热利尿的作用。适用于尿路结石伴感染。

葫芦汁饮

【材料和制法】取鲜葫芦捣烂绞汁，以蜂蜜调服，每次服用1杯，每日服2次，或煮水服用也可以。每日2次，每次1匙。

【功效】有促进草酸盐排出的作用。适用于草酸钙结石。

鸡内金粉饮

【材料和制法】鸡内金磨成粉，分两次温水冲服。

【功效】有溶石消石、消食健胃、助消化、涩精止遗的作用。适用于肾结石、膀胱结石结石较大。

鱼脑石粉饮

【材料和制法】黄鱼头部鱼脑石20颗，焙燥研粉，每次2克，温水送服。

【功效】有溶石的作用。适用于肾结石、膀胱结石。

核桃仁膏饮

【材料和制法】核桃仁120克，芝麻油、冰糖适量。将芝麻油放锅内加热，放入核桃仁炸酥捞出；把冰糖和核桃仁共研磨成乳剂或膏状即可，10克开水冲饮，每日2次。

【功效】有补肾排石的作用。适用于尿路结石日久肾虚，症见排尿中断，尿道刺痛，或腰酸无力，腰腹绞痛等。肾病湿热蕴积或阴虚火旺者，不宜食用本品。

核桃仁藕粉饮

【材料和制法】核桃仁100克，藕粉100克，白糖适量。将核桃仁洗净，用食油炸酥，研磨成泥状，和藕粉一起，用清水适量，调成糊状；煮沸清水适量，放入核桃藕粉糊和白糖，不断搅拌，煮熟即可饮用。

【功效】有补肾固精、排石止血的作用。适用于尿路结石久停不去，属肾虚又血络受损，症见腰腹绞痛、小便涩痛、尿色黄赤或尿中带血等。本品偏温，若湿热之淋病涩痛，尿赤不宜食用。

车前子茶饮

【材料和制法】车前子10克，泡茶饮，每日1剂。

【功效】有利水降压、祛痰止咳的作用。可促进尿路结石排出。

红糖树末饮

【材料和制法】柳树虫蛀末250克，红糖120克。前味水煎，冲红糖水饮服,隔日1剂。

【功效】有利尿排石的作用。适用于肾结石,属实证型,症见排尿时突然中断,尿道窘迫疼痛,少腹拘急,腰腹绞痛难忍,尿中带血,舌红、苔薄黄,脉弦。

夏枯草饮

【材料和制法】夏枯草15克,薏苡仁30克,鳖甲30克,白芷15克,滑石30克,苍术10克,海金沙15克,金钱草60克,煎汤饮。

【功效】有清肝明目、散结消肿、补养厥阴血脉、疏通结气、散结利尿的作用。适用于肾结石,治瘰病、乳痈、目痛、黄疸、淋病、高血压等症。

琥珀沉香饮

【材料和制法】琥珀粉5克,沉香5克,当归尾10克,赤芍20克,红花10克,核桃仁10克,牛膝10克,王不留行20克,金钱草15克,瞿麦15克,冬葵子15克,石韦5克,车前子15克,鸡内金10克,煎汤饮。

【功效】有行气活血、通淋排石的作用。适用于腰部隐痛而胀,小腹胀满隐痛,尿涩痛不畅或突然中断;疼痛加剧,上连腰腹,石出后痛减,血尿或见血块,舌暗红或有瘀斑、苔黄,脉弦紧或沉涩。

木通车前饮

【材料和制法】木通10克,车前子20克,扁蓄15克,瞿麦20克,金钱草15克,滑石15克,海金砂30克,虎杖30克,冬葵子15克,甘草梢10克,大黄5克,煎汤饮。

【功效】有清热利湿、通淋排石的作用。适用于下焦湿热蕴结,腰痛,少腹急满,或向阴部放射,小便浑赤,尿急频涩热痛,尿中带血,有时杂有砂石,舌红苔黄腻,脉弦数或滑数。

熟地山药饮

【材料和制法】熟地10克,山药25克,山萸肉30克,牛膝10克,白术10克,泽泻15克,丹皮10克,肉桂10克,王不留行15克,煎汤饮。

【功效】有温补脾肾、利尿排石的作用。适用于结石久停,神疲乏力,夜尿多,饮食欠佳,脘腹胀满,腰背酸重疼痛,两腿酸软无力,小便不畅,舌淡苔白,脉沉细。

四、一日食谱

早餐:核桃粥1碗,馒头1个,泡冬瓜,豆芽炒芹菜。

加餐:菠萝桃花糕1块。

午餐:米饭1碗,刀豆猪肾,糖醋胡萝卜,鱼头空心菜瘦肉汤。

加餐:葡萄汁1杯。

晚餐:包子2个,黄瓜炒虾仁,小葱拌豆腐,淡菜汤。

五、食疗宜忌

 宜食品种

1.尿路结石患者应多饮水,这样既可起到排石作用,又能稀释尿液防止结石的形成。

2.可多吃新鲜水果、蔬菜等。如白瓜、山楂、柠檬、沙枣、菱角、葱白等。

3.对于尿路结石患者可选用以下具有补肾、利湿清热的食物。如高粱、浮小麦、黑豆、赤小豆、绿豆、米麦麸。

 饮食禁忌

1.草酸盐结石患者应少吃菠菜、番茄、土豆、竹笋等,多吃芹菜、胡萝卜、苹果等。

2.含钙结石患者应少吃含钙高的食物,如牛奶、豆腐等。

3.磷酸盐结石患者应少吃含钙高的饮食,可多吃酸性食物,可用醋拌食物。

4.尿酸结石患者应食用低蛋白饮食,减少肉、鱼、鸡、花生等的摄入,每日限吃180克的高蛋白食物。

5.少吃盐,要将每天的盐分摄入量减至2~3克。

6.在饮食上还应该注意少吃鹦鹉菜、杨梅、西红柿、巧克力、胡椒、马铃薯、辣椒等食物,对含钙高的如牛奶、奶酪及含磷高的肥肉、蛋黄等食物也要控制。

六、食疗解读

尿路结石的形成和蛋白质的摄入量有一定的关联,蛋白质容易使尿液里出现尿酸、钙和磷,造成结石的形成。假如你患有尿路结石,要尤其注意是否摄入过多蛋白质。

俗话说,"病从口入",饮食和疾病有极密切的关系,泌尿系结石也不例外。近年来曾有以调节饮食而取得有效降低尿路结石复发率的报道。饮食可影响尿成分及pH,从而影响结石成核和生长,但是随意改变饮食看似有益实则有害。这就是说饮食治疗必须建立在客观证实的代谢紊乱的基础上,有的放矢方为良策。

根据所含主要晶体成分,结石分成草酸盐结石、磷酸盐结石、尿酸盐结石、胱氨酸结石等。据国内不完全统计,结石成分因地区不同而有差异,一般以草酸盐与磷酸盐结石为多。因此饮食应针对结石性质给予控制。

第 ⑧ 讲
前列腺炎的饮食调养

一、疾病概述

　　前列腺炎是细菌或其他原因引起的前列腺炎症。本病属中医"淋证"范畴。治疗原则为清利湿热,虚者当健脾益气、补肾固涩。急性细菌性前列腺炎发病期间应卧床休息,并补充热量及水分。根据情况可用解痉、止痛、退热药。如有排尿困难,尽量避免经尿道导尿,必要时可作耻骨上套管穿刺造瘘。

二、饮食原则

　　1.前列腺炎患者在日常生活中应注意补充具有补肾助阳和利尿作用的食物,如狗肉、鹿肉、羊肉、甲鱼肉、虾、鲤鱼、冬瓜、赤小豆、银耳、枸杞子、茯苓、鲜茅根等食物。

　　2.应注意禁烟酒、咖啡,不吃辛辣等刺激性食物,性生活不宜过频等。

　　3.可选择以下几种日常食物:南瓜、黄豆、大蒜、全麦面包、胡萝卜、西红柿、深海鱼。

　　4.食物只是在一定程度上起到辅助调理作用,而并非万能方,不能从根本上消除前列腺炎症。如果不能及时治疗前列腺炎,常常会导致一些并发症,如阳痿、排尿困难,甚至是不育。因此前列腺炎患者的饮食应采取更为科学高效的方法。对慢性前列腺炎除采用药物治疗外,还可选择前列腺按摩、恢复有规律的性生活、理疗、热水浴等。

三、食疗处方

 粥疗

绿豆粳米粥

【材料和制法】绿豆50克,粳米50克。将绿豆、粳米淘洗干净,一同放入锅内,加水1200毫升,置武火上烧沸,再用文火煮30分钟即成。每日1次,每次吃粥100克。正餐食用。

【功效】有清热解毒、利尿的作用。适用于慢性前列腺炎会阴部疼痛、小便不利。

桃仁粳米粥

【材料和制法】桃仁10克,粳米50克。将桃仁捣烂,加少许清水研汁,过滤药渣。将粳米淘洗干净,与桃仁汁入锅中,加清水熬粥。每日食用1次,连续食用5天。

【功效】有活血化瘀的作用。适用于慢性前列腺炎会阴部不适。

车前绿豆高粱米粥

【材料和制法】将车前子60克、橘皮15克、通草10克用纱布包好,煮汁去渣,放入绿豆50克和高粱米100克煮粥。空腹服,连服数日。

【功效】有利尿通淋的作用。适用于老年人前列腺炎、小便淋痛。

腰花粥

【材料和制法】粳米50克,猪肾90克,葱、姜、盐、味精、适量。将猪肾一剖为二,剔尽内面筋膜,在正面划出交叉花刀后切成小块,漂洗干净,浸泡在水中数小时,再放入沸水中氽烫,捞出备用。粳米淘洗干净,加水3杯用小火熬成粥。加入腰花、葱、姜、盐、味精,煮沸即可。

【功效】有补肾强腰的作用。适用于慢性前列腺炎,尤其适用于老年人肾气不足引起的腰膝酸软、酸痛频作、步履艰难、耳鸣耳聋等症。

虾米粥

【材料和制法】粳米100克,虾米30克,调料适量。将虾米用温水浸泡30分钟,粳米洗干净一并放入砂锅内,加入清水。先用武火煮沸,再用文火煎熬,以米烂汤稠为度。

【功效】有补肾兴阳、强精益气的作用。适用于慢性前列腺炎,症见肾阳虚衰、精气亏损、阳痿不举、举而不坚、小腹冷痛。

肾脏疾病饮食调养专家谈

莲子粥

【材料和制法】粳米100克，莲子20克。将嫩莲子发涨后，去皮，去心，冲洗干净后放入锅内，加清水在火上煮烂熟，备用。将粳米淘洗干净，放入锅中，加清水煮成薄粥，粥熟后掺入莲子，搅匀，趁热服用。

【功效】有健脾补肾的作用。适用于脾虚食少、便溏乏力、肾虚尿频、心虚失眠、健忘心悸等症。

双米粥

【材料和制法】玉米粒50克，粳米50克。将玉米粒洗净，放入果汁机中打成玉米细碎；粳米淘洗净，入锅注水适量；放玉米碎，大火煮开，转小火熬成粥即可。

【功效】有调中开胃、益肺宁心、降浊利尿的作用。适用于慢性前列腺炎、胃口不佳、肾虚、小便不利、肺燥咳嗽、胃痛等。

茯苓益智粥

【材料和制法】糯米50克，茯苓50克，益智仁50克。将益智仁和白茯苓研为细末。糯米煮粥，调入药末，稍煮片刻，待粥稠即可。

【功效】有益脾暖肾、固气的作用。适用于慢性前列腺炎、小儿遗尿。

益智仁粥

【材料和制法】糯米50克，益智仁50克。将益智仁研为细末，再用糯米煮粥，然后调入益智仁末，稍煮片刻，待粥稠停火即成。

【功效】有补肾助阳、固精缩尿的作用。适用于慢性前列腺炎、妇女更年期综合征以及老年人脾肾阳虚、腹中冷痛、尿频、遗尿等。阴虚血热者忌服。

羊肉大补粥

【材料和制法】粳米100克，羊肉150克，黄芪、红参、茯苓、红枣、盐适量。先将羊肉去脂、皮，细切，留取一半；另取羊肉一半细切；羊肉、黄芪、红参、茯苓、红枣一起入锅，加适量水，煮1小时，去渣放入粳米煮粥，临熟时将留取羊肉加入；肉熟，再加入盐调味即可服用。

【功效】有补气益血、健脾温肾的作用。适用于慢性前列腺炎、中老年人脾虚食少、气短乏力、精神委顿、肾亏、头昏耳鸣、夜尿频多、阳痿等。

胡萝卜鲍鱼粥

【材料和制法】石决明60克，胡萝卜90克，鲍鱼、糙米各30克，生姜、调料适量。将鲍鱼、胡萝卜、石决明、糙米、生姜洗净，放入锅内，加清水适量，武火煮沸后，文火煮2小时，加调料调味即可。

【功效】有滋阴补肾、养肝明目的作用。适用于慢性前列腺炎、糖尿病性视网膜病变属肝肾亏损、虚火灼眼，症见视物模糊，视力下降，甚则失明，伴小便清长，夜尿增多，腰酸乏力，舌嫩红，苔白干，脉沉细数。

糯米粉面团

【材料和制法】取糯米粉适量，和成面团，按常法烙饼，临睡之前用黄酒送服。

【功效】有健脾益气的作用。适用于前列腺增生尿频、乏力、纳呆。

 菜疗

栗子炖乌鸡

【材料和制法】鲜板栗10枚，乌骨母鸡1只，生姜、盐适量。将鲜板栗去壳取栗仁备用，乌骨鸡去毛及内脏，洗净晾干。将乌骨鸡、板栗仁一起放入砂罐中，加清水没过鸡与栗，放一块生姜入水中，加盖文火焖2小时。起锅加盐调味即可食用。

【功效】有补益脾肾、滋阴益气、双补肺肾、补肾强筋的作用。适用于前列腺炎。

葵菜羹

【材料和制法】葵菜（冬苋菜）300

山药茯苓果仁包

【材料和制法】小麦面粉800克，山药、茯苓、板栗仁、核桃仁各100克，白糖、黑芝麻适量。将板栗仁、核桃仁砸碎，放入山药粉、茯苓粉，加水调成糊，搅匀，上笼蒸30分钟取出，加白糖、黑芝麻，拌成馅。面粉发好，包馅蒸熟即可。

【功效】有健脾补肾、益气固涩的作用。适用于前列腺增生尿频、脾阳不足之食少纳呆、消渴尿频、遗尿等症。

克，淀粉、盐、味精各适量。将葵菜叶洗净，煮沸加入淀粉少量，加盐、味精调味即成。空腹食，每日2次。

【功效】有消炎解毒、清热利湿的作用。适用于慢性前列腺炎。

桃仁煮黑鱼

【材料和制法】黑鱼200克，桃仁40克，调料适量。先将黑鱼去骨、皮，洗净；黑鱼与桃仁同煮，鱼熟后即可。

【功效】有活血化瘀的作用，适于慢性前列腺炎。

杜仲炖腰花

【材料和制法】羊肾150克，杜仲

50克，葱、味精、料酒、盐等适量。先将羊肾切开，去筋膜，切成腰花；腰花内放入盐、葱、味精、料酒；再与杜仲同炖，炖熟即可。

【功效】有补肾纳气的作用。适用于慢性前列腺炎。

益智仁桑螵蛸炖猪小肚

【材料和制法】糯米250克，桑螵蛸30克，益智仁5克，黑豆30克，猪小肚200克，调料适量。将猪小肚洗净；糯米洗净装入猪小肚内，用绳扎紧，用针扎些孔备用；黑豆、益智仁、桑螵蛸洗净备用；锅里放适量清水，投入猪小肚、黑豆、桑螵蛸、益智仁，用文火炖至猪小肚熟；加调料稍煮片刻，调味去药即可。

【功效】有温肾助阳、固精缩尿的作用。适用于慢性前列腺炎、中老年尿频。

龙凤球

【材料和制法】鸡胸肉100克，虾仁150克，面包糠75克，鸡蛋清、葱、姜末、料酒、盐、胡椒粉、味精各适量。将虾仁、鸡胸肉分别剁成泥，和在一起，酌加适量料酒、盐、胡椒粉、味精、葱、姜末和鸡蛋清搅拌均匀，揉成一团，用力在盆中反复摔打，使之产生黏性，再做成丸子，滚上面包糠。将丸子放入温油中，先用文火炸6分钟，见涨发后，改用武火略炸，见焦黄捞出即可。

【功效】有补肾兴阳、益精养血的作用。适用于慢性前列腺炎，症见肾阳虚弱、性欲减退、阳痿、早泄、小便频数、腰膝酸软、体倦乏力等。

红烧鹌鹑

【材料和制法】鹌鹑300克，葱、姜、蒜、红椒、料酒、醋、老抽、盐、糖、胡椒粉各适量。将杀好的鹌鹑洗净，切成小块。锅放油烧热，放入葱、姜、蒜煸炒出香味，下入鹌鹑块翻炒至变色，基本没有水分后，淋入料酒、醋、老抽，洒入盐、糖、胡椒粉继续翻炒1分钟，加入开水至快要没过食材，大火烧开，转小火烧至汤汁快要干时，放入红椒，翻炒出锅即可。

【功效】有温肾益阳、暖腰缩尿的作用。适用于慢性前列腺炎，症见肾阳虚弱、阳痿、早泄、腰膝冷痛、小便频数。

韭菜炒淡菜

【材料和制法】韭菜60克，淡菜30克，盐适量。将淡菜用开水泡发，洗净。韭菜洗净，切段。然后将锅烧热，放入菜油，待油沸，放入淡菜，再加入韭菜，加盐拌炒至熟即可。

【功效】有滋补肝肾、益精养血的作用。适用于慢性前列腺炎，治肝肾不足、精血亏虚、眩晕、盗汗、腰痛、阳痿、小便余沥。

● 羊排蛤蜊炖鲫鱼

【材料和制法】鲫鱼450克,羊排250克,蛤蜊30克,调料适量。将鲫鱼宰杀,去鳞,去内脏,洗净。将鲫鱼身上剖上花刀。羊排切成寸段,洗净。蛤蜊洗净泥沙。锅内加少许油,加入鲫鱼煎一煎,然后依次加入羊排、蛤蜊,慢火炖20分钟,加入调料调味即成。

【功效】有补肾壮阳的作用。适用于慢性前列腺炎,症见肾阴虚之腰痛、盗汗、潮热、阳痿等。

● 羊藿锁阳猪肾瘦肉汤

【材料和制法】猪肾200克,猪肉

汤疗

320克,羊藿30克,锁阳30克,枸杞子、龙眼肉、生姜、红枣、调料适量。将猪肾切开边,起去白筋,浸于水中洗净,必须去除猪肾异味,猪肉用水洗净。淫羊藿、锁阳、枸杞子、龙眼肉用水洗净。生姜和红枣用水洗净。刮去姜皮,切2片。红枣去核。用适量水,猛火煲至水滚。放入以上材料,候水再滚起。用中火煲3小时加调料调味即可。

【功效】有补益强身、避免视力过早退化的作用。适用于慢性前列腺炎,症见腰膝酸软、夜尿频繁等。

● 羊肾黑豆汤

【材料和制法】羊肾500克,黑豆200克,杜仲、菖蒲、生姜、调料适量。将羊肾剖洗干净,去臊味,用开水浸泡3分钟。把黑豆、杜仲、菖蒲、生姜同放入锅中小火煮30分钟。加入羊肾,继续用小火炖熟,加调料调味即可。

【功效】有补肾益精的作用。适用于慢性前列腺炎、肾精亏虚。

● 仙茅鹌鹑肉汤

【材料和制法】鹌鹑100克,芡实80克,仙茅15克,红枣5个,调料适

量。将鹌鹑剖净,去内脏、脚爪。仙茅、芡实、红枣洗净后一起放入锅内,加清水适量,武火煮沸后,文火煲2小时,加调料调味即可。

【功效】有温肾壮阳的作用。适用于慢性前列腺炎、肾阳不足、形瘦神疲、阳痿早泄、小便频数、腰膝乏力。

● 白兰花猪肉汤

【材料和制法】将猪肉200克,鲜白兰花30克,鸡汤、盐、洋葱、蒜、调料适量。猪肉洗净,切小块放入锅内,加鸡汤、盐、洋葱、蒜,烧开后用小火慢炖1.5小时,倒入白兰花再炖半小时。肉

熟后,取出肉,撕碎,再放回锅里,加调料调味即可。

【功效】有补肾滋阴、行气化浊的作用。适用于前列腺炎。

🐟 爵床红枣汤

【材料和制法】爵床草100克洗净切碎,同红枣30克一起加水1000毫升,煎至400毫升左右即可,饮药汁吃枣。

【功效】有利水解毒的作用。适用于前列腺炎。

🐟 金钩紫菜汤

【材料和制法】虾米100克,紫菜20克,盐、酱油、味精适量。将紫菜撕成小块,用清水略泡淘去杂质,控干水分。锅中放水,放入洗净的虾米,先煮一会儿。再加入洗好的紫菜同煮汤。碗中放适量的盐、酱油、味精,倒入煮好的紫菜汤,搅拌均匀即可。

【功效】有清热补肾的作用。适用于慢性前列腺炎。

🐟 鹌鹑小米羹汤

【材料和制法】鹌鹑350克,小米40克,葱白、马蹄粉、葱、盐适量。将鹌鹑去内脏、脚爪,洗净;葱白洗净,切成葱花;马蹄粉用水调开;小米洗净,与鹌鹑肉放入水煲内,猛火煮滚,慢火煲2小时;搅入湿马蹄粉,然后下葱、盐调味即可。

【功效】有益肾健脾、补虚助阳、养生强体、壮阳益精、补虚缩尿、强壮腰膝的作用。适用于慢性前列腺炎,也用于年老体弱,或病后虚羸、脾肾不足、体倦乏力、小便频多等。

🐟 猪肉二瓜汤

【材料和制法】猪肉150克,冬瓜150克,西瓜150克。将以上材料加工后放水和调料适量,做汤。

【功效】有利尿的作用。适用于前列腺增生排尿不畅。

🐟 鸡肉荸荠苦瓜汤

【材料和制法】鸡肉200克,荸荠100克,苦瓜头50克。将以上材料加工后放水和调料适量,做汤。

【功效】有清热利尿、凉血止血的作用。适用于前列腺增生引发的小便不利、血尿。

🐟 青菜叶党参竹荪汤

【材料和制法】青菜叶200克,竹荪30克,党参50克,熟猪油、葱、姜汁、盐适量。将竹荪洗净切段;青菜叶洗净,分别焯水过凉;党参洗净,加清水适量上笼蒸20分钟取出;锅置火上,下入盐、葱、姜汁、熟猪油、党参汁及竹荪和青菜叶,烧开;加调料调味后即成。

【功效】有补气益肾、养血生津、降压降脂、降胆固醇的作用。适用于慢性前列腺炎。

枸杞子鹅血汤

【材料和制法】鹅血1000克,枸杞子50克,姜、盐、味精适量。将枸杞子洗净放锅内,加水煮沸约10分钟;把鹅血倒入煮沸的汤中,稍煮片刻;加入姜、盐、味精即成。

【功效】有补血和血、滋阴降火、乌发固齿、健脾和胃的作用。适用于贫血、须发早白、慢性胃炎、老年性前列腺肥大。

饮疗

苦瓜子蒲公英饮

【材料和制法】苦瓜子15克,蒲公英30克。两味加水煎服。

【功效】有清热解毒的作用。适用于急性细菌性前列腺炎发热、寒战。

野菊花瞿麦饮

【材料和制法】野菊花30克,瞿麦10克。两味加水煎服。

【功效】有清热利尿的作用。适用于急性细菌性前列腺炎发热、尿痛。

马齿苋丝瓜络泽泻饮

【材料和制法】马齿苋30克,丝瓜络30克,泽泻10克。三味加水煎服。

【功效】有清热利尿的作用。适用于急性细菌性前列腺炎高热、小便潴留。

荠菜花杨柳叶饮

【材料和制法】荠菜花15克,杨柳叶15克。两味煮汤饮用。

【功效】有消炎止痛的作用。适用于慢性前列腺炎尿痛。

乌仔豆心汁饮

【材料和制法】乌仔豆心、叶各适量,同捣烂绞汁和蜂蜜饮服。

【功效】有利尿清热的作用。适用于慢性前列腺炎尿痛。

甘蔗生藕汁饮

【材料和制法】甘蔗汁50毫升,生藕汁50毫升。两汁混匀饮服。

【功效】有清热利尿的作用。适用于慢性前列腺炎尿频、尿急、尿痛。

玉米芯根饮

【材料和制法】玉米芯50克,玉米根50克。水煎去渣加适量白糖饮服。

【功效】有清热利尿止痛的作用。适用于慢性前列腺炎腰痛、尿痛、会阴部疼痛。

西瓜皮冬瓜皮饮

【材料和制法】西瓜皮15克,冬瓜皮15克。两味煮汤饮服。

【功效】有清热利尿的作用。适用于慢性前列腺炎小便不利。

竹叶茶叶饮

【材料和制法】竹叶10克,茶叶5克。两味沸水冲泡,代茶饮。

【功效】有清火利尿的作用。适用于慢性前列腺炎小便淋漓、涩痛不畅。

荸荠汁饮

【材料和制法】荸荠150克,洗净去蒂,切碎捣烂,加温开水250毫升,充分拌匀,滤去渣皮,饮汁,每日2次。

【功效】有清热化痰、开胃消食、生津润燥、明目醒酒的作用。适用于慢性前列腺炎,也用于阴虚肺燥、咳嗽多痰、烦渴便秘、酒醉昏睡等症的治疗。

萝卜浸蜜饮

【材料和制法】将萝卜1500克洗净,去皮切片,用蜂蜜浸泡10分钟,放在瓦上焙干,再浸再焙,不要焙焦,连焙3次。每次嚼服数片,盐水送服,每日4次,常用。

【功效】有清热化痰、止咳、生津润肺、助消化的作用。适用于气滞血瘀型慢性前列腺炎。

鲜葡萄汁饮

【材料和制法】鲜葡萄250克,去皮、核,捣烂后加适量温开水饮用,每日1次。

【功效】有和中健胃、增进食欲、收敛养阴的作用。适用于前列腺炎、小便淋涩。

蜂王浆饮

【材料和制法】蜂王浆适量,加入适量温开水,配制成1:100的溶液。每日口服2次,每次30毫升,长期饮用。

【功效】有滋补强壮、益肝健脾的作用。适用于慢性前列腺炎以及病后体虚、营养不良。

薏仁桑葚饮

【材料和制法】薏苡仁50克,桑葚50克。两味煮汤饮用。

【功效】有健脾补肾、利尿去湿、美白洁肤、瘦身健体、健脾补肺的作用。适用于慢性前列腺炎脾肾两虚。

四、一日食谱

早餐:桃仁粳米粥1碗,馒头1个,韭菜炒淡菜,煮鸡蛋。

加餐：玉米芯根饮。

午餐：米饭1碗，栗子炖乌鸡，杜仲炖腰花、葵菜羹。

加餐：萝卜浸蜜饮。

晚餐：绿豆粳米粥1碗，红烧鹌鹑，炒小白菜。

五、食疗宜忌

宜食品种

1.湿热证患者的饮食宜以清热利湿的食品为主。

2.肾虚患者饮食可适当增加具有补肾作用的食品。

3.宜多吃些清凉的食物，如梨及甘蔗之类，多食青菜水果，患者可多喝绿茶或薏苡仁水，或者用无花果煲水代茶，有利于小便排泄。此外，病情严重时可考虑多吃些柚子，也有一定的辅助疗效。

饮食禁忌

1.忌油腻厚味，以免助湿生热。

2.戒烟少酒。

3.忌食辛辣，避免刺激性食物，如酒、辣椒、葱、蒜、姜、咖啡等，以免引起前列腺充血，使病情反复。

4.温热和油腻食物也不宜食用。

六、食疗解读

前列腺炎是指前列腺特异和非特异性感染所致的急慢性炎症，从而引起的局部或全身症状。中医认为前列腺炎是湿热邪毒所致。

慢性前列腺炎临床表现比较复杂，诊断也比较困难。不过，如果能抓住几个症状特征，还是能及时发现慢性前列腺炎的。以下几个症状应引起警惕：

1.排尿不适：尿频、尿急、排尿时尿道灼痛。

2.阴部不适：后尿道、会阴、肛门不适。

3.疼痛或坠胀不适：下腰区、阴囊、睾丸、腹股沟、会阴、直肠等处的疼痛和坠胀不适。

4.性功能障碍：如性欲减退，射精痛，早泄。

5.其他：如失眠多梦、全身乏力等神经衰弱的症状。通过自我检查，发现已出现上述五个方面的症状时，应尽快去医院请专科医师确诊。

慢性前列腺炎的防治：慢性前列腺炎可继发于急性前列腺炎、膀胱炎或肾盂肾炎等，也可因一些非感染性因素，如性交过频、手淫过频、性交中断、饮酒过多、习惯性便秘、过度疲劳等，使前列腺慢性充血和水肿而导致慢性炎症。慢性前列腺炎主要表现为会阴不适、腰酸、疲乏、小便余沥不尽、尿道痒感、尿道流白等症状。由于前列腺炎症的存在，常会引发会阴部疼痛及射精疼痛的症状，从而导致性功能障碍，如性交不适、性欲低下、早泄、阳痿等，也可能出现不射精或血精等。因此，男子在出现性功能障碍时，若伴有会阴不适或疼痛、射精痛、小便余沥不尽、尿道流白等，应考虑患慢性前列腺炎的可能。慢性前列腺炎患者应尽量减少性交次数，使前列腺得以充分休息，减少充血，促进炎症的早日痊愈，若不注意节欲，则好比火上浇油，造成恶性循环，不仅前列腺炎不易治愈，而且还会使性功能障碍的症状更加严重。因此，慢性前列腺炎的饮食治疗宜选用具有补气益肾、营养丰富的食物。在饮食、药物治疗和理疗的同时，减少前列腺部位的充血是关键。故应纠正过度的性欲思虑，禁忌性交中断或手淫，不宜长时间骑车或久坐，多饮水，保持大便通畅。每日坚持热水坐浴1次，多做提肛动作，有助于前列腺的活动。平时应参加适当的体育锻炼，增强体质，预防感冒，则有助于慢性前列腺炎的痊愈。

第 ⑨ 讲
前列腺增生症的饮食调养

一、疾病概述

前列腺增生症又叫前列腺肥大,中老年男性多见。本病属中医"气淋""劳淋"范畴。治疗原则以健脾补肾为主。前列腺增生理想的治疗是手术去除前列腺的增生部分,但因多数患者年老体衰,不一定能耐受手术,故食疗不失为一长期辅助治疗措施。中医认为本病多由脾肾两亏所致,故平时患者可服健脾补肾之品。万一发生急性尿潴留,则必须先急诊处理,包括导尿术、急诊膀胱造瘘术等,以解燃眉之急。

二、饮食原则

1.随着年龄的增长,老年人对蛋白质的消化吸收代谢减弱,造成蛋白质利用率下降,故应保证足够的蛋白质供给,以优质蛋白质为主。如牛奶及其制品、鸡蛋、豆类及其制品、禽类、瘦肉类、水产类等。

2.控制脂肪、胆固醇摄入,少用含饱和脂肪酸多的食物,如肥肉、动物油等。增加不饱和脂肪酸摄入,选用植物油等。

3.粗细搭配、品种多样,碳水化合物是供给能量的主要物质,摄入应充足,并注意粗细搭配、品种多样化,多食些粗粮。

4.多食绿豆、藕、山药、银耳、莲子、芝麻油、蜂蜜等润肠、又能清火的食物,以保持大便通畅。

三、食疗处方

 粥疗

● 芡实粳米粥

【材料和制法】芡实30克，粳米50克，猪油、盐适量。将粳米洗净，用少许盐腌拌，放入沸水中先熬。把芡实用水稍浸过，去杂质洗净。将粳米、芡实放入锅内同煮，待粥成时，加猪油、盐调味即可。

【功效】有健脾益气的作用。适用于前列腺增生排尿困难、尿频。

● 山药薏苡仁粥

【材料和制法】山药30克，薏苡仁50克。两味煮粥服用。

【功效】有健脾益气的作用。适用于前列腺增生尿频、夜尿增多。

● 茅根赤小豆粥

【材料和制法】白茅根50克，赤小豆30克，粳米50克。将白茅根洗净，切小段，加水500毫升，煮沸10分钟，滤渣取汁。赤小豆、粳米洗净，置锅中，加白茅根汁，加水200毫升，再煮30分钟，成粥即成，趁热食用。

【功效】能清热利尿、通淋化瘀。适用于前列腺肥大，属瘀积内阻型。

● 桃仁粥

【材料和制法】桃仁15克，粳米50克，油、盐适量。把桃仁捣烂成泥，同粳米一起煮成粥，加少许油和盐调味即可。

【功效】有活血化瘀的作用。适用于前列腺增生尿后滴沥、排尿断续。

● 黑芝麻蜂蜜粥

【材料和制法】黑芝麻500克，粳米100克，红枣10个，蜂蜜、白糖适量。将黑芝麻用小火炒香，研成粉末；粳米淘洗干净，用冷水浸泡半小时，捞出，沥干水分；红枣洗净，去核。锅中加入约1500毫升冷水，放入粳米和红枣，先用大火烧沸，再用小火熬煮，待米粥烂熟时加入黑芝麻粉及白糖，调入蜂蜜，再稍煮片刻即可。

【功效】有乌发、增进食欲、镇静安眠、提高机体抵抗力的作用。适用于阴虚火旺型前列腺肥大。

● 枸杞羊肉粥

【材料和制法】羊肉100克，粳米150克，枸杞子250克，葱白、盐适量。

把羊肉洗净切碎，枸杞子煎汁去渣，同羊肉、葱白、粳米一起煮粥。待粥成后加入盐调味，稍煮即可。

【功效】有滋肾阳、补肾气、壮元阳的作用。适用于肾虚劳损、阳气衰败所致阳痿、腰脊疼痛、头晕耳鸣、听力减退、尿频或遗尿等。

糯米鸡肠粥

【材料和制法】糯米100克，鸡肠250克，小麦面粉250克，葱、姜、盐、料酒、芝麻油、盐、味精适量。将糯米淘洗干净，用冷水浸泡约2小时，捞出，沥干水分；将鸡肠剪开，冲洗干净，放入沸水锅中烫一下捞出，切碎；葱、姜洗净切末备用；鸡肠放入碗内，加入姜末、料酒和适量盐拌腌；取锅放入冷水、糯米，先用旺火煮沸；加入鸡肠，再改用小火熬煮成粥；用盐、味精调好味，撒上葱末，淋上芝麻油，即可盛起食用。

【功效】有补肾缩尿的作用。适用于中老年人尿频、多尿等。

鹌鹑肉粥

【材料和制法】粳米100克，鹌鹑300克，芝麻油、葱、姜末、料酒、盐、味精、胡椒粉适量。将鹌鹑肉切成丝；粳米淘洗干净。炒锅内倒入芝麻油烧热，投入葱、姜末爆香，放入鹌鹑肉丝煸炒，烹上料酒，倒入清水及粳米烧沸，撇去浮沫，改用文火熬煮，粥成后

加入味精、盐、胡椒粉调味即可。每日2次，每次1碗，作早、晚餐，温热食用。

【功效】有益气壮阳、缩小便的作用。适用于中老年人小便清长。

枸杞子粥

【材料和制法】枸杞子20克，粳米50克。枸杞子、粳米洗净，置锅中，加水500毫升，煮30分钟，成粥，分次食用。

【功效】有滋阴补肾的作用。适用于前列腺肥大，属肾阴亏损型，症见小便不畅，头晕目眩，腰软。

粳米山药芝麻粥

【材料和制法】粳米100克，黑芝麻100克，淮山药100克，冰糖、玫瑰糖适量。将粳米洗净，用清水浸泡1小时，捞出滤干；淮山药切成小颗粒；黑芝麻炒香；将以上三物放入盆中，加水和鲜牛奶拌匀；将冰糖放入锅中加清水，溶化过滤，继续烧开；将芝麻水慢慢倒入锅内，加入玫瑰糖，不断搅拌成糊，熟后起锅即成。

【功效】有滋阴补肾、益脾润肠的作用。适用于肝肾不足、病后体弱、大便燥结、须发早白等症；中老年人平时服用，可健体强身、益寿延年。

通草绿豆粥

【材料和制法】通草10克，绿豆30克，小麦50克。通草洗净，水煎，去渣取汁，加入小麦、绿豆，煮成粥，随意服食。

【功效】有通淋利尿的作用。适用于小便涩少、尿时淋漓等症。

● 葫芦粥

【材料和制法】粳米100克,陈葫芦粉200克,冰糖适量。先将粳米、冰糖同入砂锅内,加水500克,煮至米开时,加陈葫芦粉,再煮片刻,视粥稠为度。

【功效】有利水消肿的作用。适用于肾炎及心脏病水肿、脚气水肿等。

 菜疗

● 韭菜炒河虾

【材料和制法】韭菜50克,鲜活河虾50克,红椒、生抽、盐适量。将韭菜洗净,切成小段,活河虾洗净;先将河虾剪去尖嘴,用淡盐水浸泡后再反复冲洗干净,滤干水,红椒切斜圈;河虾小火焗至变红色盛出备用;下红椒和韭菜翻炒均匀,加盐调味,淋少许生抽即可。

【功效】有温补肾阳、化气利尿的作用。适用于前列腺肥大,属肾阳虚寒型,小便不畅,畏寒怕冷。

● 参杞烧海参

【材料和制法】海参300克,党参、枸杞子各20克,葱、酱油、料酒、淀粉、清汤、白糖适量。将党参洗净,切片,加水煎煮,提取党参浓缩汁10毫升。

● 猪肚米粥

【材料和制法】猪肚50克,粳米50克,调料适量。将猪肚洗净,去脂,切成小块,置锅中,加粳米50克,加水500毫升,煮30分钟,加调料调味食用。

【功效】有补中益气、升清降浊的作用。适用于前列腺肥大,属中气不足型,小便不畅,全周乏力。

枸杞子洗净,置小碗内,上笼蒸熟。将海参切块,用沸水烫过备用。在炒锅内加油,烧热后加葱炝锅,投入海参,加入适量酱油、料酒、白糖和清汤,汤沸后改用文火煨烤,待汤汁适宜时,加入党参浓缩汁。调好口味,再加入熟枸杞子,用淀粉勾汁即成。

【功效】有补肾健脾、益精养血的作用。适用于脾肾亏损、精血不足、阳痿、遗精、小便频数、腰膝酸软、体倦乏力、头晕眼花。

● 黄豆焖狗鞭

【材料和制法】狗鞭200克,黄豆90克,大蒜、小茴香、生姜、米酒、盐适量。将狗鞭洗净,去掉其周围之肥肉,切块;生姜洗净,切片;黄豆用水浸涨,大蒜去衣捣烂;起油锅,放入生姜、狗鞭、米酒,炒十分钟,再放入黄豆、小茴香、大蒜、盐以及清水适量，文火焖一小时，至狗鞭熟烂为度。

【功效】有健脾降脂、温肾壮阳的作用。适用于前列腺肥大，糖尿病并发阳痿属脾肾阳虚，症见小便清长、夜尿增多、腰酸乏力。

二仙烧羊肉

【材料和制法】羊肉250克，仙茅15克，仙灵脾15克，生姜、葱段、料酒、盐、味精、五香粉适量。先将羊肉洗净，切片；生姜洗净切片；葱切段。将仙茅、仙灵脾切片，装入纱布袋中，扎紧袋口，与羊肉片同入砂锅中，加水适量，以大火烧沸后，加入生姜片、葱段、料酒、盐等调料，改以小火烧炖至羊肉熟烂，取出药袋，加少量味精、五香粉调味即成。

【功效】有温补肾阳的作用。适用于前列腺肥大，肾阳不足型，症见面色苍白或晦暗、精神萎靡、畏寒肢冷、腰膝酸软、面肢水肿、食少便溏、夜间尿频。

红枣黄芪炖鲈鱼

【材料和制法】鲈鱼600克，黄芪25克，红枣20克，生姜、盐适量。将鱼宰杀洗净；黄芪洗净，红枣去核洗净。鲈鱼、黄芪、红枣、姜、料酒同放入炖盅内，注入开水，隔水炖3小时，加盐调味即可。

【功效】有补气增血、强心健体的作用。适用于前列腺增生。

陈皮牛肉丝

【材料和制法】牛肉400克，陈皮25克，干辣椒、生姜、鸡汤、黄酒、芝麻油、盐、白糖、味精适量。将牛肉洗净，切成丝；陈皮用干净的湿布润软，切成细丝；干辣椒去蒂、籽，用开水泡软，捞出，切成丝；姜块洗净，去皮，切丝；炒锅上旺火，倒入花生油烧至六成热，倒入牛肉丝炸干水分，捞起去油；原炒锅复上旺火，放25克花生油烧热，下干辣椒丝、姜丝炸香，加鸡汤、黄酒、盐、白糖、味精烧沸，下陈皮丝、牛肉丝，用小火煮40分钟左右；待牛肉丝回软时，再上旺火收稠卤汁，淋入芝麻油炒匀即成。

【功效】有祛痰和扩张支气管的作用。适用于前列腺增生。

烧田螺

【材料和制法】田螺500克，黄酒、姜、葱、酱油、大蒜子、干辣椒、紫苏、香叶、白糖、盐适量。将田螺洗净，剪去尾尖，加姜、葱，用素油煸炒，加调料烧熟食用。备好所有的材料；将生姜刨皮，大蒜子切块；锅内放油，烧热；下大蒜子爆出香味；下干辣椒炒出香味；放入田螺翻炒；加入酱油翻炒；加入适量的水，烧开，加入生姜、紫苏、香叶、适量的白糖。小火烧至有少量汤汁即可。

【功效】有清利湿热、利水利尿的

作用。适用于前列腺肥大,属积热型,小便灼热不畅、口干口苦。

银耳炖瘦肉

【材料和制法】银耳50克,猪瘦肉50克。将猪瘦肉洗净,切成小片;银耳水发,同置锅中。加调料清蒸30分钟,即可食用。

【功效】有滋阴补肾、化气利尿的作用。适用于前列腺肥大,属肾阴亏损型、小便不畅,甚至无尿、耳鸣、口干、腰膝酸软。

枸杞子炖牛肉

【材料和制法】牛肉100克,洋葱50克,胡萝卜50克,土豆50克,荷兰豆

汤疗

绿豆汤

【材料和制法】绿豆100克。绿豆洗净,置锅中,加清水500毫升,急火煮。每次10毫升,再加开水,代茶饮。

【功效】能清热利湿,利小便。适用于前列腺增生,属积热型、小便点滴不畅、灼热黄少、口苦、不欲饮。

参芪冬瓜汤

【材料和制法】党参15克,黄芪20克,冬瓜50克,味精、芝麻油、盐适量。将党参、黄芪置于砂锅内加水煎15分

50克,枸杞子、面粉、盐、味精适量。将枸杞子洗净,牛肉洗净,将牛肉切成小方块,撒上盐与胡椒粉,再撒上面粉拌和,炒成茶色。加入切成片的一小部分洋葱、洗净的枸杞子,并放适量热水,盖好煮开,然后改用极弱火煮2小时。其间依次加入胡萝卜块、土豆块,荷兰豆,最后加入剩余的洋葱。离火前加盐、味精等调味即成。

【功效】有补肾益精、强筋壮骨、壮神益智、滋阴补损的作用。适用于前列腺肥大,属肾阴亏损型,小便不畅,五心烦热,午后潮热,口干,也适宜于精神疲乏、头晕目眩、腰膝酸软、遗精健忘、视力减退。病症属湿、属热者,不宜进食。

钟去渣留汁,乘热加入冬瓜煮熟,再加调料调味即成。

【功效】有健脾益气、升阳利尿的作用。适用于前列腺增生。

田螺通淋汤

【材料和制法】田螺250克,鲜益母草125克,车前子125克。将田螺去尾尖洗净,车前子用布包好,加水和调料适量,共煮汤。

【功效】有清热利湿、化瘀通淋的作用。适用于前列腺增生。

101

利尿黄瓜汤

【材料和制法】黄瓜1个，瞿麦10克，调料适量。先煎瞿麦，去渣取汁，再重煮沸后加入黄瓜片，再加调料，待温食用。

【功效】有利水道的作用。适用于前列腺增生。

茅根瘦肉汤

【材料和制法】鲜茅根150克，猪瘦肉250克，调料适量。将猪瘦肉切成细丝，与鲜茅根一起加水适量煮熟，酌加调料。分次喝汤吃肉。

【功效】有清热利湿通淋的作用。适用于前列腺增生。

冬瓜薏苡仁汤

【材料和制法】冬瓜350克，薏苡仁50克，白糖适量。将冬瓜切成块，与薏苡仁煎汤，加白糖调味即可。

 饮疗

西瓜水饮

【材料和制法】西瓜洗净，剖开，以瓜代饮。

【功效】有清热利湿的作用。适用于前列腺肥大，属积热型，小便短少不畅，口干，发热。

【功效】有清热利湿的作用。适用于前列腺增生。

补髓汤

【材料和制法】甲鱼1只，猪脊髓200克，生姜、葱、胡椒粉、味精、盐各适量。将甲鱼宰杀，揭去鳖甲，去内脏和头爪，放入锅内，加调料，用急火烧沸，改用慢火煮熟；再放入洗净的猪脊髓200克，煮熟后加调料调味即成。

【功效】有清热利湿通淋的作用。适用于前列腺增生。

狗肉补阳汤

【材料和制法】狗肉500克，红辣椒10克，生姜9克，花椒、橘皮、盐、葱、大蒜、味精各适量。将狗肉500克洗净切成块，放入锅中，加水适量，再加调料，用小火炖至熟烂后即可。

【功效】有清热利湿通淋的作用。适用于前列腺增生。

竹叶葫子饮

【材料和制法】竹叶15克，鲜葫子500克。将竹叶、鲜葫子洗净，切成段状，置锅中，加水1000毫升，煮10分钟，分次饮用。

【功效】有清热利尿的作用。适用于前列腺肥大，属积热型，小便赤少、不畅。

白果通淋饮

【材料和制法】白果50克,茯苓20克,冬瓜子20克。将白果、冬瓜子、茯苓分别洗净,置锅中,加水500毫升,煮30分钟,滤渣取汁,分次饮用。

【功效】有通淋利湿的作用。适用于前列腺肥大,属瘀积内阻型,排尿不畅、尿道涩痛、会阴胀痛。

白茅根饮

【材料和制法】白茅根50克,白糖适量。将白茅根洗净,切成小段,置锅中,加水500毫升,煮30分钟,加白糖调味,分次饮用。

【功效】有清热利湿通淋的作用。适用于前列腺肥大,属瘀积内阻型,排尿时间延长,会阴胀痛。

竹叶荠菜饮

【材料和制法】鲜竹叶20克,荠菜50克,白糖适量。将鲜竹叶、荠菜洗净,置锅中,加水500毫升,煮沸20分钟,滤渣取汁,加白糖调味,分次饮用。

【功效】有清利湿热、通淋利尿的作用。适用于前列腺肥大,属瘀积内阻型,小便时间长,会阴胀痛。

杏梨石苇饮

【材料和制法】苦杏仁10克,石苇12克,车前草15克,大鸭梨1个,冰糖少许。将杏仁去皮捣碎,鸭梨去核切块,与石苇、车前草加水同煮,熟后加冰糖,代茶饮。

【功效】有泻肺火、利水道的作用。适用于前列腺肥大。

糯稻根须饮

【材料和制法】糯稻根须30克,水煎服。

【功效】有健脾固涩的作用。适用于前列腺增生,尿频。

核桃米酒饮

【材料和制法】核桃适量,去外壳,取仁30克,温热米酒30毫升。于睡前趁热送服。

【功效】有补肾的作用。适用于前列腺增生尿频、腰酸。

韭菜籽饮

【材料和制法】韭菜籽6克。研细,水、酒各半调服。

【功效】有补肾通阳的作用。适用于前列腺增生排尿困难、尿流变细。

冰糖雪蛤膏饮

【材料和制法】雪蛤膏20克,银耳30克,苹果脯20克,枸杞子5克,冰糖适量。调服。

【功效】有温肾补阳、润肺止咳的作用。适用于肾虚、哮喘、肺燥咳嗽、夜尿增多、阳痿、水肿、小便不利。

五花饮

【材料和制法】山慈姑花30克，凌霄花20克，合欢花、代代花、玫瑰花各10克，加水煎汤。

【功效】有安神、温肾补阳的作用。适用于前列腺炎、前列腺增生。

胡枝草车前饮

【材料和制法】胡枝子鲜全草60克，车前草20克，冰糖30克。三味酌加水煎。每日3次。

【功效】有润肺清热、利水通淋的作用。适用于前列腺炎、前列腺增生、小便淋沥。

百合茯苓饮

【材料和制法】百合50克，茯苓20克，白糖适量。百合、茯苓洗净，置锅中，加水500毫升，煮30分钟，滤渣取汁，加白糖调味，分次食用。

【功效】有滋阴利湿的作用。适用于前列腺肥大，属肾阴亏损型，症见小便点滴不畅、全身无力、气短少言。

四、一日食谱

早餐：猪肚米粥1碗，馒头1个，陈皮牛肉丝。
加餐：五花饮1杯。
午餐：米饭1碗，枸杞子炖牛肉，韭菜炒河虾，参芪冬瓜汤。
加餐：冰糖雪蛤膏饮1杯。
晚餐：粳米山药芝麻粥1碗，包子1个，银耳炖瘦肉，炒青菜。

五、食疗宜忌

 宜食品种

1.平时多食健脾补肾的食品，如山药、芡实等。

2.多食利尿的食品，如冬瓜、萝卜、苋菜、冬瓜、葫芦等清淡蔬菜。

3.有感染时宜食用清热利湿的食品，此时不宜进食健脾补肾之品。

4.癃闭实证，饮食宜清淡、松软易消化，主食可用米面类及玉米粥、高粱饭。

5.虚证可食温补类食物，如山药、芝麻、栗子、鸡蛋等。

饮食禁忌

1.忌湿热厚腻之品。

2.忌肥腻厚味、油炸食物。

3.忌生冷水果、烟酒。

4.应禁饮烈性酒,少食辛辣食物,少饮咖啡,少食柑橘、橘汁等。

5.不能因尿频而减少饮水量,多饮水可稀释尿液,防止引起泌尿系感染及形成膀胱结石。饮水应以白开水、淡茶水为主,少饮碳酸饮料。

六、食疗解读

前列腺增生症是常见的前列腺疾病之一,也是中老年男性的常见病与多发病,但每个人所受影响大不一样。在临床以61～70岁人群症状最明显。此外,在工业化程度高、生活水平高、动物蛋白摄入多的国家或地区的发病率亦高,因而认为本病的发生与环境和饮食等因素有关。以职业来看,脑力劳动者的发病率亦明显高于体力劳动者。

中医称前列腺增生为"癃闭",是指小便量少,点滴而出,甚则小便闭塞不通为主症的一种疾患。其中又以小便不利、点滴而短少、病势较缓者称为"癃",以小便闭塞,点滴不通,病势较急者称为"闭"。正常人小便的通畅,有赖于三焦气化的正常,而三焦的气化主要又依赖肺脾肾三脏来维持,所以本病除与肾有密切关系外,还常常与肺、脾、三焦有关。主要病因有湿热蕴结、肺热气壅、脾气不升、肾元亏虚、肝郁气滞、尿络阻塞。故癃闭亦有虚实之分。

前列腺增生分为肾气不足、气滞血瘀、热毒郁结三个证型。肾气不足型为:夜尿增多,小便短少而清,频次增多,或小便不畅,便后仍感膀胱紧迫,舌质淡红,苔薄白,脉沉缓。食疗宜以温补肾气为原则。气滞血瘀型为:小便不畅,伴有刺痛,偶见会阴及小腹有坠胀感,舌质淡红有紫气,可见瘀点,苔薄白,脉细涩。食疗宜以理气化瘀为原则。热毒郁结型为:小便淋沥不尽,尿色黄赤,尿后尿道口灼热,口干多饮,舌质红,苔黄,脉数。食疗宜以清热解毒为原则。

前列腺肥大可引起感染、急性尿潴留、血尿、膀胱结石、尿毒症、痔疮等并发症,应积极防治。

第 ⑩ 讲

尿路感染的饮食调养

一、疾病概述

尿路感染是由细菌(极少数可由真菌、原虫、病毒)所引起的泌尿道炎症。尿路感染的发病率相当高。引起尿路感染的致病菌以大肠杆菌为最多见,占60%~80%。尿路感染发病时,往往有发热、恶寒、寒战,体温可到38~40℃,可伴有尿频、尿急、尿痛、尿道灼热感、腰痛、乏力等症状,同时有腰部叩击痛,尿液检查有大量白细胞,少数患者有明显的血尿。

二、饮食原则

1.尿路感染患者要多饮水,每天1500~2000毫升。饮水可增加尿量,对感染的泌尿道有"冲洗"和清洁作用。多饮水使尿液增多还可降低肾髓质及乳头部的高渗状态,不利于细菌的生长繁殖。由此可见,多饮水是防治尿路感染最简便而有效的方法。值得一提的是,多饮水对身体健康是大有益处的,它可以促进体内代谢废物的排泄,有利于机体保持良好的内环境。

2.宜吃清淡、富含水分的食物,忌食韭菜、葱、蒜、胡椒、生姜等辛辣刺激性食品。

3.宜食各种蔬菜、水果,因其含有丰富的维生素C和胡萝卜素等,有利于炎症消退和泌尿道上皮细胞的修复。

4.尿路感染是因湿热下注,故其饮食上宜选择有清热解毒、利尿通淋、泻火作用的食品,如菊花、荠菜、马兰头、冬瓜等。

三、食疗处方

 粥疗

● 薏苡仁粥

【材料和制法】薏苡仁60克,粳米100克,白糖适量。加水适量,煮粥,加入白糖调味即成,每日1次。

【功效】有健脾利湿、清热解毒的作用。用于阴部疱疹缓解期和尿路感染。

● 双豆麦仁粥

【材料和制法】赤小豆50克,绿豆50克,麦仁50克,粳米100克,白糖适量。将赤小豆、绿豆、麦仁用清水洗净,沥干水分。锅内加适量水烧开,加入赤小豆、绿豆、麦仁煮开,转中火煮半小时。加白糖调味食用。

【功效】有养心益脾、除烦止渴、利水消肿、解毒排脓、消暑驱热的作用。适用于尿路感染。

● 薏苡仁粳米粥

【材料和制法】薏苡仁500克,粳米100克。将薏苡仁洗净加水煮烂,再加粳米煮成粥。每日1次,连服3天。

【功效】有健脾利湿、清热排脓、除痹缓急的作用。适用于尿路感染。身

体虚弱者慎用。

● 苋菜兔肉粥

【材料和制法】鲜苋菜150克,兔肉60克,大米100克,调料适量。将鲜苋菜洗净,切成碎末;兔肉洗净,切成细丝;大米淘洗干净,备用。锅内加水适量,放入大米煮粥,八成熟时加入兔肉丝、苋菜末,加入调料再煮至粥熟即成。每日2次,连服7天。

【功效】有清热解毒、补血止血、利尿除湿、通利二便、凉血祛湿等作用。适用于泌尿系感染等。

● 绿豆冰糖粥

【材料和制法】大米250克,绿豆150克,冰糖20克。将以上材料洗净加水1750克左右,烧煮30分钟左右,煮至米粒开花,粥稠即成,加冰糖调味食用。

【功效】有清热解毒、解暑止渴、消肿降脂的作用。适用于中暑、暑热烦渴、疮毒疖肿、食物中毒、泌尿系感染等。

● 车前草蔗汁粥

【材料和制法】鲜车前草30克,甘

107

蔗500克,绿豆30克,大米100克。将甘蔗洗净,切碎,捣烂,榨汁备用。锅内加水适量,放入绿豆、大米煮粥,五成熟时放入车前草袋,再煮至粥熟,拣出车前草袋,调入甘蔗汁即成。每日2次,连服7天。

【功效】有清热利尿、解毒、滋阴润燥、生津止渴的作用。适用于膀胱湿热之小便短赤作痛。

● 芦笋豆腐粥

【材料和制法】芦笋120克,豆腐100克,大米100克,调料适量。将芦笋洗净,切片;豆腐切成小块;大米淘洗干净。锅内加水适量,放入大米煮粥,五成熟时加入豆腐块、芦笋片,加入调料再煮至粥熟即成。每日2次,连服10天。

【功效】有润肺镇咳、祛痰杀虫、清热解毒、生津润燥的作用。适用于发热、恶寒、咽喉肿痛、肺热咳嗽、皮肤疥癣及各种寄生虫、泌尿系感染等。

● 芹菜红枣车前粥

【材料和制法】芹菜150克,红枣9

菜疗

● 凉拌莴笋丝

【材料和制法】鲜莴笋250克,盐适量。将鲜莴笋去皮,用冷开水洗净,切

枚,大米100克,车前草20克,调料适量。将芹菜洗净,切成碎末;红枣、大米、车前草洗净,车前草用干净纱布包好,备用。锅内加水适量,放入大米、红枣、车前草袋煮粥,八成熟时加入芹菜末,加入调料再煮至粥熟,拣出车前草袋,即可食用。每日2次,连服5～7日。

【功效】有平肝祛风、解热利湿、养神益力、补中益气、养胃健脾、清热利尿的作用。适用于泌尿系感染等。

● 瓜皮花粉粥

【材料和制法】西瓜皮30克,冬瓜皮30克,天花粉15克,大米60克,白糖适量。将西瓜皮、冬瓜皮洗净,切碎,用干净纱布包好;大米淘洗干净;锅内加水适量,放入瓜皮袋、大米煮粥,熟后拣出瓜皮袋,调入天花粉、白糖,搅匀即成。每日2次,连服7天。

【功效】有清热解毒、利尿消肿、清热化痰、养胃生津、解毒消肿的作用。适用于泌尿系感染。

丝,加盐调拌即可。随量食用或佐餐。

【功效】有清热利尿的作用。适用于泌尿系感染属膀胱湿热,症见尿频、尿急、尿痛、小便短赤。

清炒绿豆芽

【材料和制法】绿豆芽250克,盐适量。将绿豆芽洗净,起油锅炒熟,下盐调味即可食用。

【功效】有清热利湿的作用。适用于尿路感染属膀胱湿热,症见小便灼热不利或尿频涩痛。

夏枯草鸭条

【材料和制法】夏枯草300克,烤鸭150克,干辣椒、姜、盐、味精、清汤适量。将夏枯草去杂洗净,入沸水锅中焯一下,捞出过凉水,挤干水,切段待用;干辣椒、姜分别洗净切丝;烤鸭去骨切成鸭条肉。油锅烧热投入干辣椒丝、姜丝,煸出香味,投入鸭条翻炒,再投入切好的夏枯草及盐、味精、清汤,翻炒均匀,装盘即成。

【功效】有滋阴养胃、散结、利水肿的作用。适用于尿路感染。

参芪脆皮鱼

【材料和制法】鲤鱼1000克,党参30克,黄芪30克,白茯苓、白术各20克,葱、姜、蒜、酱油、料酒、醋、盐、淀粉、鲜汤、辣椒丝适量。将鲤鱼洗净,在鱼身用刀划六七刀,鱼头用直刀砍破;党参、黄芪、白茯苓、白术去净灰渣,加工烘干后研成末,用盐、绍酒、酱油调匀,抹在鱼身上。葱、姜切丝。锅置旺火上烧热后,用湿淀粉20克抹鱼身上,入油中炸至金黄色后取出待用。锅内留油约100克,加入姜、蒜、葱炒出香味,用酱油、料酒、醋、盐、淀粉调成汁,加适量鲜汤,烹入锅中,搅匀成浓汁并起小泡时,将汁淋在鱼上,撒上葱、辣椒丝。

【功效】有开胃健脾、利小便、消水肿的作用。适用于尿路感染。

醋味黄瓜

【材料和制法】黄瓜300克,米醋、盐适量。洗净黄瓜,从中间纵切为两半,分别放在两个锅中,一半以米醋煮,一半以清水煮;煮至熟烂后用适量盐调味即可。

【功效】有清热利湿、解毒防癌的作用。适用于尿路感染,对直肠癌有一定的防治作用。

赤豆鲤鱼火锅

【材料和制法】鲤鱼1000克,冬瓜1500克,小白菜100克,粉条300克,赤小豆、陈皮、辣椒、草果、生姜、葱、胡椒、盐适量。将活鲤鱼宰杀,去鳞、鳃及内脏,洗净,沥干水,切块;冬瓜削皮,去瓤,切片;小白菜去老叶,洗净理齐;粉条水发好,洗净,沥水。以上各料分别装盘,围于火锅四周。火锅置炉上,加入鸡汤烧开,下赤小豆、陈皮、辣椒、草果,煮15分钟,再加入生姜、葱、胡椒、盐,烧开,撇尽浮沫,去陈皮、辣椒、草果,下入鲤鱼,煮熟便可食用。

【功效】有利水消肿的作用。适用于消渴水肿、肝炎黄疸、脚气、小便频繁等。

肉片烧冬瓜

【材料和制法】冬瓜750克，猪肉150克，葱、姜丝、料酒、酱油、淀粉、味精、芝麻油、盐适量。将冬瓜切成块，放平底锅里煎至金黄备用。加油烧至五成热时放入肉片煸炒，待肉变白加入葱姜丝、料酒、酱油略炒，锅内加入少许清水，加入冬瓜、盐，改用小火烧至入味，用淀粉勾薄芡，加入味精，淋上芝麻油即可。

【功效】有清热利尿的作用。适用于尿路感染。

黄花蛋

【材料和制法】鸡蛋150克，黄花菜50克，高汤、盐、白糖适量。将鸡蛋打入碗中，加盐、料酒调匀；黄花菜用温水泡发好，洗净，沥干，切成两段；锅内放油烧至七成热，倒入蛋液炒；加入高汤和黄花菜，加盐、白糖略烧即可。

【功效】有养血平肝、利尿消肿的作用。适用于尿路感染。

清淡西瓜皮

【材料和制法】西瓜皮200克，青豆、红椒、盐、鸡精适量。将西瓜皮削去外皮，切成条状；青豆洗净；红椒剖开、去籽，切成细丝状；烧开半锅水，将切好的西瓜皮放入略烫后沥水；接着放入青豆，煮3分钟去除豆腥味，捞出，沥干水分；起油锅，爆炒西瓜皮1分钟，再放入青豆一起炒；加入盐和鸡精，撒上红椒丝，大火再炒2分钟即可盛出。

【功效】有消炎祛火、消暑解热、止渴利尿、健脾宽中、润燥消水的作用。适用于尿路感染，对烫伤、喉痹等热性病症有辅助疗效。

清汤冬瓜

【材料和制法】冬瓜1500克，淀粉、鸡汤、姜、芝麻油、香菜、盐、味精、淀粉适量。将净冬瓜切片，再用刀将一端切成细丝，形如木梳状。将木梳状冬瓜片均匀裹上淀粉，下入鸡汤中用小火焯熟后捞出，再放入凉鸡汤。另起锅，倒入鸡汤，放入冰镇过的冬瓜，加盐、姜、味精和淀粉调味，淋入芝麻油，撒上少许香菜即成。

【功效】有清热利水、消肿解毒、生津除烦的作用。适用于尿路感染，也可用于治疗水肿、喘咳。

山楂海带丝

【材料和制法】海带300克，山楂、白糖、葱、姜、料酒适量。将海带洗净，放锅中；葱、姜切丝；海带锅中加葱姜丝、料酒、清水，先用旺火烧开，再用小火炖烂；捞出海带切成细丝；山楂去核，也切成丝；将海带丝加白糖拌匀，装入盘内；撒上山楂丝，再撒上一层白糖即可。

【功效】有消肿醒脑、防暑、增进食欲、清热止咳、散结利水、消食化积等作用。适用于尿路感染等。

参芪鲤鱼

【材料和制法】鲤鱼600克，黄芪、党参、葱、姜、蒜、盐适量。将黄芪、党参冲洗后，加水3杯以大火煮开，改小火煮至汤汁剩约1杯时，去渣，药汤备用。鲤鱼洗净，在肉厚处每隔3厘米划一斜刀，炸前再于鱼身上抹一层薄芡

汤疗

菜根绿豆芽汤

【材料和制法】白菜根茎头1个，绿豆芽30克。先将白菜根茎头洗净切片，放入锅中，加入绿豆芽，再加水煮沸，继续煮半小时，即可饮用。

【功效】有清热解毒、利水消肿的作用。适用于下焦湿热所致小便黄赤、尿频尿痛和外感湿热之邪而引起的发热头痛、口干鼻塞等病症。

车前赤豆玉米须汤

【材料和制法】车前叶60克，赤小豆45克，玉米须45克，生甘草10克。将车前叶洗净切碎，同玉米须、生甘草共入锅中，水煎去渣取汁，加入赤小豆共炖烂熟即成。吃豆喝汤，每日1剂，

粉；冬笋洗净切丝；香菇洗净泡软，去蒂切丝；蒜头切片；葱洗净切丝，泡水3分钟，捞起沥干。锅热入油6杯烧至七分热，入鱼以大火炸至两面皆酥脆，即捞起沥油。另起锅入油30克烧热，入姜、蒜爆香，再入鱼、药汤及调料，以大火煮开，改小火煮至鱼两面稍软，将鱼盛起，余汁勾芡后淋于鱼上，最后撒上葱丝即可。

【功效】有健脾益气、利水消肿的作用。适用于尿路感染、消化障碍、咳嗽、呼吸不畅等症。

连服10日。

【功效】有利尿消肿、消炎渗湿的作用。适用于急、慢性尿道炎及膀胱炎、口干等病症。

冬瓜蚌肉陈皮汤

【材料和制法】冬瓜500克，河蚌肉250克，陈皮10克，料酒1匙，葱、姜末、味精各适量。将冬瓜去皮、瓤，洗净切块，同河蚌肉、陈皮共入锅中，加水煮沸，烹入料酒、葱、姜末，炖至熟烂，调入味精即成。每日分2次食完，连用7日。

【功效】有清热祛湿、利尿止带的作用。适用于尿路感染而致小便短赤、湿热白带、口苦咽干等症。

111

凉瓜鳝鱼汤

【材料和制法】凉瓜300克，黄鳝250克，调料适量。将凉瓜去瓤，切片用盐腌10分钟，洗净。鳝鱼去内脏，洗净切段，与凉瓜同放砂煲里，加清水适量，用文火煲1小时，加调料调味食用。

【功效】有滋阴补血、清热解毒的作用。适用于阴虚火旺之尿路感染、血尿，症见尿血不鲜、发病时间长、尿道无灼热感或灼热感较轻。

螺蛳汤

【材料和制法】螺蛳1500克，清汤、生姜、大葱、大蒜、酸笋、香菜、味精、胡椒、盐适量。把螺蛳用清水浸泡24小时，中间换水数次，以吐净泥沙，削去螺蛳的盖子，切去尾部，取出螺蛳，反复搓洗、漂洗，配料均切成米粒状，炒勺上火，注入油，烧至七成热，下螺蛳肉煸炒至断生；加入清汤、生姜、大葱、大蒜、酸笋，煮10分钟，再下入其他配料同煮，加入味精、胡椒、盐，沸后起锅，撒上香菜即成。

【功效】有清热利水的作用。适用于尿路感染热结小便不通、小便频急疼痛。

金针花汤

【材料和制法】金针花300克，豆腐150克，瘦肉100克，调料适量。将金针花用水浸软，加入适量清水，用猛火煮滚后，改用慢火继续煲1小时，加调料调味即可。

【功效】有利湿热、清热润燥、除烦安神的作用。适用于小便赤涩、尿路感染。

绿豆芽猪肉汤

【材料和制法】绿豆芽500克，猪瘦肉150克，葱末、盐、味精、淀粉适量。将猪瘦肉洗净，切成细丝，放入碗内，用盐、酒、水淀粉少许拌匀上浆；绿豆芽洗净，沥干水；炒锅放在火上，放入色拉油烧热，用葱末爆锅，倒入绿豆芽，煸炒片刻，加入清水，用旺火烧至水沸，把浆好的肉丝慢慢下入，勿使粘连，煮5分钟，加入盐、味精调味即成。

【功效】有解酒毒热毒、利三焦、清热利尿、解渴祛暑的作用。适用于尿道炎、泌尿系感染。

蛤蜊汤

【材料和制法】蛤蜊300克，葱末、姜丝、盐适量。将蛤蜊泡水吐沙后洗净备用。取锅倒入450毫升水煮滚后，放入蛤蜊、姜丝，待蛤蜊打开后，放入盐拌匀，加入葱末即可。

【功效】有清热利尿、滋阴化痰的作用。适用于尿路感染，主治黄疸、小便不利、腹胀。对湿热下注的淋证，即尿路感染之人，食之颇宜。

马齿苋瘦肉汤

【材料和制法】鲜马齿苋200克，猪瘦肉200克，盐、味精适量。将马齿苋摘去根、老黄叶片，用清水洗净，切成段；猪瘦肉切成丁。把马齿苋、猪瘦肉丁同放入净锅内，加入适量清水，先用武火煮滚，再用文火煲2小时即可，食用时加入盐、味精调味。

【功效】有清热解毒、祛湿止带、止泻痢、除肠垢的作用。适用于尿路感染伴尿血。

鲮鱼猪肉汤

【材料和制法】鲮鱼500克，鲜粉葛

饮疗

500克，猪瘦肉160克，赤小豆和扁豆各60克，蜜枣、陈皮、姜、盐适量。蜜枣去核，陈皮泡软；赤豆、扁豆用清水浸泡一夜；瘦肉洗净切块，鲮鱼洗净拭干水。烧热2汤匙油，爆香姜片，放入鲮鱼煎至双面呈金黄色，盛入瓦煲内待用。瓦煲注入适量清水，放入陈皮、蜜枣、赤小豆和扁豆大火煮沸，小火煲1小时。放入粉葛、瘦肉和鲮鱼拌匀，以大火煮沸改小火煲45分钟，下盐调味即可。

【功效】有通利小便的作用。适用于热结膀胱、尿路感染。

钱草车前饮

【材料和制法】金钱草15克，车前草15克，水煎服。

【功效】有通淋化石的作用。适用于膀胱结石属湿热郁结，症见小便不利或小便涩痛、腰腹痛、尿中带血。

苦瓜饮

【材料和制法】鲜苦瓜适量。绞汁1杯，开水冲服。

【功效】有清热解毒、利湿的作用。适用于阴部疱疹中医辨证属毒热夹湿。

苦瓜绿茶饮

【材料和制法】鲜苦瓜数根，绿茶适量。将苦瓜洗净，用刀一截两段，去瓤，装满绿茶，再将两段拼起，用竹签插牢。把瓜挂在通风处阴干，切碎，混匀，装瓶备用。每次取10克，放入保温杯中，用沸水冲泡，盖严温浸20分钟，代茶频饮。

【功效】有清热利湿、解毒利尿的作用。适用于急性尿路感染、小便不利、烦热口渴等病症。

车前竹叶甘草饮

【材料和制法】车前叶100克,淡竹叶12克,生甘草10克,冰糖适量。将车前叶、淡竹叶、甘草洗净后,共入锅中,水煎去渣取汁,加入冰糖,放入砂锅中稍炖即成。代茶饮用,每日1剂,连用10日为1个疗程。饮时忌食辣椒等燥热助火之物。

【功效】有清热消炎、利尿通淋的作用。适用于湿热下注之膀胱炎、尿道炎、小便短赤涩痛等。

蒲公英地丁绿豆饮

【材料和制法】蒲公英30克,紫花地丁30克,绿豆60克。将蒲公英、紫花地丁洗净切碎,入锅中加水煎煮,去渣取汁,同绿豆炖烂即成。吃豆饮汤,每日1剂,连用7日。

【功效】有清热解毒、消炎利尿的作用。适用于湿热下注而致热淋,急性肾盂肾炎、膀胱炎、尿道炎、尿血等病症。

三豆甘草饮

【材料和制法】绿豆20克,赤小豆15克,黑豆15克,甘草4克。将此四味共入砂锅中,加水适量煎煮,至豆熟烂离火。每日分2次服食,连用5日为1个疗程。

【功效】有利尿消肿、清热解毒的作用。适用于急性尿路感染、水肿、小便不利、口苦。

绿豆芽汁饮

【材料和制法】鲜绿豆芽500克,白糖适量。将鲜绿豆芽洗净,沥干,切碎;用榨汁机取绿豆芽汁液,加白糖调匀即可饮用。频饮代茶,不拘量。

【功效】有清暑热、通经脉、解诸毒、补肾利尿、消肿、滋阴壮阳、调五脏、美肌肤、利湿热的作用。适用于尿路感染、小便赤热、尿频等。

竹叶茅根饮

【材料和制法】取鲜竹叶、白茅根各10克,放保温杯中,以沸水冲泡,盖30分钟,代茶频饮。

【功效】有清热解毒、利尿的作用。适用于尿路感染、尿中有红细胞。

芹菜汁

【材料和制法】取鲜芹菜2500克,切碎捣烂拧出汁炖熟,每日3次,每次服50克。

【功效】有清热泻火、利小便的作用。适用于小便热涩不利的尿路感染、小便淋痛。

二紫饮

【材料和制法】紫地丁、紫参、车轱辘菜各15克,海金沙30克。将以上材料同研成末,以沸水冲泡,闷约15分钟。代茶频饮。

【功效】有消炎利尿的作用。适用于膀胱炎、前列腺炎、排尿困难。

● 车前苋菜饮

【材料和制法】苋菜100克,车前草50克,煎水代茶饮。

【功效】有清热利窍的作用。适用于尿路感染。

● 蕺菜饮

【材料和制法】蕺菜50克,加水煎汤饮。

【功效】有清热解毒、消炎、通淋利尿的作用。适用于尿路炎症。

● 啤酒花饮

【材料和制法】用啤酒花、车前草、茅根各15克,水煎服。

【功效】有清热利尿、抑制多种细菌的作用。适用于尿路炎症、膀胱炎。

四、一日食谱

早餐:薏苡仁粥1碗,煮豇豆,醋味黄瓜,黄花蛋。

加餐:车前竹叶甘草饮1杯,点心。

午餐:米饭1碗,肉片烧冬瓜,参芪鲤鱼,清炒绿豆芽,蛤蜊汤。

加餐:绿豆芽汁1杯。

晚餐:包子2个,双豆麦仁粥1碗,夏枯草鸭条,山楂海带丝。

五、食疗宜忌

宜食品种

1.淋证属热属实者,饮食宜清淡、清凉、易消化,宜吃富含水分、营养及维生素的食物。除米、面等一般的主食外,宜食鲜藕、白菜、菠菜、芹菜、莴笋、荠菜、薏苡仁、金银花、白菊花、木耳菜等清淡蔬菜,以及西瓜、冬瓜、丝瓜、赤小豆、绿豆等。

2.淋证属虚者,饮食宜偏滋补,以清补为主,如山药、土豆、蛋类、甲鱼、蚌肉、

115

猪羊脑髓、粟子、木耳等。

3.宜多饮茶、多饮水、喝汤,可以利尿。可排石消淋。

4.宜多食新鲜蔬菜、水果,如青菜、西瓜、梨、鲜藕、香蕉、枇杷等。

5.宜多食具有清热解毒、利尿通淋作用的食物,如菊花脑汤、茼蒿、荸荠、发菜、茭白、荠菜汤、马兰头、冬瓜汤、玉米须、白果、枸杞子头、山楂、芹菜、莴笋、绿豆、赤小豆等。

 饮食禁忌

1.忌生姜、大蒜、葱、辣椒、姜、胡椒、韭菜等刺激性食物。

2.忌烟、酒。

3.忌羊肉、狗肉、兔肉等温热性食物及油腻、煎炸食物。

六、食疗解读

尿路感染中医又称淋证,是指小便频数短涩、滴沥刺痛,欲出未尽、小腹拘急,或痛引腰腹的病症。病因有膀胱湿热、脾肾亏虚、肝郁气滞。可见,淋证病在膀胱和肾,且与肝脾有关。中医认为此病病机为"肾虚膀胱湿热"。急性期宜清利膀胱湿热。如果病情迁延,则可佐以补肾培本。饮食忌辛辣油腻之物,以避免助长湿热,加重病情。食疗方可以辅助临床治疗。

第 **11** 讲
肾盂肾炎的饮食调养

肾盂肾炎是由各种致病微生物直接侵袭所引起的肾盂肾盏黏膜和肾小管、肾间质感染性炎症。肾盂肾炎又称上尿路感染,可分为急性肾盂肾炎与慢性肾盂肾炎两种。急性肾盂肾炎多发生于生育年龄的女性,患者常有腰痛、肾区压痛、叩痛、伴寒战、发热,头痛、恶心呕吐等全身症状,患者尿液混浊,可有肉眼血尿。慢性肾盂肾炎多系急性肾盂肾炎治疗不及时、不彻底而引起,一般认为病程超过6个月以上即慢性。若为尿路梗阻引起者,诱发因素未及时纠正、消除,炎症长期不消退,可逐渐转为慢性,最终导致尿毒症。

肾盂肾炎是一侧或两侧肾盂和肾实质受非特异性细菌直接侵袭而引起的感染性疾病。肾盂肾炎以女性多见,尤以妊娠期妇女及女婴更为常见。临床以发热、腰痛、排尿异常为主要表现,反复发作者易转为慢性。

本病属中医"淋证"和"腰痛"范畴。治疗原则为实则清利、虚则补益。本病为感染性疾病,应加强个人卫生。女性应注意外阴部清洁和经期卫生;男性包皮过长者,应该经常清洗包皮污垢;婴儿尿布要勤换。反复发作者应注意有无尿路畸形。要治疗原发病灶,并保持尿路通畅。发病时应注意休息、加强营养。

肾盂肾炎患者饮食治疗的基本原则包括低盐、低钾、低磷,优质低蛋白,低动物脂肪等。

1.优质低蛋白饮食。多用动物蛋白,少用植物蛋白。

2.低盐、低磷饮食。钠盐摄入量保持在4克以下,注意不要摄入过多含磷食物。

3.高热量饮食。多用植物脂肪,少用动物脂肪。

4.低钾饮食。肉松、香蕉等都是高钾食品,应注意不要摄入过多。

5.动态的个性化饮食。饮食不要千篇一律,需要有动态调整。

三、食疗处方

 粥疗

老藕粳米粥

【材料和制法】新鲜老藕250克,粳米100克。将藕洗净,切成薄片,同粳米共煮粥。

【功效】有清热止血的作用。适用于肾盂肾炎、血尿。

荷叶粳米粥

【材料和制法】鲜荷叶1张,粳米100克。将荷叶洗净,用水煎汤,用荷叶汤与粳米100克,煮粥。

【功效】有清热止血的作用。适用于肾盂肾炎、血尿。

滑石麦草粥

【材料和制法】滑石30克,瞿麦19克,甘草5克,大米50克。将滑石布包,同瞿麦、甘草水煎取汁,加入大米煮粥服食,每日1剂。

【功效】有清热解毒、利尿通淋的作用。适用于湿热下注、尿意频频、尿道涩痛、口苦黏腻等。

车前杞叶粥

【材料和制法】车前叶60克,枸杞子叶30克,大米50克,葱白1根。将二叶、葱白水煎取汁,加大米煮粥服食,每日2次。

【功效】有清热利湿通淋的作用。适用于湿热腰痛、小便淋涩、灼热刺痛,或伴发热、便秘等。

竹叶薏苡仁粥

【材料和制法】竹叶30克,薏苡仁20克,石膏50克,大米50克,白糖适量。将竹叶、石膏水煎取汁,同薏苡仁、大米煮粥,待熟时加白糖调服,每日1剂。

【功效】有清热泻火的作用。适用

于寒热往来、小便淋涩、腰膝疼痛、尿黄而灼热疼痛等。

二仁葡萄粥

【材料和制法】桑仁、薏苡仁各20克，葡萄干10克，大米60克。将大米淘净，加水适量煮沸后，加入二仁及葡萄等，煮至粥熟，每日服食1剂。

【功效】有益肾利湿的作用。适用于腰膝酸痛、尿频而急、尿道灼痛、头晕耳鸣、五心烦热、血尿、舌红少苔等。

芡实猪肚粥

【材料和制法】芡实30克，猪肚500克，大米100克，葱、姜、盐、味精适量。将猪肚洗净，加清水适量煮熟后，去猪肚，加芡实、大米煮粥，放葱、姜、盐、味精调味服食，每日1剂，猪肚可佐餐服食。

【功效】有健脾益肾的作用。适用于脾肾亏虚、面足水肿、纳呆腹胀、神疲乏力、腰脊酸软、头晕耳鸣、大便溏薄、小便频数、淋沥不尽等。

栗子茯苓枣粥

【材料和制法】栗子、红枣各10枚，茯苓16克，大米50克。将茯苓研细，红枣去核，先将大米煮沸后，下红枣、茯苓、栗子等，煮至粥熟，每日服食1剂。

【功效】有健脾益肾的作用。适用

于脾肾亏虚、面足水肿、纳呆腹胀、神疲乏力、腰脊酸软、头晕耳鸣、大便溏薄、小便频数、淋沥不尽等。

玉米冬瓜粥

【材料和制法】冬瓜250克，鸡肉90克，玉米、虫草、生姜、调料适量。将玉米、冬瓜、虫草、鸡肉、生姜洗净，放入瓦锅内，加清水适量，武火煮沸后，文火煮至玉米熟烂为度，放调料调味即可。

【功效】有滋养肺肾、利水降浊的作用。适用于肺肾阴虚，症见口干口渴，心烦气促，小便频数而量少，全身水肿，血压偏高，小便检查为持续性蛋白尿，舌嫩红苔白，脉沉细数，肾盂肾炎等。

鸽肉米粥

【材料和制法】粳米100克，鸽肉150克，猪肉、姜、葱、芝麻油、味精、盐、胡椒粉适量。将鸽子宰杀后去毛和内脏，冲洗干净后放入碗中；加入猪肉、姜、黄酒、盐，上笼蒸；至能拆骨为止，去骨后备用；将粳米淘洗干净，下锅加水置火上烧开；加入鸽肉一同煮粥；粥成后加入芝麻油、味精、盐、胡椒粉、葱即成。

【功效】有滋肾益气、祛风解毒的作用。适用于消渴、虚羸、恶疮疥癣等症。

● 猪肾炖杜仲

【材料和制法】猪肾150克,杜仲10克,姜片、调料适量。将猪肾洗净,入沸水锅中煮一下,捞出切片,与杜仲、姜片、调料一起加水炖汤,去除杜仲、姜片食之。

【功效】有补肾强腰的作用。适用于慢性肾盂肾炎、腰酸腰痛。

● 炒腰花

【材料和制法】猪肾150克,青菜、干木耳、干竹笋各20克,淀粉、葱、姜、蒜、醋、酱油、肉汤、盐各适量。将干木耳、干竹笋发好,洗净;木耳切块,葱、姜切丝,笋切成薄片,青菜洗净切段,淀粉加水调湿备用。洗净猪肾,从中间剖开,去腰臊,冲洗后,用刀划成斜形纹,再切成方形小块,加入淀粉、盐拌匀,即为生腰花,待用。锅中放植物油烧热,将腰花放热油中炸一下立即捞出,滤出油。锅中放植物油少许,炒葱、姜、蒜,同时放入腰花爆炒几下,随即放入干竹笋、木耳、青菜,加入醋、酱油、肉汤烹一下,最后加入淀粉,勾芡搅匀出锅即成。

【功效】有补肾益精的作用。适用于肾盂肾炎、肾虚遗精、腰疼盗汗、耳鸣耳聋、五更泄泻等症。

● 枸杞汁烹鹌鹑

【材料和制法】鹌鹑300克,枸杞子汁适量,核桃仁、葱段、姜丝、蒜片、香菜段、芝麻油、淀粉、酱油、料酒、醋、白糖、味精、胡椒粉、清汤适量。核桃仁去皮衣,用油炸至微黄而脆。将鹌鹑宰杀,拔毛,一切两半,洗净,加淀粉浆拌匀。炒锅中下油烧至六七成热,投入鹌鹑炸透,倒入漏勺沥去油,取碗加入酱油、料酒、香醋、白糖、味精、胡椒粉、清汤和枸杞子汁,调成清汁备用。在炒锅内加底油烧热,投入葱段、姜丝、蒜片炝锅,放入鹌鹑、熟枸杞子和核桃仁,翻炒几下,烹入清汁,再撒香菜段,淋芝麻油即可。

【功效】有补肾暖腰、助阳益精的作用。适用于肾阳虚弱、阳痿、早泄、畏寒、腰膝酸软、小便频数。

● 首乌煨鸡

【材料和制法】母鸡1500克,何首乌150克,料酒、盐、生姜、芝麻油等适量。将母鸡宰杀,净膛去肠杂;何首乌研碎,装入纱布袋中,填入鸡腹。鸡放入砂锅,加清水至淹没鸡体,文火煨至肉熟,取出首乌袋,再加入料酒、盐、生姜、芝麻油等调料,文火再炖半小时即成。

【功效】有补肝养血、滋肾益精的作用。适用于血虚、肝肾阴虚所引起的头昏眼花、脱肛、痔疮、子宫脱垂、肾盂肾炎等。

🍲 锅贴杜仲腰片

【材料和制法】猪肾200克，火腿150克，肥膘肉200克，杜仲50克，核桃仁、面粉、鸡蛋清、姜、猪油、淀粉适量。将杜仲、核桃仁去净灰渣，烘干制成粉末；猪肾去腰臊，切成片；火腿、肥膘肉切成同样大的片；鸡蛋清加面粉、中药末、淀粉、姜、熟猪油调成浆。把肥膘肉摊开，抹上蛋清浆；贴上腰片，入油锅中炸成金黄色即成。

【功效】有补肾固精、温补肾阳、强筋骨、安胎的作用。适用于肾盂肾炎等。

🍲 山药炖猪肚

汤疗

🍲 杜仲猪肾汤

【材料和制法】猪肾300克，杜仲50克，葱段、姜片、盐适量。将猪肾洗净，剔除筋膜后切成腰花，用开水汆烫后洗去浮沫。杜仲洗净，放入砂锅中，加入适量清水后用大火煮开，转小火煮成一碗浓汁后熄火。砂锅置火上，倒入适量清水，加葱段、姜片、腰花与

【材料和制法】猪肚150克，山药100克，调料适量。将猪肚洗净，切成条或切成小块，煮沸后改文火炖熟。将山药去皮、洗净，切成段，加入炖熟的猪肚内同炖至烂即可。

【功效】有滋养肺肾、健脾补肺、固肾益精的作用。适用于消渴多尿。

🍲 双冬炖鲍鱼

【材料和制法】鲍鱼60克，猪瘦肉60克，天门冬30克，麦门冬30克，盐适量。将鲍鱼用开水浸发4小时，洗净，切片；猪瘦肉洗净，切片；天门冬、麦门冬洗净；将鲍鱼、猪瘦肉、天门冬、麦门冬放入炖盅内，加开水适量，炖盅加盖，文火隔开水炖3小时，加盐调味即可。

【功效】有滋肾润肺、养阴清热的作用。适用于肾盂肾炎等。

杜仲药汁同煮10分钟，加盐调味即可。

【功效】有补益肝肾、强腰壮骨的作用。适用于肝肾不足，症见腰酸无力、不耐久坐、双膝酸软、步履乏力、头晕眼花、神疲倦怠、舌淡苔白、脉沉细弦、肾盂肾炎等。

🍲 何首乌猪肝汤

【材料和制法】何首乌80克，猪肝

150克，蜜枣、盐适量。将何首乌、蜜枣和猪肝分别用水洗净，猪肝切片；锅中放适量水、何首乌、蜜枣，猛火煲至滚，改用慢火煲约1小时；放入猪肝，加盐调味；猪肝熟透，即可饮食。

【功效】有补肝肾、益精血、明目乌发的作用。适用于肝肾亏虚、精力不足、头晕眼花、视力减退、须发早白、失眠、高脂血症、肾盂肾炎等。

荠菜汤

【材料和制法】鲜荠菜250克，加工后放调料做汤。

【功效】有清热利尿的作用。适用于急性肾盂肾炎腰痛、小便不利。

薏苡仁绿豆汤

【材料和制法】薏苡仁30克，绿豆30克。两味煮汤，服用。

【功效】有清热利尿化湿的作用。适用于急性肾盂肾炎腰痛、小便不利、纳呆。

淡菜冬瓜皮汤

【材料和制法】淡菜20克，冬瓜皮20克，调料适量。将淡菜加少量水先煮汤，再加入冬瓜皮同煮，放调料适量做汤。

【功效】有补肾利尿的作用。适用于慢性肾盂肾炎、小便余沥。

鲤鱼冬瓜汤

【材料和制法】鲤鱼1条，冬瓜50克，调料适量。将鲤鱼去内脏，洗净，与冬瓜皮一起清炖，加调料调味即可，食鱼饮汤。

【功效】有利尿消肿的作用。适用于慢性肾盂肾炎、水肿。

赤豆绿豆车前汤

【材料和制法】赤豆、绿豆、车前子各30克。将车前子用布包好，同赤豆、绿豆共放入锅中，加清水适量共煮至赤豆、绿豆熟后，去药包，食豆饮汤，每日1剂。

【功效】有清热解毒、利尿通淋的作用。适用于湿热、蕴结下焦、腰腹疼痛、尿意频频、小便短数而刺痛、畏寒发热、口苦呕恶、便秘等。

淡菜荠菜芹菜汤

【材料和制法】淡菜100克，荠菜100克，芹菜100克，青菜心，葱、姜、盐、料酒、胡椒粉适量。将淡菜用热水浸泡，去杂洗净，放碗中；滤净浸泡水，倒入碗中，上笼蒸1小时取出；烧热锅，加入猪油，先将淡菜连汤下锅，加入清水、盐、料酒、葱、姜、胡椒粉，煮开后加入荠菜、芹菜、青菜心稍煮，拣出葱、姜即成。

【功效】有补五脏、益阳事、理腰的作用。适用于肾盂肾炎、尿路感染所致皮肤水肿、小便淋痛、尿液带血、乳糜尿等症。

饮疗

● 慈姑凌霄粉饮

【材料和制法】山慈姑花30克,凌霄花20克,共研为细末。每次取6克,白开水送服,每日3次。

【功效】有消炎利尿的作用。适用于肾盂肾炎、前列腺炎。

● 黄瓜汁饮

【材料和制法】黄瓜5条,加水250毫升煮汁服。

【功效】有清热利尿解渴的作用。适用于急性肾盂肾炎发热、口渴、小便不利。

● 黄花菜白糖饮

【材料和制法】黄花菜50克,白糖适量。加水2碗煎成1碗,饮服。

【功效】有利尿止血的作用。适用于急性肾盂肾炎腰痛、血尿。

● 二汁生地膏鲜藕汁饮

【材料和制法】葡萄汁、鲜藕汁各250克,生地、天门冬、麦门冬各150克,蜂蜜适量。先将生地、天门冬、麦门冬水煎3次,每次20分钟,三液合并,文火浓缩后,掺入葡萄汁、鲜藕汁,续煎至黏稠时,兑入倍量蜂蜜,煮沸即成,每日2次,每次10毫升,温开水冲服。

【功效】有清热养阴、益肾利尿的作用。适用于肾阴亏虚、腰膝酸软、咽干口燥、小便淋涩。

● 白兰花粉饮

【材料和制法】将白兰花研为粉末。每次取10克,温开水送服。每日3次。

【功效】有消炎利尿的作用。适用于肾盂肾炎、前列腺炎。

● 二紫通尿茶饮

【材料和制法】紫花地丁、紫参、车前草各15克,海金砂30克。上药研为粗末,置保温瓶中,以沸水500毫升泡闷15分钟。代茶饮用,每日1剂,连服7天。

【功效】有消炎利尿的作用。适用于肾盂肾炎、前列腺炎、排尿困难及尿频尿痛。脾胃虚寒者忌用。

● 葡萄藕地黄汁饮

【材料和制法】鲜葡萄、鲜藕、生地黄、鲜白花蛇草、鲜王不留行各适量,榨汁共约200毫升,白蜜200毫升。将以上各味相和,煎为糖稀状。饭前服

123

60毫升。

【功效】有清热凉血、养血和血、润色美肤的作用。适用于肾盂肾炎、前列腺炎、小便淋涩。

冬瓜皮饮

【材料和制法】冬瓜皮、姜片、花椒粒、芝麻油、盐适量。将冬瓜洗净切片,放入锅中,加水。放入姜片、花椒粒。大火煮开,转中火,将冬瓜皮煮熟

放入2滴芝麻油、盐调味即可。

【功效】有清热利尿的作用。适用于急性肾盂肾炎发热、小便不利。

荸荠茅根饮

【材料和制法】荸荠100克,茅根50克,水煎饮。

【功效】有清热利尿的作用。适用于急性肾盂肾炎腰痛、小便不利。

四、一日食谱

早餐:荷叶粳米粥1碗,金丝卷,雪里红烧豆腐。

加餐:黄瓜汁200毫升。

午餐:米饭1碗,双冬炖鲍鱼,猪肾炖杜仲,荠菜汤。

加餐:豆浆1杯。

晚餐:猪瘦肉包子两个,炒腰花,玉米冬瓜粥。

五、食疗宜忌

 宜食品种

1.大量饮水。每日供给1500～2000毫升水,以增加尿量,冲洗尿道,不使细菌滞留繁殖,以预防急性复发。

2.可多吃清热利尿类食品,如荠菜、菊花、马兰头、冬瓜、绿豆芽、白菜、茭白、山药、薏苡仁、绿豆、赤小豆、泥鳅、蚌肉等。

3.慢性肾盂肾炎、久病致脾肾两虚宜适当进补,以滋阴清补为主,如鸭子、龟、百合等。多供给富含维生素C和胡萝卜素的水果和蔬菜,以利炎症消退和尿

道上皮细胞的修复。

饮食禁忌

1.忌食一切腌制食品。

2.忌食含高蛋白的食物。

3.忌食热性及刺激性食物,如羊肉、狗肉、牛肉、辣椒、烟酒等。

4.忌辛辣且不易消化的高盐饮食。

六、食疗解读

中医认为,本病多为湿热流注下焦、膀胱气化不利所致,当以清热利湿、恢复膀胱气化为治,可选用治疗尿路感染和膀胱炎的药膳食疗方。

酸性食品有鱿鱼、鱼松、鸡肉、鲤鱼、紫菜、花生、大米、面粉等;碱性食品有裙带菜、海带、蘑菇、菠菜、大豆、栗子、香蕉、油菜、胡萝卜、土豆、萝卜、果汁、牛奶、豆腐等。另外,茶、咖啡也属碱性食品。

调节尿液酸碱度。磺胺类、氨基苷类抗生素在碱性尿中抗菌作用增强,可多食用一些碱性食物或碳酸氢钠(小苏打);而四环素族、呋喃妥因等药物在酸性尿中抗菌作用增强,可食用酸性食物或口服大量维生素C,使尿液酸化。

肾盂肾炎患者的饮食要根据患者的肾功能状况和蛋白尿的程度来确定,亦应注意患者的水肿和血压情况。做综合分析后再确定如何进行饮食治疗。

急性肾盂肾炎会产生一过性的氮质血症。因此,应限制蛋白质饮食,但应选食优质蛋白质食物,如牛奶、鸡蛋、瘦肉、鱼等。当病情好转、尿量增多、每天尿量大于1000毫升时,可开始逐渐增加蛋白质摄入量,每日在0.8克/千克体重。

有水肿和高血压的患者应采用低盐、无盐膳食。一般每日用盐小于3克或酱油10~15毫升。凡含盐多的食品均应避免食用,如咸菜、泡菜、咸蛋、松花蛋、腌肉、海味、挂面等。可用糖、醋、芝麻酱、番茄酱来调味。

当出现少尿、无尿或血钾升高时,应限制含钾丰富的食物,如黄豆芽、韭菜、青蒜、芹菜、菜花、香椿、菠菜、竹笋、百合、干红枣、紫菜、榨菜、川冬菜、杏、藕、高粱、玉米、扁豆、番茄、丝瓜、苦瓜等。

急性肾小球肾炎的患者应卧床休息,膳食中脂肪的含量不宜多,且应以含多不饱和脂肪酸丰富的油脂为主,即以植物油为主。

由于限制含钾较多的食物,摄入的蔬菜和水果就要减少,维生素的摄入会明显减少,容易造成维生素缺乏症。应补充各种维生素制剂,尤其是维生素C,每日不应少于300毫克。

应根据患者每天的尿量多少来控制摄入液体量。一般的补充方法是除补充与前一日排出尿量等量的液体外,再多摄入液体500~1000毫升。如果尿量少或伴有水肿者,每日摄入的液体量应不超过1000毫升。如果尿量多或无水肿时,应多饮水。

第12讲
透析患者的饮食调养

一、疾病概述

透析疗法是根据半透膜的"膜平衡"原理,使用一定浓度的电解质和葡萄糖组成的透析液和血液中积累的代谢产物、水及电解质进行渗透交换,从而达到治疗的目的。临床上对肾功能衰竭的患者多采用血液透析(又称人工肾)和腹膜透析两种方法。应用透析后的患者一般病情均可以得到改善,但透析时要丢失一些营养素,其中,氨基酸、无机盐、水溶性维生素丢失较多。有报道进行12小时血透时体内氨基酸丢失相当于4.79克蛋白质,腹透一次可丢失体蛋白25～40克,因此患者饮食应及时随治疗进行调配。

二、饮食原则

透析后多数患者症状改善,食欲增加,血尿素氮下降,所以饮食供给应注意以下特点:

1.凡定期血液透析的患者每日膳食中至少要摄入50克蛋白质(每千克体重0.75～1.0克),若每周进行30小时血液透析,膳食中蛋白质一般每日每千克体重供给1.0克或1.2克,以维持氮平衡。腹透患者应摄入蛋白质每日每千克体重1.2～1.5克,其中优质蛋白质要占50%～70%。可选择牛奶、鸡蛋、鱼肉等动物蛋白。

2.透析患者常有高脂血症,为防止加重动脉硬化,应控制饮食中脂肪的摄入。

3.应根据血的化验结果和尿量随时进行调节。钠一般每日限在1500～2000毫克,属低盐饮食。少尿时要严格控制。钾要看血钾和尿量,一般要少于每日1300毫克,血磷要维持在4.5～5.0毫克/分升水平,如血磷高也要控制含磷高的谷类、豆类食品等,并同时注意钙的补充,防止血钙下降。

4.除通过饮食多摄入外,可口服药物补充,如维生素B₂、叶酸、吡哆醇、抗坏血酸等。

5.液体量根据尿量和透析次数维持出入平衡,每日不得少于1000毫升。

三、食疗处方

 粥疗

● 红枣糯米粥

【材料和制法】糯米250克,红枣100克,红糖适量。将糯米和红枣淘洗干净,用水浸泡半个小时,锅中放入适量水烧开,将泡好的糯米滤去水,倒入开水中,放入红枣,用勺子搅动,使米粒不会粘在锅底,烧滚后转小火,熬30分钟,加适量红糖搅匀即可食用。

【功效】有补中益气补肾、健脾除湿的作用。适用于脾胃虚弱、食少便稀、乏力等症。

● 荆薄豆小米粥

【材料和制法】豆豉150克,小米150克,薄荷50克,荆芥穗50克。先将荆芥穗、薄荷叶和豆豉分别洗净,加水煎煮,去渣取汁液。把小米洗一洗,直接倒入锅内,加入汁液,兑水,煮成粥。

【功效】有益肾去风的作用。适用于透析患者。

● 参杞鸽粥

【材料和制法】糯米500克,乳鸽250克,人参10克,枸杞子50克,加调料适量煮粥。

【功效】有补气益血的作用。适用于中气不足引起的气短乏力等。

● 南瓜粳米粥

【材料和制法】南瓜800克,粳米100克,白糖适量。将南瓜去皮、籽,切成块待用;汤锅洗净置旺火上,放入粳米,下南瓜煮熟;加入少量白糖调味即成。

【功效】有补中益气、补肾养精的作用。适用于透析患者。

● 豆苗猪肾粥

【材料和制法】粳米100克,猪肾90克,猪肝60克,干贝60克,豌豆苗150克,色拉油、葱末、盐适量。将猪肾洗净切开，去白膜，切薄片，猪肝洗净切薄片；把猪肝和猪肾一起用葱末、色拉油、盐拌匀。粳米洗净，用冷水浸泡半小时，捞出，沥干水分。豌豆苗洗净，切短段；干贝浸软，撕细丝。把粳米和干贝放入沸水锅内，用旺火煮沸后，改用小火煮至粳米熟烂，放入猪肾、猪肝，再煮沸5分钟，最后放入豌豆苗煮熟，加入盐，调味即可食用。

【功效】有益肾养肝的作用。适用于透析患者。

● 灵芝粥

【材料和制法】粳米100克，灵芝100克，香菇80克，冬笋60克，调料适量。将灵芝择净，放入锅中，加清水适量，浸泡5～10分钟后，水煎取汁，加粳米煮粥，待粥熟时下香菇、冬笋、调料，再煮一二沸即成。

【功效】有养心安神、补益气血、止咳平喘的作用。适用于肾虚咳喘、气

菜疗

● 干贝肉豆花

【材料和制法】干贝150克，瘦肉豆花、清汤、料酒、色拉油、姜、葱、盐、味精、胡椒粉、蛋清、淀粉适量。将干贝放碗内加清汤、料酒、色拉油、姜、葱，上笼蒸制后切成丝；再将瘦肉捶茸，加入盐、味精、胡椒粉、蛋清、姜、葱、淀粉

短乏力、肾病、慢性气管炎、耳鸣耳聋、腰膝酸软、心虚之心悸、失眠、健忘及神经衰弱、冠心病、消化不良等症。

● 地瓜粥

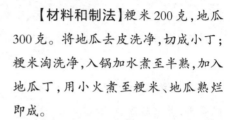

【材料和制法】粳米200克，地瓜300克。将地瓜去皮洗净，切成小丁；粳米淘洗净，入锅加水煮至半熟，加入地瓜丁，用小火煮至粳米、地瓜熟烂即成。

【功效】有健脾补气的作用。可改善身体虚弱症状，有助于通便、增强肾功能。适用于透析患者。

● 山药粥

【材料和制法】糯米500克，淮山药50克，白糖适量。将淮山药去皮、切片；锅中放适量水烧沸，下山药、糯米，烧至熟，加白糖调味即成。

【功效】有补脾益肾的作用。适用于透析患者。

搅成浆；锅中加入清汤放在火上保持微开，冲入肉浆，稍煮，待其浮出汤面凝成雪花状；然后舀入放有时蔬叶的汤中，撒上干贝丝即成。

【功效】有滋阴补肾、调中的作用。适用于透析患者。

129

滋肾固齿八宝鸭

【材料和制法】鸭1500克,黑芝麻、桃仁、桑葚、水发莲子、芡实米、红枣、薏苡仁、盐、味精、料酒适量。将鸭去肠脏,洗净,将黑芝麻、桃仁、桑葚、水发莲子、芡实米、红枣、薏苡仁填入鸭腹腔,再填加糯米至满,用线缝合腹腔口。将鸭放入汤盆中,加盐、料酒、味精和水,上笼屉蒸熟,食前拆线。

【功效】有补肾健脾、滋阴补虚、固齿的作用。适用于透析患者。

家乡蒸甲鱼

【材料和制法】甲鱼500克,枸杞子30克,红枣20个,陈皮茸、干淀粉、植物油、葱段、盐、味精适量。甲鱼宰净,切成块;红枣去核,切碎粒;枸杞子用水洗净待用;甲鱼放入碎红枣、陈皮茸、盐、味精拌匀后,再用干淀粉搅拌,最后加入植物油;将拌好的甲鱼平铺在碟中,把枸杞子放在上面,加葱段用中火蒸15分钟至熟。

【功效】有滋阴补肾的作用。此菜为冬春时令菜,是珍贵补品。适用于透析患者。

板清汤虾仁

【材料和制法】虾仁300克,盐、味精、蛋清、淀粉、料酒适量。将虾仁挑去沙线放碗内,加入盐、味精、蛋清、淀粉、料酒码味上浆;锅置火上,放入高汤烧沸,下虾仁,烧沸;打去浮沫,起锅即成。

【功效】有补肾壮阳、通乳抗毒、养血固精、化瘀解毒、益气滋阳、通络止痛、开胃化痰的功能。适用于透析患者。

参灵甲鱼

【材料和制法】甲鱼200克,人参、灵芝、调料适量。将甲鱼切块,同以上各味药及调料同放大碗内,加水适量,放蒸锅内蒸至甲鱼熟烂即可。

【功效】有益气健脾、消除疲劳的作用。适用于透析患者。

枸杞甲鱼

【材料和制法】甲鱼150克,枸杞子30克,盐、味精适量。将甲鱼宰杀,去甲壳、头、爪,洗净、切块,放砂锅内,加清水及枸杞子,武火煮沸后,转文火煲至甲鱼肉熟透,调入盐、味精适量即成。

【功效】有滋阴清热、散结凉血、提高机体免疫力的作用。适用于透析患者。

枸杞红枣炖母鸡

【材料和制法】母鸡1500克,枸杞子50克,红枣100克,大葱、生姜、调料适量。将母鸡宰杀,去毛、去内脏,洗净,用沸水烫一下备用;枸杞子、红枣洗净备用;大葱洗净切花,姜洗净切片;加清水适量,一起放入砂锅内,武火煮沸后,转文火煲至鸡肉烂熟即可。

【功效】有补益肝肾、健润脾胃的作用。适用于透析患者。

枸杞炖羊肾

【材料和制法】羊肾300克,羊肉500克,枸杞子50克,料酒、味精、盐适量。将羊肾片开,去腰臊后洗净、切成片;羊肉洗净切块。将腰片、羊肉放入砂锅,加入适量水,用旺火烧开后撇去浮沫,加入枸杞子、葱、姜,用微火炖至熟烂,再加入料酒、味精、盐调味即成。

【功效】有补肝肾、强筋骨的作用。适用于透析患者。

枸杞子炒猪肝

【材料和制法】猪肝250克,枸杞子、葱段、姜片、湿淀粉、调料适量。将猪肝洗净,切片;枸杞子洗净。锅内放油烧热,将葱段、姜片放入油锅略爆后,倒入猪肝和枸杞子翻炒,再分别加入各种调料,最后用湿淀粉勾芡即可。

【功效】有补精血、益肝肾、明目生精益气的作用。

椒盐鹅黄肉

【材料和制法】猪肉400克,鸡蛋3个,姜、水淀粉、生菜、调料适量。将鸡蛋打散后,制成蛋皮;猪肉剁细,加姜末、鸡蛋、盐、料酒、味精、水淀粉拌匀成馅;生菜切成丝,拌成糖醋味待用;鸡蛋皮抹匀淀粉,敷上肉馅,卷裹成扁条形,逐一卷完;用刀在其一边以0.5厘米的刀距将蛋卷的2/3切开,再每5刀一断;然后入油锅中炸至皮酥馅熟捞起,装盘,镶上生菜即可。

【功效】有健脑补肾的作用。适用于透析患者。

炸猪肾

【材料和制法】猪肾500克,胡萝卜,葱段、姜片、豌豆荚、淀粉、盐、糖、味精适量。将猪肾剖开后,白筋剔干净后,纵横切刀纹再切块。加酱油、料酒、淀粉、葱段、姜片拌匀腌一下;豌豆荚去硬茎;胡萝卜去皮,切片。起油锅,锅中放入油三大匙,待油热,先略炒豌豆荚、胡萝卜片后盛起,再用锅中余油快速炒炸猪肾。加入豌豆荚、胡萝卜与猪肾同炒至没有血水流出,以盐、糖、味精调味即可。

【功效】有补肾益气、养血安神的作用。可使人血清蛋白增加,并对神经衰弱有辅助疗效。

凉拌山药丝

【材料和制法】山药500克,黑木耳30克,葱、姜、白糖、盐、白醋、橙汁、芝麻油适量。将山药洗净去皮,切成细丝,在凉水里泡5分钟,放入开水里焯一下捞出,再放入凉开水里过凉,捞出控干水分。水发黑木耳洗净,切成细丝。葱、姜分别切成细丝。把葱、姜丝和木耳丝加盐拌匀,倒在山药丝上。将白糖、盐、白醋、橙汁、芝麻油调成汁,浇在山药丝上拌匀即可。

【功效】有补脾益肺、固肾瘦身、美肤的作用。适用于透析患者。

烧甲鱼

【材料和制法】甲鱼1000克,香菇、猪油、蒜瓣、姜片、葱结、淀粉、芝麻油、料酒、酱油、肉汤、盐、味精、胡椒粉适量。将活甲鱼宰杀,刮净粗皮及黑膜,去内脏,剁成块洗净。香菇切成两半。锅内放猪油烧热,下入甲鱼块煸炒。下入蒜瓣、姜片、葱结、香菇,烹入料酒、酱油,加肉汤旺火烧开,烧至熟烂,去掉葱结、姜片,加盐、味精、胡椒粉炒匀,用淀粉勾芡,淋芝麻油,装盘即成。

【功效】有滋阴凉血、补肾健骨的作用。适用于透析患者。

枸杞鸡仁

【材料和制法】鸡胸脯肉150克,枸杞子50克,葱花、姜末、高汤、湿淀粉、白酒、料酒、盐、味精适量。将鸡胸脯肉切小块,加盐拌腌;鸡块拌腌入味后用蛋清、湿淀粉上浆;黄瓜洗净,切小丁;枸杞子用白酒浸泡半小时捞出备用;炒勺上火放油烧热,鸡块用五成热油轻轻滑透;原勺留余油,投入葱花、姜末、枸杞子煸炒一下,放入滑好的鸡块、料酒、盐、味精翻炒一下;再兑入高汤,勾湿淀粉翻炒均匀即可。

【功效】有强身健体、滋阴补肾的作用。适用于透析患者。

酱汁鸽子

【材料和制法】鸽肉500克,配酱汁食用。

【功效】有调精益气、解诸药毒的作用。适用于透析患者。

炸羊肾

【材料和制法】羊肾1000克,椒盐、卤汤、芝麻油适量。将羊肾除去外皮洗净。锅置火上,加入卤汤适量,将羊肾投入卤锅中煮烂捞出,使其晾凉,然后切成4片待用。炒勺置火上,加植物油烧至八成热,将切好的羊肾投入油勺炸酥捞出,淋芝麻油盛盘,撒椒盐而食。

【功效】有补肾虚、益精髓的作用。适用于透析患者。

木耳炒猪肝

【材料和制法】猪肝200克,木耳50克,葱、青椒、红椒调料适量。将猪肝洗净切片,木耳泡发撕成小片,青椒、红椒洗净切片,葱切末。将所有切好的材料放入沸水中稍焯后,捞出。锅上火加油烧热,下入所有材料和调料炒匀即可。

【功效】有补益肝肾、强体防癌的作用。适用于透析患者。

● 栗子炖羊肉

【材料和制法】羊里脊100克，栗子、枸杞子100克，调料适量。将羊肉洗净，切块。将栗子去皮取仁，洗净。锅内加适量水，放入羊肉块，旺火烧开，文火煮至半熟时，再加入栗子和枸杞子，继续煮20分钟，加调料调味即可。

【功效】有补肾温阳、养胃健脾的作用。适用于面色晦暗、肢寒怕冷、腰酸膝软、纳呆便溏。

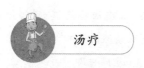

汤疗

● 牛尾鸡汤

【材料和制法】牛尾1000克，母鸡500克，火腿丁、生姜、盐适量。将牛尾斩件，放入开水中煮10分钟左右；牛尾捞起，用清水洗净，待用；鸡加工后放入瓦煲内，注入适量清水，放入牛尾、火腿丁、生姜，猛火至水开，转小火煲4小时，用盐调味即可。

【功效】有补肾益气、消倦怠的作用。适用于透析患者。

● 首乌鸡片汤

【材料和制法】鸡胸脯肉200克，首乌50克，鹿茸片、木耳片、姜汁、清汤、盐、白糖、花椒油适量。鸡胸脯肉切抹

● 枸杞当归羊肉

【材料和制法】羊肉750克，枸杞子50克，当归、生姜、料酒、盐适量。将羊肉洗净、切块，加水没过羊肉，旺火烧沸，撇净血沫，切成条备用；取净锅，加入清水适量，然后将羊肉下入锅内，再加当归和生姜，在旺火上烧沸后，撇去浮沫，加入盐、料酒，改用小火炖约1个半小时至羊肉熟烂，加盐调味即可。

【功效】有健补脾胃、强身健体的作用。适用于脾胃虚弱之不欲饮食、精神倦怠、瘦弱虚损等症。

刀片；锅内加清汤，下入何首乌、鹿茸片熬5分钟；下入洗好的木耳片、姜汁烧开；下入鸡肉片烧开，撇去浮沫；加入盐、白糖、花椒油烧开至熟，出勺装碗即成。

【功效】有温中补气、补精添髓、补肝肾虚、强筋壮骨等作用。适用于透析患者。

● 鸡肝银耳汤

【材料和制法】鸡肝100克，银耳10克，枸杞子、茉莉花、淀粉、姜汁、盐、味精适量。先将鸡肝洗净切细；切细的鸡肝加入淀粉、姜汁、盐拌匀；将银耳泡发；将炒锅上火，加入鸡汤及少许盐、味精，随即下银耳、鸡肝、枸杞子同

烧；待烧沸后，撇去浮沫，撒入茉莉花即成。

【功效】有补肝明目、益肾的作用。适用于透析患者。

归芪汤

【材料和制法】猪瘦肉200克，当归、黄芪、枸杞子各50克，葱、姜、盐、味精适量。将当归、黄芪、枸杞子洗净，放入药锅中；加水适量，煮约30分钟，去渣取汁备用；猪瘦肉切成片，备用；汤锅至大火上，加水1000克，待煮沸；加入猪瘦肉、葱、姜，同时倒入药汁，煮至肉熟；加盐、味精调味即成。

【功效】有温中之润、阴中之阳的作用。适用于透析患者。

苡仁莲子乌鸡汤

【材料和制法】乌鸡1200克，薏苡仁、莲子各50克，生姜、胡椒、盐、鸡精适量。将乌鸡宰杀后去毛、内脏、脚爪，洗净后切成块待用；薏苡仁洗净；莲子用热水泡后抽去莲心；取炖锅置火上，放入水和乌鸡、生姜，烧开后去掉浮沫；放进薏苡仁和莲子、胡椒，炖至烂时下盐、鸡精即成。

【功效】有健脾补肺、清热利湿、养心益肾、补脾涩肠、补肾强肝、补气益血、退虚热等作用。适用于透析患者。

芥菜蜜枣鱼头汤

【材料和制法】鲢鱼头500克，芥菜1000克，蜜枣100克，盐、味精适量。将鲢鱼头、蜜枣洗净，芥菜洗净切段。将鲢鱼头、蜜枣先放入砂煲里，加清水适量，武火煮沸后，放入芥菜，改用文火煲1小时，加入盐、味精调味即可。

【功效】有滋肾降火、健胃生津的作用。适用于透析患者。

芡实银杏小肚汤

【材料和制法】芡实米120克，猪小肚550克，银杏100克，陈皮、盐适量。将猪小肚翻转用盐搓擦，用清水洗净，去异味。银杏去壳，浸去外层薄膜，用水洗净。芡实、陈皮用水浸透，洗净。将全部材料放入煲滚的水中。需要用中火煲3小时，加盐调味即可。

【功效】有健脾止泻、固肾涩精的作用。适用于透析患者。

冬瓜皮蚕豆瘦肉汤

【材料和制法】猪瘦肉100克，冬瓜皮80克，蚕豆100克，调料适量。将冬瓜皮、蚕豆洗净，猪瘦肉洗净，切片；把全部用料一起放入锅内，加清水适量，武火煮沸后，文火煮沸1小时，调味即可。

【功效】有补肾健脾、利湿退肿的作用。适用于透析患者。

枸杞子鹿茸乌鸡汤

【材料和制法】乌骨鸡650克，枸杞子50克，鹿茸片10克，生姜、红枣各30

克,盐适量。将乌骨鸡刮洗净,去毛,去内脏。枸杞子和鹿茸片用水洗净,沥干水分。生姜和红枣用水洗净,生姜去皮,切片,红枣去核。全部材料放入炖盅内。加适量凉开水,盖上炖盅盖,放入锅内,隔水炖4小时,加盐调味即可。

【功效】有补益血气、养肝补肾、壮阳祛寒的作用。适用于透析患者。

鲍鱼芦笋汤

【材料和制法】鲍鱼100克,芦笋100克,青豆25克,高汤、味精、盐适量。将鲍鱼发好,洗净,切成片,芦笋切成小段;在高汤中放入鲍鱼、芦笋、青豆、盐烧开,撇去浮沫,放入味精调味即成。

【功效】有滋阴润燥等作用。芦笋对高脂血症、心脏病、高血压有效。适用于透析患者。

熟地肉苁蓉猪肾汤

【材料和制法】猪肾200克,熟地黄60克,肉苁蓉30克,红枣、醋、料酒、淀粉、盐、味精适量。将猪肾洗净,切开,去白脂膜,切片,用醋、料酒、淀粉拌匀;熟地黄、肉苁蓉、红枣洗净。把猪

饮疗

黑芝麻山药何首乌饮

【材料和制法】黑芝麻250克,山药

肾、熟地黄、肉苁蓉、红枣放入盅内,加开水适量,炖盅加盖,文火隔开水炖2小时,加入盐、味精调味即可。

【功效】有滋肾益阴、养血濡肠的作用。适用于透析患者。

枸杞鹌鹑汤

【材料和制法】鹌鹑肉250克,枸杞子30克,葱、姜、鸡汤、料酒、盐、胡椒粉适量。将枸杞子洗净,将鹌鹑宰杀,去毛、内脏、脚爪,洗净斩块放锅内,注入鸡汤,加入料酒、盐、胡椒粉、姜、葱、枸杞子共煮至肉熟烂即成。

【功效】有滋养肝肾、补精益肾的作用。适用于透析患者。

芡实栗子煲猪蹄筋汤

【材料和制法】芡实80克,栗子320克,猪蹄筋80克,调料适量。将猪蹄筋用温水浸透至软,洗干净,切短;芡实用水浸透,洗净;栗子去壳取仁;全部用料放入锅中,加水,急火烧开,改用慢火继续煲约3小时,加入调料调味即可。

【功效】有补肾滋阴、暖胃健脾的作用。适用于透析患者。

250克,何首乌250克。将以上三味研粉,开水冲服。

【功效】有健脾补肾、养血益精的

作用。适用于透析患者,也用于脾肾亏虚型贫血,症见面色萎黄或苍白、头晕、乏力、畏寒肢冷、腰膝酸痛、舌淡苔白、脉沉细。

酿红豆饮

【材料和制法】取刀豆400克,榨汁煮开饮用。

【功效】有健脾和中、消暑化湿的作用。适用于透析患者。

枸杞酒饮

【材料和制法】枸杞子50克,白酒500克,枸杞子洗净放入白酒中浸泡,适量饮服。

【功效】有益精气、抗早衰的作用。适用于透析患者肝肾精亏症和早衰早老。

鲤鱼赤豆羹饮

【材料和制法】鲤鱼1000克,赤豆100克,加水加调料煮羹饮。

【功效】有健脾解毒、利水消肿的作用。适用于消渴、水肿以及黄疸脚气、小便不利等。

糯米红茶饮

【材料和制法】糯米50克,红茶3克,加水煮饮。

【功效】有利尿消肿、帮助胃肠消化、促进食欲、舒张血管、降血脂、利尿消肿、补中益气、止消渴、暖脾胃的作用。适用于透析患者。

莲子玉米瘦肉羹饮

【材料和制法】猪瘦肉90克,莲子、玉米各50克,加水加调料煮羹。

【功效】有健脾开胃、消痰利水的作用。适用于透析患者。

生姜饮

【材料和制法】生姜50克。将生姜切碎后,压榨取生姜汁3匙,单服或开水冲服。

【功效】有和胃止呕的作用。适用于尿毒症透析患者时而呕吐、恶心、饮食难进。

四、一日食谱

食谱一

早餐:红枣糯米粥,馒头1个,白煮鸡蛋。

午餐：米饭1碗，干贝肉豆花，枸杞子炒猪肝，牛尾鸡汤。

加餐：苹果1个。

晚餐：煎鸡蛋1个，烙糖饼，参杞鸽粥。

食谱二

早餐：牛奶1杯，糖包1个。

午餐：蒸饭1碗，肉片炒花菜，炒青菜，香菇乳鸽汤。

加餐：桃1个。

晚餐：焖麦淀粉面条1碗，鸡蛋炒西红柿，酸甜莴笋丝，黄瓜片汤。

五、食疗宜忌

宜食品种

1.宜食含低蛋白、高糖的食物，选用生物利用度高的蛋白质，如奶类、蛋类、瘦肉、鱼、鸡等；含糖量高的食物，如蜂蜜、葡萄糖、甜果汁等。

2.宜吃新鲜蔬菜、水果，补充维生素及叶酸等。

3.宜用植物油，限制动物脂肪摄入量。

4.宜吃含钙高的食物。钙是构成骨骼的重要物质，保持钙磷平衡可以预防骨钙丢失，应适当补充钙剂和维生素D。

饮食禁忌

1.水肿尿少时忌盐、忌食过咸食物(咸鱼、咸菜、榨菜等)、高钾食物(海带、紫菜、蘑菇、土豆、莲子、瓜子、瘦牛肉等)。

2.忌辛辣刺激性食物，如辣椒、花椒、咖啡、酒、可可等。

3.忌公鸡、鹅、猪头肉、海腥等发物。

4.忌钾。血钾高时避免食用绿叶蔬菜(如菠菜、空心菜、苋菜、莴笋、花菜)、苦瓜、竹笋、韭菜、菇类、紫菜、海带、胡萝卜、金针、木耳、黄豆芽、马铃薯。香蕉、番茄、石榴、枣子、橘子、柳丁、枇杷、杧果、柿子、香瓜、葡萄、枇杷、阳桃等，建议食用时每次以一种水果为主。其他似咖啡、浓茶、鸡精、牛精、人参精、浓肉汤、薄盐酱油、无盐酱油、半盐、代盐等钾含量亦高,应避免食用。烹调时,可将食物先以滚水烫过后再用油炒,可减少钾的摄入。

5.忌磷。含磷高的食物有全麦谷类及制品、黑色饮料、啤酒、茶叶、内脏类、核果类(花生、腰果、核桃)及酱制品(花生酱)、巧克力、蛋黄、牛奶、奶制品、菇类、虾米(虾皮)等。相对含磷少的食物,如新鲜蔬菜、新鲜水果、湿海带、鸡肉、鸡蛋、马铃薯、山药、芋头、红薯等。

六、食疗解读

1.透析患者需要足够的蛋白质。血液透析每次流失约6克的蛋白质。动物性蛋白质如牛肉、猪肉,深海鱼类如鲑鱼、鲔鱼,黄豆制品类亦属于优质蛋白质。

2.透析患者需要足够的热量。适量的米饭、面食及肉类、豆制品;每日所需的热量,可由低蛋白食物补充,多采用植物油烹调。

3.透析患者需要控制盐的摄入。应忌食任何腌制品、罐头等加工食品。烹调时可用葱、姜、蒜、糖、酒来增加食物的口感。

4.透析患者需要限制水分的摄入。每次透析,体重增加不可超过干体重的5%。每日饮水量以排尿量加500～700毫升为宜。

5.透析患者需要控制钾的摄入。血钾过高会引起心律不齐、心脏停搏。

6.透析患者需要控制磷的摄入。如磷、钙不平衡,会引起副甲状腺功能亢进、骨头病变,应避免食用高磷食物。磷广泛存在一般的食物中,所以服用磷结合剂如钙片、胃乳片可减少食物中磷的吸收。

第 ⑬ 讲
血尿的饮食调养

一、疾病概述

　　小便中混有血液甚至血块的病症称为血尿。血尿可分肉眼血尿和镜下血尿。血尿又分为尿血及血淋两种情况：排尿不痛或痛不明显者称为尿血，尿血而兼小便滴沥涩痛者称为血淋。血淋属淋证范畴。尿血的主要病位在肾及膀胱，主要病机是热伤脉络及脾肾不固而热伤脉络。又有实热和虚热之分：小便带血或伴有血块，尿道无疼痛感，但觉灼热、口干，热而脉滑者，属实；如尿时不热、精神疲劳、头昏目花、腰酸、脉沉涩细弱者，属虚。

　　中医治疗原则应分清虚实，虚者以补益脾肾、滋阴降火，实者用清热利湿、泻火止血。检查血尿不要把月经血、子宫出血或痔疮出血等混入尿液，取尿液前要清洗外阴部，舍去初尿，用中间尿作标本才能正确反映病情。另外要注意区别服用某些药物如氨替比林、大黄、酚磺酞后的尿色变红。

二、饮食原则

　　1.若病程长而肾功能损害尚不严重者，膳食中蛋白质不必严格限制，但每日蛋白质不应超过1克/千克体重。

　　2.热量每日需要147～168千焦每千克体重。

　　3.钠摄入量取决于水肿程度和有无高血压。

　　4.维生素含量应充足。当病情恶化或慢性发作时，应立即按慢性肾炎膳食原则或肾衰膳食原则处理。

粥疗

荠菜粥

【材料和制法】取鲜荠菜100克,拣去杂质,洗净切碎,粳米50克煮粥,待粥将稠时加入荠菜末,煮数沸加入盐、味精即可。

【功效】有清热止血的作用。适用于内热口苦尿血。

鲜藕粥

【材料和制法】取鲜藕250克洗净切碎,与粳米100克共煮粥,粥成加蜂蜜分次食用。

【功效】有生津清热止血的作用。适用于尿路感染、血尿。

旱莲草人参粥

【材料和制法】取旱莲草30克,加水煎半小时取浓汁,人参6克另炖汤,粳米100克煮粥,待粥稠时对入人参、旱莲草汁加适量白糖分次服食。

【功效】有益气摄血的作用。适用于血尿日久气虚。

阿胶糯米粥

【材料和制法】阿胶12克,糯米100克。先将阿胶捣碎,待将糯米煮成粥后,再放入阿胶和调料稍煮,搅拌令其烊化后即可食用。

【功效】有养血止血、滋阴润肺的作用。适用于便血、尿血、吐血、咯血等。

猪血鲫鱼粥

【材料和制法】生猪血1碗,白胡椒少许,鲫鱼200克,白米100克,调料适量。将鲫鱼除鳞,去肠杂及鳃,切成小块,和猪血、大米煮粥食用。每日1次。

【功效】有解毒清肠、补血美容的作用。适用于肛肠病贫血、血尿、大肠癌放疗化疗后白细胞减少症、肛肠手术后并发症。

莲子芡实粥

【材料和制法】莲子、芡实各50克,糯米100克,冰糖适量。将糯米、芡实淘洗干净,用冷水浸泡后捞出,沥干水分;莲子洗净,用冷水浸泡回软,除去莲心;锅中加入约2000毫升冷水,将莲子、芡实、糯米放入,先用旺火烧沸;再改用小火熬煮成粥,下冰糖调好味,再稍焖片刻,即可盛起食用。

【功效】有养心安神的作用。适用于血尿。

山药枸杞芡实粥

【材料和制法】山药100克,枸杞子、芡实各50克,粳米100克,冰糖适量。将枸杞子和芡实洗净,然后加半碗水浸泡2小时后放入锅内煮软。将山药去皮切片,然后将山药、枸杞子和芡实一起放到锅中,用大火同煮。在快出锅前的五分钟内加入冰糖即可。

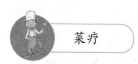 菜疗

马兰头拌豆腐干

【材料和制法】取马兰头250克,去老梗、黄叶洗净,沸水中烫后捞出挤干剁成碎末;取香豆腐干5块放沸水烫后切成小丁,与马兰头末拌和加调味即可。

【功效】有清热解毒止血的作用。适用于结石及尿道感染的血尿。

炒茄子

【材料和制法】取茄子500克去皮切成条入油锅炒,再加豆瓣酱及调料适量,略炒片刻用水生粉勾芡即可食用。

【功效】有清热止血的作用。适用于肾、膀胱结石血尿。

【功效】有消除疲劳、补脾养肺、益心健脑、抗衰老、防癌的作用。适用于血尿。

白术枸杞山药粥

【材料和制法】山药100克,枸杞子、白术各50克,粳米100克。加水煮粥。

【功效】有健脾养肾的作用。适用于血尿。

煨核桃仁

【材料和制法】核桃仁煨熟,每晚临睡前吃2个,可以长期服食。

【功效】有补肾固涩的作用。适用于老年肾虚尿频、尿血不止。

养血炒肝片

【材料和制法】熟地20克,当归15克,鸡血藤15克,丹参15克,鸡蛋2个,黄瓜50克,猪肝250克,生姜10克,加调料爆炒。

【功效】有止血养血的作用。适用于便血、尿血,有急性感染时不宜用。

醋煮羊血

【材料和制法】羊血200克,米醋1碗,盐及调料适量。每次用已凝固的

羊血约200克,切成小块,加入米醋1碗,煮熟,加少许盐及调料调味即可。

【功效】有治疗痔疮出血、血尿的作用。适用于老年肾虚尿频、尿血不止。

血藤山楂炸大排

【材料和制法】大排1000克,鸡血藤30克,山楂30克,丹参30克,番茄酱10克。将鸡血藤、山楂、丹参洗净,水煮取浓缩汁30毫升,将大排洗净,控干水,用刀剁成扇面块,使肉松软。将排骨放入陶瓷容器中,加入料酒20克、酱油50克、葱段20克、姜末10克拌匀腌渍半小时,取出控去酱油待用。将锅上火烧热,加入植物油750克,烧至七成熟时,放入排骨,约炸2分钟。炸至金黄色用手一按感到肉质发硬即好,捞出,控干油,装盘。另取一锅上火,加芝麻油15克烧热,加入白糖、番茄酱、鸡血藤等的浓缩汁及清汤少许,烧开后用湿淀粉勾芡,浇入装盘的排骨上即成。

【功效】有补血活血、通络、理气化湿、辟秽去浊的作用。适用于便血、尿血、月经不调、血虚萎黄、麻木瘫痪、风湿痹痛等症。急性乙型肝炎不宜用。慢性乙型肝炎症属肝胆湿热也不宜用。

茜草鸭血

【材料和制法】鲜茜草60克,料酒50毫升,鸭血适量。用鲜茜草60克、料酒50毫升泡6小时后,压汁弃渣,与鸭血一起隔水蒸熟,饮汁及鸭血。

【功效】有补血解毒的作用。适用于便血、尿血、慢性肝炎贫血。

酸辣猪血羹

【材料和制法】猪血250克,猪瘦肉120克,陈皮5克,醋、黄酒、酱油、胡椒粉、湿淀粉、盐、味精、蒜蓉、姜末、青葱各适量。将猪血切丁,漂净浸入水中,猪肉切成末加黄酒、酱油拌匀。加调料做羹。

【功效】有补血止血的作用。适用于血尿等出血症。湿热瘀滞内蕴者不宜多食,慢性肝炎肥胖、血脂升高、有脂肪肝者慎用或忌用,外感实热者不宜食用。

鹅血烧豆腐

【材料和制法】新鲜鹅血250克,豆腐1块,新鲜大蒜苗100克,加调料适量红烧。

【功效】有补血止血的作用。适用于血尿等出血症。

血灌肠

【材料和制法】猪大肠、猪血、糯米、草果面、花椒面、盐各适量。将猪大肠洗净;糯米淘洗干净,上笼蒸约30分钟,取出放在盆里。取适量猪血捏细,加入盐、草果面、花椒面和匀,倒入糯米中拌匀。取猪大肠一段,一头用线扎紧,把制好的血糯米从另一头灌进去,边灌边用手捏实,待灌满后用线扎紧入口,再用温水洗净灌肠表面,上笼蒸约30分钟即成。

【功效】有补血止血的作用。适用于血尿等出血症。

六月雪根灯芯草煮鸡蛋

【材料和制法】六月雪根60克,灯芯草15克,鸡蛋2枚。同煮至蛋熟,去渣及蛋壳,早晚空腹吃蛋喝汤。

【功效】有清热凉血的作用。适用于小儿尿血。

沙参冬虫夏草炖龟肉

【材料和制法】沙参50克,冬虫夏草10克,乌龟1只,油、盐各适量。先将乌龟去肠脏,洗净,龟肉切成块,与沙参、冬虫夏草收炖盅内,炖2小时,加油、盐调味即可。

【功效】有治疗阴虚肺燥、肾阴失济的作用。适用于干咳少痰、痰中带血、耳鸣、遗精、血尿、月经不调、腰膝酸软、肺结核等。

金针菇海参炒腰花

【材料和制法】金针菇250克,海参50克,猪肾1对,调料适量。将猪肾剖开洗净,切成腰花。金针菇洗净切成小段,与海参、腰花一起入油锅煸炒,调味食用。

【功效】有补益脾胃、养血润燥的作用。适用于便血、尿血、肺不张、肺气虚冷。

枸杞鹌鹑蛋炖燕窝

【材料和制法】枸杞子10克,燕窝5克,鹌鹑蛋2个,冰糖20克。将枸杞子去果柄、杂质,洗净;鹌鹑蛋煮熟去壳;燕窝用温水发透,用镊子夹去燕毛;冰糖打碎成屑。燕窝、枸杞子同放炖锅内,加入清水300毫升,用武火烧沸,文火炖煮25分钟,停火,加入冰糖、鹌鹑蛋即成。

【功效】有瘦身美白、滋阴润肺、止咳美容的作用。适用于虚劳咳嗽、气血两虚、皮肤粗糙、面色无华、血尿。

淮山药桂圆肉炖甲鱼

【材料和制法】淮山药、桂圆肉各25克,甲鱼1只。先以热水烫甲鱼,使其排尿后切开,洗净,去肠脏,然后将甲鱼肉与壳一起连同淮山药、桂圆肉放炖盅内,加水适量,隔水炖熟服用。

【功效】有滋阴润肺、止咳养血的作用。适用于血尿。

拌绿豆芽

【材料和制法】生绿豆芽200克洗净,加白糖拌食。

【功效】有止血凉血的作用。适用于血尿。

槐子大黄鸡蛋

【材料和制法】黑槐子末2克,大黄末2克,鸡蛋1枚。将鸡蛋打孔,将黑槐子末、大黄末放入鸡蛋内搅匀,用白面糊孔后蒸熟,每服2枚,每日1次,用4日,停2日,服后多喝开水。

【功效】有凉血止血的作用。适用于便血、尿血等症。

 汤疗

海参龟板汤

【材料和制法】取海参60克水发后洗净,龟板15克炙酥,煮沸后文火煮1小时,加调料调味即可食用。

【功效】有益肾止血养阴的作用。适用于肾结石的血尿。

三七粉猪肾汤

【材料和制法】三七粉5克,猪肾2只,葱、姜、湿淀粉、鲜汤、调料适量。先将猪肾切开去除腰臊,然后切成腰花,起油锅入姜、葱爆香,放入腰花煸炒,即加鲜汤调味烧沸后,再入三七粉,用湿淀粉勾芡即可服食。

【功效】有益肾止血的作用。适用于肾虚腰痛伴血尿。

花生衣红枣汤

【材料和制法】取花生衣10克,红枣50克共煮半小时,捞出花生衣,食枣喝汤。

【功效】有益气强壮止血的作用。适用于气血两虚、尿血不止。

鲜茅根甘蔗汤

【材料和制法】新鲜白茅根、青皮甘蔗各适量。将白茅根洗净,晒干,剪成一寸长的小段,备用。青皮甘蔗连皮洗净,每节切成8条或更细一些,将白茅根、甘蔗条倒入小炒锅内,加冷水两大碗,小火煎半小时,至剩汁一大碗时,滤出弃渣。头汁喝完后,加冷水一大碗再煎,至剩汁半碗时,弃渣。每日2次,每次半碗,或代茶,随时饮服。2个月为1个疗程。

【功效】有补中益气、和胃利肠、清热止血等作用。适用于肾虚腰痛伴血尿。

牡丹皮甲鱼汤

【材料和制法】牡丹皮30克,甲鱼1只,盐、黄酒适量。将牡丹皮干品用冷水洗净,滤干,备用。甲鱼活杀,侧面剖开,去内脏,洗净,用热水烫之除去薄膜,将甲鱼、牡丹皮一起倒入砂锅内,加冷水浸没,用中火烧开后,加黄酒2匙,盐半匙,再改用小火慢煨2小时，直至肉酥烂，离火即成。

【功效】有滋阴补肾、清热降火、补心凉血等作用。适用于肾阴亏损，血尿反复发作，久治不愈。

花生莲子汤

【材料和制法】花生连衣，莲子连皮，白糖各适量。花生剥去外壳，花生连衣洗净，滤干，莲子连皮洗净，再用温水浸泡半小时，剥开，去莲心。将花生、莲子倒入锅内加冷水两大碗，先用小火慢炖1小时，加白糖1匙，然后继续炖半小时，至花生、莲子均已酥熟时即可。

【功效】有调养脾胃、益肾固气、健脾补血的作用。对血尿久治不愈、身体虚弱、食欲不振者，有培本之义，常食有良好效果。

白茅根红枣汤

【材料和制法】白茅根鲜品80克，红枣16个。将白茅根洗净，滤干，剪段约1寸长，备用。红枣用温水浸泡片刻，洗净，备用。将白茅根、红枣一起倒入小砂锅内，加冷水2碗，用小火煎煮半小时，至药液约剩1碗时，滤出头汁。再加水1碗，煎至药液剩大半碗时，滤出二汁，弃茅根渣。每日2次，每次一小碗，喝汤吃枣，3个月为1个疗程。

【功效】有缓补虚羸、健脾利湿、清热止血等作用。适用于血尿少的慢性肾炎。

花生红枣茅根汤

【材料和制法】花生连衣60克，红枣10个，新鲜白茅根60克，白糖2匙。将花生、红枣用温开水浸泡10分钟，洗净，滤干。白茅根洗净，剪断须，备用。将花生肉、红枣、白茅根一起倒入锅内，加冷水4大碗。小火煮1小时后，加白糖，再煮半小时，至花生酥软时，离火。每日2次，每次一小碗，当天吃完。

【功效】有止血凉血的作用。可治血尿。

荠菜鸡蛋汤

【材料和制法】取鲜荠菜200克，加水2碗，放砂锅中煮，至剩1碗汁时，打入鸡蛋1个，煮熟，加盐适量，蛋、菜、汤一起吃下。每天2次，1个月为1个疗程。

【功效】有止血凉血的作用。可治血尿。

灯芯草柿饼汤

【材料和制法】灯芯草6克，柿饼2个，水300毫升，煎剩100毫升加白砂糖适量，温服，柿饼可吃，每日2次。

【功效】有清热利尿、止血消炎的作用。适用于肾病血尿。糖尿病患者不宜用。

145

丝瓜白糖饮

【材料和制法】取老丝瓜2根洗净切段，加清水煎20分钟取汁，加白糖少许饮服。

【功效】有清热凉血、止血的作用。适用于各种热病引起的尿血。

山荠菜花饮

【材料和制法】取山荠菜花200克，加水煮熟饮服，日服2次。

【功效】有清热凉血、止血的作用。对一般血尿和乳糜血尿均有效。

莲子藕汁饮

【材料和制法】莲子50克，藕汁半杯。将莲子煮熟后，用藕汁冲服。日服2次。

【功效】有清热凉血、止血的作用。对血尿等出血症有效。

苡仁红枣蜜

【材料和制法】生薏苡仁30克，红枣10个，糯米30克，红糖1匙，蜂蜜1匙。将薏苡仁用冷水洗净，滤干。红枣用温水浸泡片刻，洗净。糯米淘洗干净，与薏苡仁、红枣一起倒入锅内，加冷水三大碗，用中火烧煮约40分钟，离火。每日2次，每次1碗，作早餐或

下午当点心吃，饮时再加蜂蜜和红糖。2个月为1个疗程。

【功效】有补脾胃、暖水脏、除内湿的作用。适用于血尿、慢性肾炎、脾胃虚寒。

花生米外衣饮

【材料和制法】用炒熟的花生米外衣5克，研细末，温开水冲服，每次服3克，每日2次，用开水或黄酒送下，连服数日。

【功效】有清热凉血、止血的作用。适用于血尿。

苦瓜头饮

【材料和制法】用苦瓜头200克，水煎服。

【功效】有清热凉血、止血的作用。适用于血尿。

玉屏风茶饮

【材料和制法】黄芪10克，白术10克，防风5克。将上方研粗末，放入保温瓶中，以沸水冲泡，闷15分钟，代茶频饮。

【功效】有补气益肾、实为固表的作用。适用于隐匿性肾炎伴血尿，症见小便淡红(或镜检血尿)，精神困倦，自汗畏寒或易于感冒，饮食减少，无水

肿;或有腰膝酸痛,头晕耳鸣,面色萎黄,舌质淡,脉虚弱,辨证属肾阳不足者。阴虚型患者忌用。

西瓜白茅根茶饮

【材料和制法】西瓜皮60克,白茅根90克。将以上两味中药同煎取汁。随量饮用,每天3次。

【功效】有清热凉血、利尿的作用。适用于慢性肾炎、血尿、蛋白尿、管型尿、水肿、高血压等。此茶亦可治急性肾炎、水肿。

车前红糖茶饮

【材料和制法】车前子15克,红糖适量。水煎,取汁,入红糖令溶。代茶饮。

【功效】有清热凉血、利尿的作用。适用于运动性血尿。

茅根芡实茶饮

【材料和制法】白茅根200克,荠菜20克,芡实15克。将白茅根洗净,去茎须及内梗。芡实打碎后先煎15分钟,然后再放入白茅根、荠菜花加清水适量,再煎10分钟,取汁代茶。

【功效】有清热止血、治浊固本的作用。适用于血尿和出血病。

当归补血茶饮

【材料和制法】当归10克,熟地黄10克,红枣30克。将上药洗净,煎煮

取汁,不拘时代茶饮。每日1剂。

【功效】有养血补血的作用。适用于血虚、妇女月经不调。

桑叶止血茶饮

【材料和制法】霜桑叶、绿茶适量。将霜桑叶焙干研末,瓷罐封贮备用。每天1次,每次取上末9克,取绿茶3克,煎汤或用沸水冲泡,候凉送服。

【功效】有清热泻火、凉血止血的作用。适用于肺热咳嗽,痰中带血,或支气管扩张咯血,血尿等症。

四鲜止血茶饮

【材料和制法】鲜鸭梨1个,鲜藕500克,鲜荷叶1张,鲜白茅根30克,红枣10枚。将以上药洗净,加水浸过药面,煎成浓汁即可。每天1剂,不拘时,代茶饮服。

【功效】有清热养阴、凉血止血的作用。适用于鼻出血、咯血、胃溃疡呕血、便血、尿血等出血症。

黄花菜白茅饮

【材料和制法】黄花菜100克,白茅根50克,加水200毫升,煎服,每日2次。

【功效】清热、止血、散瘀血。适用于血尿等症。

治尿血茶

【材料和制法】车前草10克,墨旱

莲20克，茜草15克。将上药切碎，放入保温瓶中，以沸水冲泡，闷15分钟即可。脾胃虚弱者宜食后服用。

【功效】有凉血止血的作用。主治血尿、小便深红或有血块、小便淋沥疼痛或不痛。

● 艾姜止血茶饮

【材料和制法】艾叶炭5克，干姜炭5克，炒阿胶10克，丹皮炭2克。将阿胶块加水放入锅中蒸至溶化。其余三味用纱布包好，放入杯中，以沸水冲泡，闷15分钟，兑入阿胶汁，温服。经

血量少、色紫有瘀块、腹痛拒按者忌用。

【功效】有固涩止血的作用。适用于肾虚腰痛伴血尿。

● 萝卜蜂蜜饮

【材料和制法】萝卜1500克、蜂蜜、盐适量。将萝卜洗净，去皮切片，用蜂蜜浸渍10分钟，放在瓦上焙干，然后再浸再焙连制3次。每日连续嚼服数片，盐水送服，每日3次。

【功效】有清热、散瘀血的作用。适用于肾虚腰痛伴血尿。

四、一日食谱

早餐：甜牛奶1杯，面包或馒头，煮鸡蛋1个。

加餐：桃子1个。

午餐：米饭1碗，炒茄子，淮山药桂圆肉炖甲鱼，荠菜鸡蛋，花生莲子。

加餐：车前红糖茶饮1杯。

晚餐：肉包子，拌绿豆芽，花生莲子汤。

五、食疗宜忌

 宜食品种

1.每日给予充足的水分摄入。

2.宜食清淡素菜类，少食荤油食物。

3.宜多食清凉的水果、蔬菜：如西瓜、橘子、苹果、梨子等，马兰、荠菜、鲜藕、

肾脏疾病饮食调养专家谈

荷叶、白茅根、生地、蕹菜、马齿苋、荸荠、花生、柿饼、冬瓜、蚕豆、莲子、芹菜、金针菜等。

4.实证宜食清热止血食物,虚证宜食补肾固摄食物。

饮食禁忌

1.忌食辛辣刺激以及燥热动火的食物,如酒、烟、葱、蒜、韭菜、胡椒、肉桂、丁香、辣椒、花椒、生姜、洋葱、茴香、鹅肉、公鸡、各种海鱼、芫荽、香椿头、芥末、荔枝、龙眼肉、川芎等。

2.结石患者忌食含钙量高的食物。

3.忌食煎炙、烧烤、肥甘厚腻食物。

4.忌食海腥、虾、蟹等发物。

5.少食温热性食物,如狗肉、羊肉等。

6.伴有水肿者,宜低盐饮食。

六、食疗解读

肾性血尿是指血尿来源于肾小球,临床上表现为单纯性血尿,或血尿伴蛋白尿,多见于原发性肾小球疾病,如IgA肾病、系膜增殖性肾炎、局灶性肾小球硬化症,肾囊肿,多囊肾,也可见于继发性肾小球疾病如紫癜性肾炎、狼疮性肾炎。如果治疗不彻底,反复发作或失治误治,病情不能得到切实有效的控制,最终可导致尿毒症。

血尿常见于以下疾病:急性肾小球肾炎、肾盂肾炎、泌尿系统结石、肾结核、肾及尿路损伤、过敏性紫癜、维生素C缺乏症、维生素K缺乏症、全身性疾病、白血病、血友病、药物性血尿等。暂时性血尿由饮水过少引起,增加饮水,稀释尿液后很快消失。

尿血多因火旺,但有实火与虚火之分。实者多属暴起,尿血鲜红,尿时一般都有尿道灼热感觉;虚者多属病久不愈的慢性尿血之人,尿血淡红,尿时亦无灼热之感。前者宜吃具有清心泻火、凉血止血作用的清淡食物,后者宜吃具有滋阴降火、益气摄血作用的食品。凡是尿血之人,无论虚实,均忌吃辛辣刺激性食物,忌吃肥甘油腻、荤腥温热性食品,忌吃海鱼虾蟹发物。

第 ⑭ 讲
水肿的饮食调养

一、疾病概述

　　水肿是指人体血管外组织间隙水液的潴留,泛滥肌肤,引起眼睑、头面、四肢、腹背,甚至全身水肿,严重者可伴有胸水、腹水,是急性肾炎的常见表现。中医治疗以发汗利尿、攻逐祛邪、健脾温肾、补气活血、行气利水为原则。水肿患者早期会有体重的快速增加,而无明显的水肿症状,之后随着病情的发展出现局部或全身的水肿。

二、饮食原则

　　1.必须积极地寻找病因进行针对治疗,同时要控制盐的摄入量,补充蛋白质,吃一些具有利尿作用的食物,这样能使水肿逐步消退。

　　2.进食足够量的蛋白质。每天一定要保证食入鱼、虾、蛋、奶等动物类食物和豆类食物,贫血的孕妇每周要注意进食2次动物肝脏以补充铁。

　　3.适当控制水分的摄入,进食蔬菜和水果要适量。

　　4.不要吃过咸或难消化的食物。不要多吃咸菜,以防止水肿加重,少吃或不吃难消化和易胀气的食物,如油炸的糯米糕、白薯、洋葱、土豆等。以免引起腹胀,使血液回流不畅,加重水肿。

　　5.进食足够量的蔬菜和水果。孕妇每天要保证进食蔬菜和水果,蔬菜和水果含有人体必需的多种维生素和微量元素,多吃可以提高机体的抵抗力,加强新陈代谢,还可解毒利尿。

　　6.对于水肿较严重的孕妇,应适当控制水分的摄入。

7.少吃或不吃难消化和易胀气的食物,如油炸的糯米糕、白薯、洋葱、土豆等都属于难消化和易胀气的食物。准妈妈要少吃这些食物,以免引起腹胀,使血液回流不畅,加重水肿。

三、食疗处方

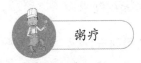

粥疗

海带瘦肉粥

【材料和制法】粳米30克,猪瘦肉60克,海带40克,调料适量。将海带泡发洗净,切碎备用;猪瘦肉洗净,切小丁块备用;粳米淘洗干净备用;将三物一同放砂锅里,加适量清水煮成粥;加入少许盐调味即可。

【功效】有改善血酸、血液黏性、降压的作用。适用于水肿、高血压。

赤豆粳米粥

【材料和制法】取赤豆50克洗净,温水浸泡3小时加水煮烂,再入粳米100克煮成粥,加白糖适量,分次食用。

【功效】有渗湿利尿的作用。适用于水肿伴小便不利。

冬瓜粥

【材料和制法】连皮冬瓜200克切成小块,粳米100克,同煮粥,分次食用。

【功效】有清热解毒、利水消肿的作用。适用于发热烦渴、小便不利、水肿。

老鸭粥

【材料和制法】粳米100克,老鸭1只,葱花、姜末、调料适量。老鸭宰杀后去毛、内脏,洗净后切成小块加水煮沸后文火煮5小时,然后取清鸭汤加入粳米粥内,并放少许葱花、姜末调味,每日早晚空腹温服。

【功效】有滋阴补虚、利水退肿的作用。适用于慢性肾炎水肿、肝硬化腹水5年以上。

赤豆红糖粥

【材料和制法】粳米100克,赤小豆15克,红糖适量。将赤小豆和粳米分别淘洗干净,粳米暂时泡在水里。先将赤小豆放入锅里加水煮烂,再将粳米捞出,放入锅里煮至米烂粥黏。加入适量红糖,搅匀,烧开即可。

151

【功效】有利尿解酒、解毒、润肠通便、降血压、降血脂、调节血糖、解毒抗癌、预防结石、健美减肥的作用。适用于水肿。

● 牵牛粥

【材料和制法】粳米100克，牵牛子粉末1克，生姜2片。先用粳米煮粥，待煮沸后放入牵牛子粉末及生姜，煮成稀饭即可。

【功效】有泻水消肿、通便下气、驱虫的作用。适用于腹水胀满、小便不利、大便秘结、脚气水肿、小儿蛔虫病。

● 荷叶粥

【材料和制法】粳米100克，荷叶适量，冰糖适量。取粳米煮粥，待粥熟后加冰糖搅匀，趁热将荷叶撕碎覆盖粥面上，待粥呈淡绿色取出荷叶即可。

【功效】有清暑利湿、升发清阳、止血、降血压、降血脂的作用。适用于水肿、中暑热致头昏脑涨、胸闷烦渴、小便短赤等。

● 荠菜黄豆粥

【材料和制法】荠菜250克，粳米100克，黄豆50克。先将荠菜去杂，清水洗净，取刀切碎，备用；将黄豆用清水浸泡过夜，备用；把粳米淘洗干净，与泡好的黄豆一同放入锅内；倒入适量清水，置于武火上煮；旺火煮沸后，改用文火继续煮至八成熟时，加入荠菜，待米烂豆熟粥稠即可食用。

【功效】有利水滋补的作用。适用于水肿。

● 海带绿豆粳米粥

【材料和制法】粳米30克，海带50克，绿豆20克。将海带泡发洗净，切碎备用；绿豆洗净浸泡4个小时；粳米淘洗干净备用；锅里加入绿豆和适量清水煮半小时，加入粳米和海带煮粥，待米烂粥稠即可。

【功效】有降压的作用。适用于水肿、高血压。

● 鸡丝莼菜粥

【材料和制法】鸡丝200克，莼菜200克，粳米100克，火腿丝、鸡汤、葱花、调料适量。将鸡丝加入盐、料酒、水淀粉拌匀，腌渍5分钟，下入开水中烫透，捞出备用。锅中倒入稠粥，上火烧滚，加入鸡丝、莼菜、火腿丝、鸡汤、盐，搅拌均匀，见粥黏稠，撒上葱花，出锅装碗即可。

【功效】有厚肠胃、清热毒、消水肿的作用。适用于水肿、热痢、黄疸、胃溃疡、反胃呕吐、慢性胃炎、胃癌等症。

● 胡萝卜缨蒸葱白

【材料和制法】取胡萝卜缨500克，洗净，加生姜3片、葱白5根，适量水，隔水蒸熟服食。

【功效】有祛风利水的作用。适用于水肿初起伴有恶风发热。

● 鲤鱼蒸赤豆陈皮

【材料和制法】鲤鱼1条(750克)，去鳞鳃、内脏，洗净；赤豆50克温水浸3小时；陈皮5克共塞入鱼腹内。加调料、鸡汤，上笼蒸1.5小时，分次服食。

【功效】有利水健脾、退黄消肿的作用。适用于黄疸、肾病、小便不利。

● 牛肉煮蚕豆

【材料和制法】精牛肉1000克，加水煮沸捞出，洗净后再加水用文火煮1小时，加入蚕豆250克，煮至牛肉熟烂后加调料调味，分次服食。

【功效】有健脾利水的作用。适用于营养不良、脾虚水肿。

● 冬笋黄瓜拌猪肾

【材料和制法】猪肾250克，去臊，洗净，切成腰花。冬笋片、黄瓜片各少许，调料适量。将腰花、冬笋片入沸水中烫熟捞出，待凉后与黄瓜片装盆，加

姜末、盐、醋等调味匀即成。

【功效】有益肾补腰利水的作用。适用于肾炎腰酸足软、面浮足肿。

● 鲤鱼拌黄芪香菇冬笋

【材料和制法】鲤鱼1条，去鳞鳃、内脏，洗净，起油锅入鲤鱼炸透，加黄芪30克、香菇片20克、冬笋片20克及调料、清水，煮熟后即可食用。

【功效】有益气健脾、利尿消肿的作用。适用于心、肝、肾病水肿胀满。

● 家常烧鲤鱼

【材料和制法】鲤鱼400克，葱、姜、蒜、花椒、香菜、芝麻油、调料适量。将鲤鱼去鳞鳃、内脏，洗净，两面剞上花刀。炒锅上火，加油烧热，葱、姜、蒜、花椒爆锅，加入调料调味，放入鲤鱼两面煎一下，加汤，急火烧开，慢火煨透。汤汁变浓时，将鱼翻身，急火烧至汤汁将干，加香菜段，淋芝麻油出锅即成。

【功效】有滋补健胃、利水消肿、通乳、清热解毒、止嗽下气的作用。适用于水肿。

● 老鸭煲

【材料和制法】鸭600克，粽叶、笋干、火腿、葱、姜、黄酒、高汤、调料适

量。将老鸭宰好、煺净，放入沸水锅焯去血污，挖掉鸭臊，洗净。将粽叶、老鸭、笋干、火腿放入砂锅，加入葱、姜、黄酒、高汤、老鸭原汤，用文火炖4小时，拣去粽叶、葱、姜，用盐、味精调好味即可。

【功效】有清耳明目、调节血气的作用。适用于水肿。

芋儿卷

【材料和制法】芋头500克，猪肉200克，宽叶青菜、调料适量。将芋头去皮蒸趴剁碎成泥；猪肉剁碎；芋泥拌入鲜肉熟馅、米粉、味精、盐、白糖适量，揉成芋头面团；面团加入小葱花拌匀，出条下节子，搓成椭圆形在米粉盆内滚上一圈；用菜叶子包成卷形，放入刷了油的笼内蒸熟即成。

【功效】有美肌肤、滋养强身、助消化的作用。适用于水肿。

山药炒紫河车

【材料和制法】紫河车50克，山药50克，调料适量。将山药、紫河车洗净，切片，同炒，以醋、酱油佐味食用。

【功效】有补肾填精、益气消肿的作用。适用于小儿肾炎慢性期。

鲍贝玉片

【材料和制法】芥菜500克，鲍鱼80克，干贝20克，姜片、调料适量。芥菜取心洗净，切6厘米的长段，入开水中煮2分钟后，捞起漂凉；干贝洗净加水半杯，入锅蒸20分钟后，捞起待凉，撕成细丝，蒸汁留用；鲍鱼切薄片备用。锅热入油15克烧热，入姜片爆香，再入芥菜心、干贝、蒸汁，以大火煮开，改小火煮至芥菜变软，最后入鲍鱼及调味料，勾芡即可。

【功效】有益气养胃、健脾消食的作用。适用于水肿。

养阴美味鸭

【材料和制法】母鸭1500克，银杏100克，调料适量。将银杏去壳，放入锅内，用沸水煮熟，捞出，去皮膜，切去两头，去心，再用开水氽去苦水；在猪油锅内炸一下，捞出待用；将母鸭洗净，剁去头和爪；用盐、胡椒粉、料酒将鸭身内外拌匀后，放入盆内；加入生姜、葱、花椒，上蒸笼蒸约1个小时取出；拣去生姜、葱、花椒，用刀从鸭背脊处切开；去净全身骨头，铺在碗内；修下的鸭肉切成银杏大小的颗粒，与银杏拌匀；放入鸭脯上，将原汁倒入，加汤上笼蒸30分钟；至鸭肉熟烂，即倒入盘中；锅内掺清汤，加入余下的料酒、盐、味精、胡椒粉、水淀粉，勾芡；放猪油少许即成。

【功效】有滋阴养胃、利水消肿、定喘止咳的作用。适用于咳嗽水肿、哮喘痰嗽等症。

酒炒螺蛳

【材料和制法】螺蛳500克，白酒、调料适量。将螺蛳洗净，置铁锅中炒热，加适量白酒和水，煮至汤将尽时起锅。

【功效】有清热利尿的作用。适用于水肿，泌尿系感染，肾盂肾炎属湿热蕴结者，症见小便淋痛、小便白浊、水肿、渴饮等。

 汤疗

泥鳅大蒜汤

【材料和制法】泥鳅250克，豆腐、芫荽、大蒜、姜片适量。把泥鳅刮干净，去内脏，下油锅煎香备用。加入开水，放入煎好的泥鳅、豆腐、姜片，慢火煮30分钟。加入洗净之芫荽，调味后稍煮开即可。

【功效】有清热利湿、健脾消肿的作用。适用于水肿患者湿热内盛。

紫菜汤

【材料和制法】干紫菜25克，盐、酱油、胡椒粉、味精、芝麻油适量。将干紫菜放入清水中泡发，洗去泥沙，控干水分；锅内加适量水，煮沸；将紫菜倒入锅内，先用武火煮沸，转为文火慢煮6~8分钟，加入盐、酱油、胡椒粉、味精，淋入芝麻油，再煮一会儿，出锅，即可食用。

【功效】有化痰软坚、清热利水、补肾养心的作用。适用于水肿。

肉丸汤

【材料和制法】猪肉100克，冬瓜150克，淀粉、色拉油、料酒、盐适量。将猪肉洗净，剁成肉蓉，放入碗内，加入色拉油、料酒和盐腌制15分钟。然后在碗中加入清水和少量淀粉搅成肉糊。锅中倒入清水烧开，改用小火，把肉糊捏成丸状，放入汤内煮熟。另取一汤锅置于旺火上，放入高汤烧开，放入肉丸焯一下，把汤倒出另作他用。把汤锅重放高汤，加入盐、胡椒粉烧开，下入肉丸，待汤烧开，加入味精，盛入大汤碗内即可。

【功效】有清热解毒、化痰生津、除烦止渴、利尿消肿等作用。适用于水肿。

赤小豆鸡汤

【材料和制法】母鸡500克，赤小豆60克，调料适量。将鸡去毛、内脏，洗净备用。将赤小豆放入鸡腹内，加水适量煮熟即成。

【功效】有温中益气、利水消肿的

作用。适用于脚气病水肿、营养性水肿、心脏病水肿、肾脏病水肿、肝脏病水肿等。

腰片豆腐汤

【材料和制法】猪肾200克,豆腐200克,蘑菇、冬笋、葱段、姜片、调料适量。将猪肾切成薄片,加入葱段、姜片、料酒,拌匀后,用清水泡着,将豆腐切成块,冬笋切成薄片,蘑菇用温水浸泡洗净。腰片用开水烫过。清汤1000克烧开,将豆腐、蘑菇、笋片、腰片、葱段、姜片放入烧开,调味即可。

【功效】有补肾养胃、止咳消痰、利水止遗的作用。适用于肾虚耳聋、腰痛遗精、咳嗽痰多、身面水肿以及盗汗、少食。

赤小豆冬瓜祛湿汤

【材料和制法】冬瓜640克,赤小豆40克,调料适量。将冬瓜去皮、切块,赤小豆洗净入锅煲1小时,加调料调味即成。

【功效】有祛湿消肿、消除脂肪的作用。适用于水肿。

粉葛鲫鱼猪骨汤

【材料和制法】粉葛960克,鲫鱼640克,猪排骨640克,盐适量。将鲫鱼宰杀洗净,猪排骨洗净,粉葛去皮切件;在大瓦煲内放入适量清水,煮开后放猪排骨先煲1小时,跟着放入鲫鱼、

粉葛,慢火煲2小时,下盐调味即可。

【功效】有清热解渴、利湿除烦、消肿轻身的作用。适用于水肿。

青鸭赤小豆汤

【材料和制法】青头鸭1500克,赤小豆250克,盐适量。将青头鸭宰杀后,煺毛,去内脏,洗净备用;将赤小豆淘洗干净后装入青头鸭腹内;将鸭放入锅内,加水适量用火炖煮,待鸭炖熟,加盐调味即成。

【功效】有健脾开胃利尿的作用。适用于脾虚水肿。

粉葛鲮鱼赤豆汤

【材料和制法】粉葛960克,鲮鱼400克,赤小豆150克,油、盐适量。将粉葛去皮洗净切件;鲮鱼去肠、鳞洗净;加油、盐煎至微爆,放入赤小豆,加水6碗,煲4小时左右,待至豆熟透即可饮用。

【功效】有清骨火、舒肌退热、利湿清痰、利尿退肿、解湿毒的作用。适用于水肿。

鲈鱼汤

【材料和制法】鲈鱼500克,女贞子、生姜、葱、盐、料酒、味精、胡椒粉、芝麻油适量。将鲈鱼宰杀后,去鳃、鳞及肠杂,洗净。女贞子洗净,去杂质;生姜切片,葱切段。将女贞子、鲈鱼、生姜、葱、料酒同放炖锅内,加水1800

毫升,先用旺火烧沸,再用小火煮25分钟,加入盐、味精、胡椒粉、芝麻油即成。

【功效】有补肝肾、益脾胃、化痰止咳的作用。适用于头晕目眩、耳鸣腰下酸或下肢水肿、面色无光等症。

◉ 鱼鳃腰片汤

【材料和制法】猪肾250克,鱼鳃200克,葱、姜、盐、味精、胡椒粉适量。将猪肾撕去外膜,从中间剖开,批去腰臊,剞鱼鳃花刀;鱼鳃洗净。锅中放水,葱、姜、料酒烧开,将腰片入锅汆熟,捞出置汤碗中;汤中浮沫撇清,下鱼鳃,烧开,加盐、味精、胡椒粉调味,倒入汤碗中即成。

 饮疗

冰糖雪蛤膏饮

【材料和制法】雪蛤膏20克,银耳30克,苹果脯20克,枸杞子5克,冰糖适量,开水冲服。

【功效】有温肾补阳、润肺止咳的作用。适用于治疗肾虚、哮喘、肺燥咳嗽、夜尿增多、阳痿、水肿、小便不利。

◉ 绿豆茶饮

【材料和制法】绿豆30克,茶叶9克,煮汤饮。

【功效】有清热解毒、利水消肿、清

【功效】有补肾强腰的作用。适用于肾虚腰痛、身面水肿、遗精、盗汗、老人耳聋等症。

◉ 赤豆牛肉汤

【材料和制法】牛肉250克,赤小豆150克,花生仁100克,调料煮汤。牛肉洗净,切块;把全部用料一起放入锅内,加清水适量,武火煮沸后,改文火煮2小时,调味即可。

【功效】有健脾利水的作用。适用于肝硬化腹水,或营养不良性水肿属脾虚湿停,症见体倦乏力,饮食减少,食后腹胀,小便不利,下肢水肿,或中轻度腹水,大便不畅等。湿热内盛、外感发热者不宜饮用本汤。

暑止渴等作用。适用于水肿。

◉ 鲜芹菜汁饮

【材料和制法】芹菜250克,榨汁饮。

【功效】有降血压、平肝镇静、和胃止吐、解痉利尿的作用。适用于水肿、眩晕头痛、高血压颜面潮红。

◉ 车前茶饮

【材料和制法】车前草50克,开水泡饮。

【功效】有利水退肿、祛痰止咳、清

热明目的作用。适用于水肿。

薏苡仁橘羹饮

【材料和制法】薏苡仁150克,蜜橘500克,白糖、糖桂花、水淀粉适量。将薏苡仁用清水洗干净,放入水中浸泡2小时,备用。蜜橘去皮、去核,切成小丁。锅中倒入清水适量,加入薏苡仁煮开,改用文火慢煮,待薏苡仁熟烂,加白糖、糖桂花,放入蜜橘丁烧开,再用水淀粉勾稀芡即可。

【功效】有健脾利湿、清热排脓的作用。适用于水肿、肺结核、风湿性关节炎等。

菠萝百香酒饮

【材料和制法】菠萝300克,百香果300克,米酒头、冰糖适量。将菠萝果肉切小片,百香果切开,取300克果肉

汁,备用。以一层菠萝、一层冰糖的方式放入广口玻璃瓶中。再倒入百香果汁、米酒头,然后封紧瓶口。贴上制作的日期卷标,放置于阴凉处,静置浸泡3个月后,即可开封滤渣装瓶饮用。

【功效】有增加抵抗力、美容养颜的作用,对心脏也很有助益。适用于水肿。

芦根薄荷饮

【材料和制法】芦根30克,薄荷5克,煮汁饮。先将芦根、薄荷叶用清水洗净,芦根切成段。锅内放入适量清水,芦根直接放入锅中,盖好锅盖,煎沸10分钟后,再将薄荷投入,片刻即成。

【功效】有利尿消肿、辛凉解表发汗的作用。适用于水肿。

四、一日食谱

早餐:大米粥1碗,馒头1个,鸡蛋1个,牛肉煮蚕豆。

加餐:牛奶1杯。

午餐:米饭1碗,家常烧鲤鱼,肉炒卷心菜,粉葛鲫鱼猪骨汤。

加餐:冲藕粉,苹果1个。

晚餐:米饭1碗,肉丸汤,冬笋黄瓜拌猪肾。

五、食疗宜忌

宜食品种

1.宜食清淡饮食、蔬菜,如冬瓜、葫芦、赤豆、薏苡仁、玉米。荤菜中以鲤鱼、鲫鱼、瘦肉、鸭肉为宜。

2.宜吃含糖量高的水果,如西瓜、甘蔗、苹果、橘子、水蜜桃、椰子等。

3.除米面主食外,宜吃豆类,如绿豆、赤豆。

饮食禁忌

1.忌过咸食物,限制水分摄入。

2.忌烟、酒及醋等刺激性食物,忌葱、韭菜、蒜、姜等辛辣食物。

3.忌油腻、海腥、生冷水果,如虾、蟹、海鱼、南瓜、雪里蕻等。

六、食疗解读

正常的水代谢,主要由肺、脾、肾三脏完成。若风邪外袭、肺气上逆,或湿毒浸淫、内归脾肺,或水湿浸渍、脾气受困,或饮食劳倦、伤及脾胃等,均可使水液内停,形成水肿。所以水肿虽然涉及的脏腑很多,但其病根在肾。西医则认为水肿的原因有肾脏疾病、心脏疾病、肝脏病、营养不良、内分泌紊乱等。

1.小米:小米最大的功效就是可以治疗消化不良,因为小米是非常容易消化的食物,且容易被人体所吸收,同时会产生促睡血清素的分泌,其是温和的纤维质,对治疗便秘及失眠极为有效。具有排毒美容效果,同时也可以有清热利尿的作用。

2.薏苡仁:薏苡仁有助促进利尿消肿的效果,是最好的排毒圣品,常被用来美白及改善水肿的问题,同时也有助于免疫及降血脂的作用。若有高脂血症,每日摄取60克的薏苡仁,就会让血胆固醇有明显降低的作用。

3.玉米:玉米可说是五谷杂粮中最好的抗癌产品,其含有丰富的膳食纤维、玉米黄素、维生素B_6等成分,且有刺激肠胃蠕动之功能。女性摄取玉米可有助于美容及让皮肤细腻,同时也可以延缓老化,甚至有抑制皱纹产生之作用。长期食用玉米,也可以降血脂及降低血清胆固醇。不过玉米会导致胃闷胀气,因此不宜一次吃过多的分量。

4.黑芝麻:众所周知,黑芝麻有乌发的作用,基于其富含维生素E及芝麻素,可抑制自由基的氧化,达到抗老化的作用。同时其也富含钙及镁,有助于骨骼的成长,同时其含有的蛋白质、铁、维生素A、维生素D、维生素E、维生素B_1、维生素B_2,都有助于美化肌肤。

5.红豆:红豆是一种防疫的养生食品,是从古至今都备受肯定的食品,其功效包括补血、利尿及消肿,对于一些爱美人士,红豆更有助于气色红润、补血及促进血液循环的作用。

第⑮讲
血精的饮食调养

一、疾病概述

血精顾名思义是精液里有血,也就是乳白色的精液变成粉红色、红色,或夹带有血丝,在显微镜下可见到大量红细胞。患有这种病的人,可伴有轻度会阴、直肠及下腹部疼痛,或有排尿疼痛等泌尿道感染的征象。血精是精囊与前列腺、泌尿道、直肠等器官相邻的部位有炎症时,细菌很容易蔓延到精囊引起发炎,精囊就肿胀、充血和出血,故造成血精的最常见疾病是精囊炎。

二、饮食原则

1.停止性生活。

2.用抗生素治疗其炎症。

3.用精囊前列腺按摩的方法,让精囊内含有细菌的液体应早排空,以利于恢复。

4.运用中医药治疗。急性期多为湿热下注,治宜清热化湿、凉血止血,方用四妙散加味(苍术、黄柏、牛膝、苡米、蒲公英、藕节、茅根、生地、大小蓟)。慢性期多为阴虚火旺,治宜滋阴降火、凉血止血,方用知柏地黄汤加旱莲、女贞、仙鹤草。后期多为气血亏虚,治宜补益气血、引血归经,方用归脾汤加减。

5.血精的食物选择。血精的治疗,除针对病因治疗精囊炎症外,饮食疗法常可取得较好的效果。日常饮食中可常食用具有滋阴、清热、利湿及凉血止血的食物。

三、食疗处方

 粥疗

猪脬苡粥

【材料和制法】猪脬2只，薏苡仁100克，葱、姜、糖适量。将猪脬用温水漂洗干净，切成条状，锅中加油微炒，放入薏苡仁米及葱、姜、糖适量，加水文火烧煮成粥，以上为1日量，空腹2次服完。半个月为1个疗程。

【功效】有清热利湿的作用。适用于湿热蕴结而致的血精。

猪肉虫草粥

【材料和制法】粳米50克，虫草10克，猪瘦肉100克。将虫草用布包好，猪瘦肉切成细片，然后与粳米同煮成粥，粥熟后，取出药包即可。

【功效】有益肺滋阴、补肾助阳的作用。适用于湿热蕴结而致的血精、肾阳虚衰、阳痿、遗精、腰腿酸痛、劳嗽虚喘、咯血干咳、自汗盗汗等。

山药羊肉粥

【材料和制法】羊肉、山药各500克，粳米100克，盐、葱花、姜末、味精、胡椒粉适量。将羊肉洗净，切碎，下入油锅煸炒，加入盐、葱花、姜末继续煸

炒至熟透。将山药去皮洗净，切小块，山药研泥。粳米淘洗干净，肉汤内下米，放锅中加适量水煮沸，放入山药泥小火煮成粥，再加入炒熟的羊肉煮沸，投入味精、胡椒粉调味即成。羊肉煮熟烂作羹，共煮成粥食之。

【功效】有益肾壮阳的作用。适用于肾阳虚所致的血精。

猪肾粥

【材料和制法】粳米100克，猪肾90克，盐、味精适量。将猪肾洗净，切片，加大米及水适量，煮粥。粥熟后加油、盐、味精调味即可。

【功效】有补肾强腰的作用。适用于阳痿、遗精、肾虚腰痛、夜多小便等。

枸杞叶羊肾米粥

【材料和制法】粳米100克，羊肾100克，枸杞子叶250克，调料适量。将枸杞子叶洗净，切碎；羊肾去筋膜、臊腺，切碎；将羊肾、枸杞子叶、粳米置锅内，加水适量，煮成粥，加调料调味即可。

【功效】有滋补肝肾、聪耳明目的作用。适用于腰膝酸软、脚跟疼痛、遗

精、阳痿等症。

生地黄粥

【材料和制法】生地黄煮汁150毫升,陈仓米适量。取生地黄汁加入陈仓米煮成粥,搅拌均匀即可。

【功效】有滋阴降火的作用。适用于阴虚火旺型血精。

狗肉粥

【材料和制法】粳米150克,狗肉100克,生姜、盐适量。将狗肉洗净切成小块,放入锅内,加水烧开后,放入生姜、粳米同煮成粥,加盐早、晚餐温服。

【功效】有温补脾肾、益气助阳的作用。适用于阴虚火旺型血精,用治脾肾阳虚、阳痿不举、遗精遗尿、小便清长、腰膝酸软、畏寒肢冷。

海参粥

【材料和制法】粳米100克,海参30克,调料适量。将海参用温水泡发,剖洗干净,切片煮烂后,与粳米同放入锅内,加水与调料,同熬成粥即可。

【功效】有补肾益气、填精养血的作用。适用于阴虚火旺型血精,用治肾气虚弱、精血亏损、阳痿、早泄、遗精、尿频、面色无华、头晕耳鸣、腰膝酸软、疲倦乏力。

鹿茸粥

【材料和制法】粳米100克,鹿茸20克,盐适量。将鹿茸烘干,研成细粉;粳米淘净,放入锅中,加水500毫升,置于武火上烧沸。再用文火煮35分钟,加入鹿茸粉、盐,搅拌均匀即成。

【功效】有温肾助阳、益精养血的作用。适用于阴虚火旺型血精,用治肾阳虚衰、精血亏损、阳痿、早泄、滑精、消瘦怕冷、腰背酸疼、下肢发凉、软弱无力。

鹌鹑蛋粥

【材料和制法】粳米200克,鹌鹑蛋100克,盐适量。将鹌鹑蛋磕入碗内加适量盐,打散;将粳米洗净,加水适量,上火烧沸;待米汤渐浓时,将米粒捞出,继续熬煮;待米汤浓缩后冲入鹌鹑蛋液中,搅匀;再煮至蛋熟,加盐调味即可。

【功效】有填精补液、利尿通淋的作用。适用于阴虚火旺型血精,治疗男子精清不育、小便淋涩等症。

菟丝子粥

【材料和制法】粳米100克,菟丝子30克,白糖适量。先将菟丝子洗净后捣碎,水煎,取汁,去渣后,入米煮粥,粥将成时,加入白糖稍煮即可。

【功效】有补肾益精、养肝明目的作用。适用于阴虚火旺型血精,症见

163

肝肾不足、阳痿、早泄、遗精、腰膝筋骨酸痛、腿脚软弱无力、小便频数、尿有余沥、头晕目花、视物不清、耳鸣耳聋。

 菜疗

猪肾煮黑豆

【材料和制法】猪肾1对，黑豆500克。将猪肾去腰腺，洗净，和黑豆加水同煮，水不可放得过多，煮到黑豆熟而不烂为度。食猪肾，嚼食黑豆，每天60克，半个月为1个疗程。

【功效】有补肾益精的作用。适用于肾虚不固所致的血精。

清汤牡丹虾

【材料和制法】大虾300克，银耳、油菜心各100克，蟹黄、调料适量。将大虾去皮去头，留虾尾，中间片一刀，不要片开，卷成牡丹花形。蟹黄蒸熟。银耳泡发。锅内加汤，把牡丹虾氽熟，放汤盆两边，银耳花摆中间，锅中加调料，调味后，加油菜心烧开，倒入汤盆中，摆上蟹黄即成。

【功效】有补肾壮阳、强筋健骨的作用。适用于治疗发育不良、病后体虚、年老体弱、肾虚阳痿、遗精等。

核桃鸭

【材料和制法】鸭1200克，核桃200克，荸荠150克，鸡肉100克，葱、生姜、蛋清、玉米粉、料酒、盐适量。将老鸭宰杀后用开水氽一遍，装入盆内，加入葱、生姜、食盐、料酒少许，上笼蒸熟透取出晾凉，去骨，把肉切成两块。把鸡泥、蛋清、玉米粉、味精、料酒、盐调成糊。把核桃仁、荸荠剁碎，加水搅拌均匀，淋在鸭子内膛肉上，将鸭子放入锅内，用温油炸酥，沥去余油，用刀切成长条块，装盘即可。

【功效】有补肾固精、温肺定喘、润肠通便的作用。适用于肾虚咳嗽、腰痛、阳痿、遗精、大便燥结、石淋等症。

枸杞海参鸽蛋

【材料和制法】鸽蛋300克，海参200克，枸杞子50克，生粉、鸡汤、生姜、猪油、酱油、料酒、胡椒粉、味精、盐适量。将海参内壁膜撕开，清洗干净，入锅氽一下取出，待用。把鸽蛋放入清水锅内，用文火煮熟，捞出去壳，待用。生姜洗净，切成细丝，待用。将鸽蛋滚满干生粉，放入油锅内，炸至外表皮呈黄色，捞出待用。另取一个锅，洗净烧热，放入猪油50克，待油六成热时，下生姜丝煸香，加鸡汤稍煮，捞出姜不用，再加入酱油、料酒、胡椒粉、海参，用旺火烧沸，撇净浮沫，转用文火煮40分钟，加鸽蛋、枸杞子，锅加盖，煨

10分钟,海参取出摆入盘内,鸽蛋围在周围。在锅内留下的汤汁中兑少许清水,以旺火烧沸后,加盐、味精,并用湿淀粉勾芡,淋上滚热的猪油约50克,然后将芡汁浇在海参和鸽蛋上,即可食用。

【功效】有补肾滋阴、养肝明目的作用。适用于治精血亏损、虚劳、阳痿、遗精。

莲子百合煲猪肉

【材料和制法】猪瘦肉250克,莲子、百合各50克,调料适量。将莲子、百合、猪瘦肉加水适量,置文火上煲熟,加调料调味即可。

【功效】有交通心肾、固摄精气的作用。适用于梦遗、心悸、失眠、滑精、淋浊、带下。

紫河车煲

【材料和制法】紫河车300克,调料适量。将紫河车挑去血络,反复漂洗干净,切块,加少量调料,加水炖熟。吃紫河车并饮汤。

【功效】有补肾填精、益气养血的作用。适用于治肾精气虚、阳痿、遗精。

知母龙骨炖鸡

【材料和制法】母鸡1200克,知母、龙骨各50克,调料适量。将母鸡宰杀去内脏洗净,取知母、龙骨放入鸡腹腔

内,文火炖至熟烂,加调料调味即可。

【功效】有滋肾泻火、敛阴降火、补益肾精的作用。适用于早泄伴情欲亢盛、梦遗滑精。

芹菜炒蛤蜊肉

【材料和制法】芹菜150克,蛤蜊肉150克,生姜、调料适量。将芹菜洗净,切段;蛤蜊肉洗净,生姜洗净,捣烂;起油锅,放入生姜、蛤蜊肉炒熟,再放入芹菜段略炒,加调料调味即可。

【功效】有滋养肝肾、利水降压的作用。适用于肝阳上亢、烦热口渴、头痛头胀、眩晕眼花、烦躁失眠、面色潮红、腰膝酸软、舌红苔少、脉弦细数、血精。

淡菜炖蛋

【材料和制法】淡菜25克,鸡蛋240克,葱花、调料适量。将淡菜洗净,放入水中浸泡。待完全发涨后,沥出,切碎末备用。将切碎的淡菜摊在大盘上,覆盖,煮熟。蛋打成蛋液,撒上淡菜花、葱花,续以55%火力蒸煮3分钟即可。

【功效】有滋养、补肝肾、益精气及调经血的作用。适用于血精。

枸杞蒸鸡

【材料和制法】母鸡1000克,枸杞子50克,山茱萸、姜片、葱段、调料适量。将鸡剁成3厘米见方的鸡块,加入

酱油、蚝油、料酒、白糖、生粉、盐、芝麻油、胡椒粉拌匀，腌渍15分钟。把枸杞子、山茱萸、姜片与鸡块拌匀，放在盆内，加盖放入微波炉，用高功率火转8分钟。取出，翻动一下鸡块，撒少许葱段，再转1分钟即可。

【功效】有滋补肝肾的作用。适用于血精、男女肾虚、神经衰弱等。

● 清蒸枸杞鸽

【材料和制法】鸽子一只，枸杞子

汤疗

● 鲤鱼汤

【材料和制法】鲤鱼1条，胡椒、小茴香、葱、姜、调料各适量。将鱼去鳞，去内脏，洗净放适量水煮汤，待汤熟后加入调料调味即成。

【功效】有清利湿热的作用。适用于湿热下注所致的血精。

● 益智羊脑汤

【材料和制法】羊脑100克，益智仁、枸杞子各30克，调料适量。先将益智仁、枸杞子洗净，用干净纱布包好；小心洗净羊脑，洗时不要碰破羊脑脑膜；将羊脑、药包同置于砂锅中，加入料酒、葱、盐、姜、清水，大火烧开，改文火烧1小时即成。

【功效】有益智补脑、固肾涩精的

50克，调料适量。用清水洗净枸杞子，滤干；宰杀活白鸽，去毛、血、内脏，洗净；将枸杞子装入鸽的腹腔之内，淋上料酒，加少量清水，用干净棉线将鸽子身扎牢；将全鸽放入锅内，不加盖，让水蒸气进入，用旺火隔水蒸100分钟即可。

【功效】有补肾益精、养肝润肺、补血明目的作用。适用于糖尿病、贫血、血精等症。

作用。适用于头晕、失眠、肾虚遗精、血精等症。

● 虫草虾仁汤

【材料和制法】虾仁30克，虫草10克，生姜、盐适量。将虫草和虾仁略洗，放入砂锅内，加入清水，酌加少量生姜、盐。先用武火煮沸，再用文火煎煮30分钟。取汤温服，并食虫草和虾仁。

【功效】有补肾益阳、填精益髓的作用。适用于血精、肾阳虚衰、阳痿、性欲减退。

● 杜仲夏枯草瘦肉汤

【材料和制法】猪瘦肉250克，杜仲、夏枯草各50克，调料适量。将夏枯草去杂质洗净，杜仲洗净，猪瘦肉洗净，切块；把全部用料一起放入锅内，加清水适量，武火煮沸后，文火煮2小时，加调料调味即可。

【功效】有补肝肾、清肝火的作用。适用于肝肾虚热，症见头晕目胀、腰膝痿软、遗精、血精等。外感发热、脾肾阳虚者不宜饮用本汤。

菟丝子甲鱼汤

【材料和制法】甲鱼1000克，菟丝子20克，盐适量。菟丝子洗净；甲鱼宰杀后，剖腹留肝、蛋，去肠杂，洗净，切大块备用；油锅烧热，放姜、甲鱼块，翻炒几分钟；放适量水，再焖炒几分钟，盛砂锅内；将菟丝子也放入砂锅内；放清水以把甲鱼浸没为准，大火煮沸；改小火炖熟烂，加盐少许，弃药渣即成。

【功效】有补肾壮阳、滋肝肾阴、补肾阳虚的作用。适用于神经衰弱、频繁遗精，或因劳累引起的遗精等症。

淫羊藿蛎肉汤

【材料和制法】牡蛎50克，淫羊藿10克，生姜、红枣、调料适量。将淫羊藿、牡蛎肉、生姜、红枣洗净放入瓦锅内，加清水适量，武火煮沸后，文火煮3小时，加调料调味即可。

【功效】有补肾壮阳、安神强志的作用。适用于血精，糖尿病并发阳痿属恐惧伤肾，症见精神不振、心悸多梦、舌淡白、脉弦迟、阳痿。早泄属于相火内扰者不宜饮用本汤。

女贞子脊骨汤

【材料和制法】猪脊骨250克，女贞子50克，杜仲30克，盐、味精适量。将猪脊骨洗净，放炖盘中，加适量清水；再将女贞子、杜仲用纱布包好扎口；药包放炖盘中同煮约1个小时；去药包，用盐、味精适量调味即可喝汤。每日1剂，连饮5剂。

【功效】有补肾填髓的作用。适用于血精，中老年性关节炎患者食用，症见关节隐隐作痛、腰膝酸软、腰腿不利伴有头晕、耳聋、目眩等。

党参鸡汤

【材料和制法】鸡1只，党参、薏苡仁各50克，葱、姜、调料适量。鸡宰杀后去毛、内脏，洗净。党参、薏苡仁洗净备用。其余各药洗净包于干净纱布内。各料放砂锅内，加汤炖约2小时，去药袋、姜、葱，加调料调味即成。

【功效】有健脾益肾、通利精窍的作用。适用于血精、脾虚湿盛、肾气虚弱、阻滞精道所致性交不射精等症。

首乌鲫鱼汤

【材料和制法】鲫鱼400克，何首乌100克，姜、料酒、盐、胡椒粉适量。将鲫鱼去鳞、鳃及内脏，洗净。何首乌洗净后加水2杯，用小火熬煮至剩1小杯水时，用纱布过滤留汁待用。在锅中加入清水4杯和姜、盐、料酒，煮沸；放入鲫鱼，煮沸后撇去浮沫，用小火焖煮1小时。加入何首乌汁煮片刻，撒些胡椒粉即可。

【功效】有补肝肾、补精血不足的作用。适用于肝肾亏虚、精血不足、脾气虚弱遗精、血精。

枸杞银耳瘦肉汤

【材料和制法】枸杞子500克，猪瘦肉500克，银耳250克，干贝25克，火腿25克，盐适量。将枸杞子洗净，干贝洗净，用清水浸1小时。银耳用清水浸1小时，撕成小朵，放入滚水中，煮5分钟捞起洗净，沥干水。猪瘦肉放入滚水中煮5分钟，捞出洗净。水11杯或适量放入煲内煲滚，放入银耳、干贝、瘦肉、火腿、枸杞子煲滚，慢火煲15分钟，下盐调味即可。

【功效】有补肌润燥、清肝润肺、滋肾益气、祛风明目、补肝肾、滋阴养胃、润肺生津的作用。适用于遗精、血精。

海参鸭肉汤

【材料和制法】鸭肉150克，海参100克，葱、姜、调料适量。将生姜洗净，切片；葱去须洗净，切段；鸭肉洗净，切片；海参水发后，洗净，切薄片；油、盐起锅，放清水适量，烧煮；待煮沸后放鸭肉、海参，武火煮沸后，文火煮；文火煮将近1小时放姜、葱再煮沸，加调料调味即可，随量饮汤食肉。

【功效】有补肝肾、滋阴液的作

用。适用于肝肾阴虚遗精、血精、腰膝酸软、头目眩晕、耳鸣耳聋、盗汗遗精、口干咽燥或五心烦热等。

雌鸽补益汤

【材料和制法】鸽肉300克，冬虫夏草10克，生姜末、调料适量。洗净冬虫夏草，用清水浸泡2小时；将鸽肉、冬虫夏草及已泡药的清水全部放入大瓦罐中，旺火烧沸，然后加料酒、盐、生姜末，改小火，炖90分钟，起锅时加调料调味即成。

【功效】有温中益肾、固精壮阳的作用。适用于肾阳虚衰、血精。

虫草鸡汤

【材料和制法】鸡肉1500克，虫草30克，调料适量。把鸡肉洗净后，切成方块。鸡肉块与虫草同放入砂锅内，以文火炖熟后，加调料调味即可服食。

【功效】有补血滋阴、兼补肺肾、益精髓的作用。适用于遗精、血精等症。

三鞭汤

【材料和制法】牛鞭100克，驴鞭100克，狗鞭100克，盐、料酒、白胡椒粉、味精、芝麻油适量。将牛鞭焯水洗净；牛鞭、驴鞭、狗鞭分别切片；锅置火上，加入清汤，下牛鞭、驴鞭、狗鞭、盐、料酒、白胡椒粉、味精、烧开；淋芝麻油，起锅即成。

【功效】有益肾壮阳、强壮筋骨、填

精补虚的作用。适用于遗精、血精

等症。

 饮疗

核桃淮山羹饮

【材料和制法】核桃仁15克,淮山药20克,冰糖适量。将核桃仁炒香,同淮山药共研磨成细末;冰糖放沸水中溶化;将适量水加入锅内,烧沸,放入核桃仁与淮山药粉、冰糖加入沸水内,不断搅匀,待成糊糊状即成。

【功效】有健脾除湿、润肠固肾的作用。适用于脾胃虚弱、大便燥结、阳痿、遗精、血精、带下等症;肠炎腹泻者忌用。

蜂乳水饮

【材料和制法】蜂乳20克,冲开水饮。

【功效】有滋补心肾、益气养血的作用。适用于治心肾亏虚、阳痿、精少不育、身体虚弱、心悸乏力、腰膝酸软、血精、久病不愈等。

槐花饮

【材料和制法】槐花10克,粳米30克,煮汤饮。

【功效】有清大肠血分之热,而且是具止血之功。适用于血精等各种出血。

夏枯草酒饮

【材料和制法】夏枯草500克,江米酒1000克,泡酒后适量饮用。

【功效】有清肝明目、清热散结、凉血止血的作用。适用于血精等各种出血。

荠菜饮

【材料和制法】荠菜60克。把鲜荠菜择洗干净,连根放在锅里,加清水200毫升,煎煮取汁约100毫升即成。

【功效】有清热解毒、祛风降压的作用。适用于血精等各种出血。

槐叶茶饮

【材料和制法】槐树叶500克。将嫩槐叶以开水焯熟,晒干研末,每取30克,纱布包装,置保温瓶中,以开水泡闷15分钟,代茶饮。每日1剂。

【功效】有清热止血的作用。适用于血精、痔疮疼痛、脓血不止等。

黄花茶饮

【材料和制法】黄花菜10克,五味子5克,甘草8克,红枣5克,加水煮汤饮用。

【功效】有清热利湿、凉血消肿、养

血补肝、补中益气的作用。适用于血　　精、黄疸性肝炎及慢性活动性肝炎等。

四、一日食谱

早餐:小米粥1碗,馒头,拌黄瓜,猪肾煮黑豆。

加餐:牛奶1杯。

午餐:米饭1碗,清蒸鱼,素炒油菜,海参鸭肉汤,水果。

加餐:荠菜饮1杯,水果。

晚餐:米饭1碗,肉末豆腐,拌黄瓜,拌西红柿,虫草鸡汤,水果。

五、食疗宜忌

 宜食品种

1.鹿类品种:鹿之一身皆益于人,或煮,或蒸,或脯,同酒食更好,如鹿茸、鹿角、鹿血、鹿鞭、鹿胎、鹿肉、鹿齿等。

2.藕类:生藕甘,寒,无毒。熟藕甘,温,亦无毒。如藕叶、花、莲子、藕节等。可煎汤、榨汁、做粉、炒、煮、蒸等。

3.宜食食物:如鸭肉、赤豆、荸荠、冬瓜、鲜藕、荠菜、莲子、红枣、薏苡仁、生地黄、茯苓、山药、鲜鱼、鲜茅根等。

4.含铁、铜较多的食物:如动物肝脏、豆类、芝麻酱、虾及鱼等。

 饮食禁忌

1.忌吃辛辣食品:如辣椒、大蒜、大葱、生姜或芥菜等。

2.禁忌饮酒:以免加重充血程度。

3.戒食生冷:进补时,不要同时食用过生、过冷的食品,以免妨碍对补药、药品的吸收。

4.外感戒补:在患有感冒、咳嗽等外感病症时,不要进补,以免留邪为寇。

5.禁烟。

六、食疗解读

血精采用中医辨证论治疗效较佳,常见下列四种证型。

1.湿热下注。症见血精量多,色红或暗红,小便灼热不爽,或伴尿血、会阴部坠痛,恶寒发热,口苦而黏,舌红苔黄腻,脉弦滑数。治宜以清热化湿、凉血止血为主。可用药膳:苍术10克,黄柏10克,薏苡仁15克,牛膝10克,小蓟15克,生地10克,滑石(布包)10克,木通6克,山栀10克,蒲黄(布包)6克,藕节10克。水煎服,每日1剂,连服7天。

2.阴虚火旺。症见血精鲜红量少,午后潮热,腰酸膝软,头昏耳鸣,心烦盗汗,口干尿黄,舌红苔少,脉象细数。治宜以滋阴降火、凉血止血为主。可用药膳:女贞子12克,墨旱莲12克,生地12克,丹皮10克,茯苓12克,泽泻12克,藕节炭12克,知母10克,黄柏6克,白茅根15克。水煎日服1剂,连服7天。

3.气血两虚。症见血精日久,色淡而稀,面色少华,纳少便溏,小便淡黄,头昏神疲,心悸失眠,舌淡而胖,边有齿印,脉虚数。治宜以补益气血、引血归脾为主。可用药膳:党参10克,白术10克,茯神10克,炙甘草3克,黄芪12克,当归10克,广木香6克,阿胶12克,五味子3克,血余炭10克,芡实10克,水煎服,每日1剂,连服7日。

4.瘀血内阻。症见血精,血色紫暗,甚见血块排出,排精时阴茎疼痛,或血精日久反复不愈,舌暗红或有瘀斑,脉沉涩。治宜以活血化瘀、和血止血为主。可用药膳:延胡索10克,当归10克,川芎6克,赤芍10克,小茴香3克,蒲黄(布包)6克,五灵脂10克,生地10克,三七粉3克(分吞),牛膝10克,桃仁10克,红花6克。水煎服,每日1剂,连服7日。

第 16 讲
夜尿症的饮食调养

一、疾病概述

夜尿症是夜间睡眠中出现不自主的排尿。夜尿症与器质性疾患引起的尿失禁不同,器质性疾患引起的尿失禁无时间性,而夜尿症仅发生在睡眠中。在乳儿期由于中枢神经系统中排尿调节机构发育尚不完善,此时出现反射性排尿,在这种状态下属于正常现象,不属于夜尿症的范围。到3~4岁膀胱充胀感明显,出现有意识排尿,但夜间出现遗尿者应属于夜尿症。

夜尿症多见于男孩,男、女比例约6:2。在前半夜发生者多,一般在就寝后2~3小时出现。小儿夜尿多属功能性,居住环境的改变、情绪影响、白天玩耍兴奋过度或疲劳、心理刺激等,均可产生功能性夜尿。

夜晚入睡后到隔天睡醒前,曾觉醒排尿一次或一次以上,我们把这样的现象称为夜尿。以前认为,夜尿只是其他很多下尿路疾病的一个症状。在临床上,随着夜尿的发病率越来越高,我们认识到,夜尿也属于一个临床疾病。

现时医学界还未就夜尿的定义达成共识,但普遍被认同的是,如一晚小便的尿量是整天的35%以上,或大于500毫升,或每晚小便的次数等于两次或以上,便属于患有夜尿症。

二、饮食原则

1. 限制睡前过多饮水。
2. 睡前不要食用有利尿作用的食物和药物。
3. 养成良好的睡眠习惯,夜间不要再饮水。
4. 治疗一些易引起夜间多尿的疾病,如前列腺炎、尿路感染、前列腺增生、神经性膀胱、尿崩症、肾功能不全等。

5.多食可抑制排尿的食物,如糯米食品可以抑制排尿,可在临睡前吃糯米做的糕点,但不建议吃糯米饭,因为糯米饭不容易消化,容易引起失眠。核桃汤可以养肾,改善泌尿系统的症状。炒银杏也有抑制排尿的作用,但银杏如果生吃或吃太多会引起痉挛,所以一定要炒熟才能食用,而且不能吃超过5粒。

三、食疗处方

 粥疗

● 鹌鹑药粥

【材料和制法】粳米60克,鹌鹑300克,菟丝子、覆盆子、枸杞子各50克,葱白、生姜、盐适量。先把菟丝子、覆盆子、枸杞子一同放入砂锅内煎取药汁,去掉药渣;再将鹌鹑去毛及肠杂,洗净用酒炒,然后与粳米、药汁加适量水一并煮粥,欲熟时,加入盐、葱白、生姜,再煮片刻即可。

【功效】有壮阳气、补精血、益肝肾的作用。适用于肾气不足所致的阳痿、遗精、早泄、头晕眼花、视物不清、耳鸣耳聋、遗尿、夜尿、妇女带下等。

● 五味粥

【材料和制法】大米100克,五味子30克。把五味子洗净,去杂质;大米淘洗干净。把大米、五味子放入锅内,加清水600毫升。烧沸后打去浮沫,再用

文火煮40分钟即成。

【功效】有健脾养胃、消滞减肥、益气安神的作用。适用于阳事衰败、腰腿无力及夜尿症。

● 肉桂米酒粥

【材料和制法】大米100克,肉桂30克,米酒适量。先以大米适量加水煮粥,煮好后加入肉桂再煮5分钟,然后冲入米酒,搅拌服食。

【功效】有温肾壮阳、祛寒止痛的作用。适用于夜尿症、肾虚腰膝冷痛、四肢冰冷、夜多小便等。

● 枸杞叶猪肾粥

【材料和制法】粳米250克,枸杞子叶500克,猪肾100克,猪瘦肉、葱白、调料适量。将枸杞子叶、葱白洗净;猪瘦肉、葱白切碎;猪肾去臊腺后,洗净,切成片。将全部用料和粳米同放入锅

内，加水适量，煮至肉熟米烂，加调料调味即可食用。

【功效】有补肾益精、明目、滋养肝肾的作用。适用于遗精、肾虚阳痿、肾虚腰痛、脚跟疼痛、肾虚耳鸣、耳聋、夜多小便、风湿腰痛、夜尿症。

黄肉羊肉粥

【材料和制法】粳米60克，羊肉60克，黄肉50克，葱白段、姜片、盐适量。将黄肉、羊肉分别洗净后切细。用砂锅煎黄肉，取汁去渣，入羊肉、粳米同煮沸后，加入盐、葱白段、姜片，煮为稀粥。

菜疗

固精益肾猪肚

【材料和制法】猪肚500克，淮山药100克，覆盆子30克，盐、料酒适量。洗净淮山药、覆盆子；打碎山药，加料酒10克湿润，备用；将猪肚初洗一次；用盐将内外壁反复擦洗，再用冷水洗净；将淮山药、覆盆子放入猪肚内；并将猪肚的两头用线扎紧；将猪肚放入大砂锅内，加水浸没，用旺火烧开；加盐、黄酒10克，再改用小火约煮3小时；如水不够，可再加，直至猪肚烧烂，离火。稍凉后，剖开猪肚，拆线，取出山药、覆盆子，将猪肚切片后放入汤内，再煮片刻，离火即可。

【功效】有补肾助阳、健脾养胃、润肠通便的作用。适用于夜尿症、肾阳虚衰所致的阳痿遗精、早泄等。

益智仁粥

【材料和制法】粳米50克，益智仁50克，调料适量。将益智仁研为细末，再用粳米煮粥，然后调入益智仁末，加盐少许，稍煮片刻，待粥稠停火。每日早、晚餐温热服。

【功效】有补肾固精、温脾止泻的作用。适用于夜尿症、脾肾阳虚气弱、阳痿、早泄、遗精、尿频、夜尿频多、遗尿、泄泻、腹中冷痛、多唾流涎。

【功效】有益肾气、健脾胃、固精液、缩小便的作用。适用于身体瘦弱、消化不良、夜间尿多等症。

八宝鸡

【材料和制法】鸡1750克，冬菇150克，糯米、干贝、虾米、火腿、冬笋、莲子、葱、姜、料酒、盐适量。将鸡宰杀，洗净，斩去鸡脚进行整鸡剔骨。将冬菇去蒂，洗净，切丁。干贝盛在碗中，加清水100克，上笼屉用旺火蒸30分钟至熟。虾米用沸水泡软待用。将熟火腿、嫩笋分别切成片，与糯米、冬笋、干贝、虾米、莲子以及味精、盐拌匀，填入鸡腹内。在鸡脖子处打一个结,使鸡肉绷紧,捞出用冷水洗净,然后放入大碗内,加入葱、姜、料酒和清水250克,上笼用旺火蒸2小时左右。取出将鸡腹向上,放长盘内。原汁勾芡,淋在鸡身上即成。

【功效】有养心补肾、润肺健脾的作用。适用于脾虚湿困、遗精、阳痿、遗尿、夜尿等症。

清蒸鲍鱼

【材料和制法】鲍鱼200克,葱、姜、料酒、味精、高汤、花椒、醋、酱油、芝麻油、姜汁、盐适量。将鲍鱼两面剞上斜直刀,由中间切开;葱、姜洗净,葱切条,姜一半切末,另一半切片;将鲍鱼摆盘中,加料酒、味精、高汤100毫升、葱条、姜片、花椒和盐,上屉蒸;蒸10分钟左右取出,拣出葱、姜、花椒;碗内加入醋、酱油、姜末、芝麻油兑成姜汁;将姜汁与鲍鱼一起上桌,蘸姜汁吃。

【功效】有滋阴清热、益精明目的作用。适用于夜尿症。

韭菜炒鲜虾

【材料和制法】鲜虾240克,韭菜150克,味精、盐适量。将鲜韭菜切成长段,备用,鲜虾去壳备用,将锅烧热,倒入韭菜、鲜虾,反复翻炒,撒下味精、盐,炒匀即可。

【功效】有补肾壮阳、益精固肾的作用。适用于肾阳虚肾精不固的遗精、阳痿、早泄、夜尿、遗尿等症。

炖鹌鹑

【材料和制法】鹌鹑600克,菟丝子、枸杞子、盐、味精各适量。将鹌鹑去毛及骨脏,洗净,放入盛有清水的炖盅内;放入洗净的菟丝子和枸杞子,一起用武火煮开后,用文火慢炖;直至鹌鹑肉都炖烂了,放入适量的盐、味精,把药渣捞出不要,直接食肉饮汤。

【功效】有益肾缩尿的作用。适用于夜尿症,可辅助治疗前列腺肥大、夜间小便频数等症。

当归炖鸽肉

【材料和制法】当归30克,雄鸽1只,米酒、调料适量。将鸽子宰杀,去毛及内脏,留下睾丸,再把当归洗净放入鸽肚,加一碗清水,以文火清炖一小时,将熟时放点米酒即成,在临睡前趁热服食,喝汤吃肉。

【功效】有温肾益阳、暖腰缩尿的作用。适用于夜尿症、肾阳虚弱、阳痿、早泄、夜尿频数。

大蒜羊肉

【材料和制法】羊肉250克,大蒜、高汤、淀粉、葱、姜、八角、料酒、酱油、盐、糖、芝麻油、胡椒粉各适量。将洗净的羊肉放入开水锅,氽后取出投入砂锅内加上汤,烧滚,然后用小火炖到五成熟时取出。用洁布抹去羊肉上的水分,涂上酱油、湿淀粉,下七成热的油锅炸一下取出。把炸后的羊肉放回原砂锅内，加入上汤、葱、姜、八角、料酒、酱油、盐、糖，继续置火上炖1小时后取出。除掉葱、姜，待羊肉冷却后切成块，扣在碗内待用。将大蒜捣碎，下油锅炸至金黄色后倒在原热锅内，烹入料酒，加入上汤、味精，焖烂取出，扣在羊肉碗内，再倒入砂锅内的原汁。食用时上笼蒸20分钟，羊肉覆在盘中。将原汁滗入铁锅内烧滚，用湿淀粉勾芡，浇上芝麻油推匀，起锅淋在羊肉上，撒上胡椒粉即可。

【功效】有温肾助阳的作用。适用于肾虚阳痿、腰膝酸软、遗尿、夜间尿频等。

三味猪肠

【材料和制法】猪大肠300克，冬菇、绿豆、糯米、盐各适量。将绿豆、糯米冲洗干净后，再以清水浸泡3小时；冬菇冲洗干净并切成细粒状；将猪大肠冲洗干净；将糯米、绿豆、冬菇粒一起搅拌均匀，放入适量盐调味；放入猪大肠中，切记不要装得太满；同时需留下少许水在其中，用线扎紧大肠两端；将猪大肠倒入锅中，加入适量的清水煮2小时；再取出切成厚片，调味即可。

【功效】有补中益气、润肠养肾的作用。适用于夜尿症，对防治肠癌、便血及其他癌症体虚肠燥有一定的效果。

槐花猪大肠

【材料和制法】猪大肠250克，槐花20克，高汤、淀粉、葱、姜、料酒、盐适量。将猪大肠翻洗干净；将槐花纳入猪肠内扎紧备用；将砂锅里加适量清水，放入处理好的猪大肠煮至熟烂；加盐和料酒，煮片刻即可食用。

【功效】有清大肠湿热、润肠的作用。适用于痔疮、便秘、夜尿症。

虾仁韭菜

【材料和制法】韭菜250克，虾仁30克，鸡蛋、淀粉、芝麻油、盐、酱油适量。将虾仁洗净后用水发胀，约20分钟即可捞出沥干水待用。韭菜择洗净，切成长段待用。鸡蛋打破盛于小碗内，搅匀后加入淀粉和芝麻油调成蛋糊，然后把沥干的虾仁倒入，拌匀待用。炒锅烧热倒入虾仁翻炒，糊凝后放入韭菜同炒，待韭菜熟时放入盐，淋入酱油，起锅装盘即成。

【功效】有补肾阳、固肾气、通乳汁的作用。适用于肾阳不足之阳痿、腰痛、遗精、遗尿、夜间小便频数、带多质稀及产后乳胀、乳汁不畅等症。

白果鸡蛋

【材料和制法】鸡蛋50克，白果100克，调料适量。用生白果3枚，打碎去硬壳，取仁研末；另取鸡蛋1只，钻一个小孔；将白果仁末灌入鸡蛋中；用纸糊孔,在饭锅中蒸熟即可。

【功效】有敛肺气、定咳嗽、止带浊、缩小便的作用。适用于哮喘、痰嗽、白带、白浊、遗精、淋病、夜间小便频繁、小儿腹泻等症。

● 白果炒肚片

【材料和制法】猪肚300克,白果200克,香菜、姜丝、盐、胡椒粉适量。将猪肚洗净,用沸水汆烫5分钟后,取出切片;白果用微波炉小火转2分钟,爆开,去壳、去皮;起油锅,将白果、猪肚、姜丝入锅煽炒;加入香菜、盐、胡椒粉炒片刻即可。

【功效】有补益胃肠的作用。适用于夜尿症。

● 红烧鹌鹑

【材料和制法】鹌鹑300克,香叶、茴香、生姜、冰糖、调料适量。把鹌鹑彻底清洗;锅中加冷水放入鹌鹑焯水;锅里加少许油,放入鹌鹑煽炒;加少许料酒继续煽炒;加入香叶、茴香、生姜,事先只要用刀背压扁就可以了,再把锅里的原料充分翻炒;加入酱油,慢慢加,不断翻炒;加水快要没过鹌鹑,大火煮开,改小火煮30分钟;加入冰糖,大火煮到冰糖溶化,搅拌均匀,汤水黏稠即可。

【功效】有温肾益阳、暖腰缩尿的作用。适用于夜尿症、肾阳虚弱、阳痿、早泄、腰膝冷痛、小便频数。

● 白果鸡丁

【材料和制法】鸡肉350克,白果300克,葱段、猪油、淀粉、芝麻油、料酒、盐、糖、味精适量。将鸡肉切成1.3厘米见方的丁,放在碗内,加入蛋清、盐拌和上浆。白果剥去硬壳,下热油锅爆至六成熟时捞出,剥去薄衣,洗净待用。将炒锅烧热,放入猪油,待油烧至六成热时,将鸡丁下锅用勺划散,放入白果搅匀,至熟后连油倒入漏勺内,沥去油分。原锅内加入猪油25克,投入葱段开锅,随即烹入料酒,加入汤、盐、糖、味精,倒入鸡丁和白果,颠翻几下,用水淀粉勾芡,推匀后淋入芝麻油,再颠翻几下,起锅装盆即成。

【功效】有补气养血、平喘止带的作用。适用于夜尿症、老年脾虚湿重之久咳、痰多、气喘、小便频数等症。

 汤疗

● 干贝猪瘦肉汤

【材料和制法】猪瘦肉200克,干贝50克,盐、味精适量。将干贝、猪瘦肉煲汤;食用时加盐、味精调味即成。

【功效】有滋阴补肾的作用。适用

于肾阴虚之失眠、多梦、心烦口渴、夜尿多等症。

淮山芡实猪肾汤

【材料和制法】猪肾600克，芡实80克，淮山药100克，调料适量。将猪肾对半剖开，去净白色筋膜腰臊，洗净淮山药、芡实，分别用水浸透，洗净，将以上材料放入煲滚的水中，用中火煲3小时，加调料调味，即可饮用。

【功效】有补益脾胃、益肺滋肾、健脾止泻、固肾涩精、行气健脾、燥湿化痰、补益肾气、健脾补肾、补髓益精的作用。适用于小便频密、夜尿症。

鸡片莲子汤

【材料和制法】莲子500克，鸡肉片200克，淀粉、姜、牛奶、鸡油、盐、味精、料酒、姜汁适量。将莲子剥开，去莲子心，再用水洗净备用；鸡脯肉切成小片；鸡片用鸡蛋清、湿淀粉浆好，再用水烫一下；姜去皮切成极细的末，用水泡上，取其汁；将汤锅置旺火上，放高汤煮沸；放入牛奶、莲子、盐、味精、料酒、姜汁，待汤沸，用湿淀粉勾稀芡；最后放鸡片，淋上鸡油即成。

【功效】有补脾涩肠、养心益肾、补虚损、添精髓、益肺胃、益气填精的作用。适用于夜尿症、久病体弱、脾虚泻痢、崩漏带下、夜寐多梦、遗精淋浊、虚劳瘦弱等症。

羊肾汤

【材料和制法】羊肾250克，枸杞子50克，生地黄100克，核桃仁100克，杜仲100克，盐、味精、料酒、芝麻油适量。将枸杞子、生地黄、杜仲洗净；羊肾洗净，剖开，去白脂膜，切厚片，下油锅，加姜略炒；枸杞子、生地黄、核桃仁、杜仲放进锅中，加入清水适量，用旺火煮沸；下入羊腰片，转用文火煲2小时，加入盐、味精、料酒、芝麻油调味即成。

【功效】有温补肾阳的作用。适用于夜尿症、腰脊冷痛、足膝无力、阳痿遗精，或反复水肿、夜间小便频数。

香菜肚丝汤

【材料和制法】羊肚300克，香菜15克，碱面50克，肉汤500克，盐、胡椒粉、味精、香菜段、芝麻油适量。将羊肚用水冲洗干净，放入开水锅内稍煮片刻捞出；切成菱形块；放入盆内，加碱面50克、水150克，拌匀加盖，放至温热处发3小时；锅内放入水1500克，倒入肚块，温火煮软，捞出后连续用水冲洗3次；把碱味消除后，捞出滗尽水分；砂锅内加入肉汤500克，调入盐少许，烧开后撇去浮沫；放入肚块，加胡椒粉、味精、香菜段，再加入芝麻油即可。

【功效】有补益胃肠、止带浊、缩小便的作用。适用于夜尿症。

杜仲羊肾汤

【材料和制法】羊肾500克，杜仲15克，枸杞子15克，姜片、鸡汤、盐、味精适量。将羊肾切开，除去筋膜、脂肪，切成块，用水冲洗干净；杜仲、枸杞子分别用水洗净；锅内放水，放在火上烧开，把洗好的羊肾焯一下；焯好的羊肾及杜仲、姜片放进炖盅内，倒入鸡汤烧开，撇去浮沫；再放入洗好的枸杞子，盖好盖，用小火炖40分钟左右；加盐、味精调味即可。

【功效】有温补肾阳的作用。适用于夜尿症、腰脊冷痛、足膝无力、阳痿遗精，或反复水肿、夜间小便频数或不利。

萝卜猪肾汤

【材料和制法】猪肾250克，萝卜200克，葱段、姜片、盐、味精、胡椒粉适量。将猪肾除去外衣膜，划上五道刀纹；萝卜去皮，切成滚刀块；锅放在火上，加水烧沸，先下入萝卜焯一下，捞起；再把猪肾放入水中煮20分钟，煮透，除净血污，捞起后；猪肾切成5毫米厚的片，锅中倒入适量水，下入猪肾片、料酒、葱段、姜片，盖上锅盖；用大火烧沸，再转中火，煨约1小时，加入萝卜块同煮；煮至汤乳白、腰酥肉烂、没有腥臊异味时即好，再加盐、味精，撒上胡椒粉即可。

【功效】有补益肾气、健脾补肾、补髓益精的作用。适用于夜尿症、小便频密。

肚条豆芽汤

【材料和制法】猪肚1000克，黄豆芽150克，葱、姜、盐、胡椒粉、味精适量。将猪肚洗净放入开水锅内汆煮，捞出沥水；汆好的猪肚切成一指字形放入砂锅内，加清水煮开；撇去浮沫，放入葱、姜、料酒移至小火上炖约1小时；摘洗好黄豆芽放入同炖至肚条软烂；加盐、胡椒粉、味精调味即成。

【功效】有清热火、缩小尿的作用。适用于夜尿症。

胡萝卜玉米猪肉汤

【材料和制法】胡萝卜250克，玉米500克，猪肉500克，调料适量。加水煮汤，早餐和中餐吃较好。

【功效】有清热利尿的作用。适用于夜尿症。

鸡肠螵蛸饮

【材料和制法】鸡肠300克,桑螵蛸100克,调料适量。将鸡肠剪开,用盐搓擦,洗净,焙干,研成细末,备用。桑螵蛸洗净,放在砂锅内,加入清水。先用武火煮沸,再用文火煎熬40分钟。滤取药液,投入鸡肠末,搅拌均匀即可。

【功效】有补肾止遗、涩精缩尿的作用。适用于夜尿症、肾气虚弱、早泄、遗精、尿频、遗尿。

枇杷饮

【材料和制法】枇杷叶40克。将枇杷叶洗净,加水煎汁后,在吃饭前的一个小时饮用。

【功效】有敛肺气、平咳喘的作用。适用于夜尿症。

醪糟汤圆饮

【材料和制法】醪糟适量,糯米粉400克,做汤圆,吃圆饮汤。

【功效】有助消化、活血补血的作用。适用于夜尿症。

酒酿蛋花圆子羹饮

【材料和制法】鸡蛋清50克,糯米粉200克,酒酿、白糖适量。将糯米粉放入清水拌和成糯米粉团,搓成小圆子;锅中加清水煮沸后下小圆子煮;加入糖,勾芡,淋入蛋液,加入酒酿即成。

【功效】有清热解毒、易经补气、润肺利咽、补中益气、健脾养胃、止虚汗的作用。适用于夜尿症。

蜜汁银杏饮

【材料和制法】银杏50克,蜜汁适量,煎饮。

【功效】有敛肺气、平咳喘、止带浊、缩小便的作用。适用于夜尿症。

四、一日食谱

早餐:枸杞叶猪肾粥1碗,拌芫荽。

加餐:酒酿蛋花圆子羹1杯。

午餐:米饭1碗,白果炒肚片,炒小白菜,当归炖鸽肉,干贝猪瘦肉汤。

加餐:蜜汁银杏饮1杯。

晚餐:羊肉包子,拌香菇,鹌鹑药粥1碗。

五、食疗宜忌

 宜食品种

1.糯米。糯米有抑止排尿的作用,所以,可以在睡前吃1个糯米做的糕点。

2.冬瓜。冬瓜有利尿消炎、清热解毒的作用。不过冬瓜利尿消水肿的功能主要在于瓜皮中,故需连皮熬煮,早、中餐吃较好。

3.干果。多吃核桃、干荔枝肉、新鲜龙虱、白果、地羊、黑豆、杞子等,有补虚劳、益气血、健脾胃、养肝肾等作用。对肾虚性遗尿、尿后反滴、夜尿多有效。

4.炒银杏是夜尿症的特效药。炒过的银杏可以抑止排尿,是古来治疗夜尿症的特效药。但是,银杏如果生吃或吃太多会引起痉挛等中草药中毒现象。所以一定要在炒锅中炒熟食用,每天不能超过5粒。

 饮食禁忌

1.不宜多吃的发物,如羊肉、狗肉、虾、田鸡、猪膀胱、鸡肠、猪脊骨等。

2.吃的东西不要太冷、太热、过咸、过淡。

3.忌食巧克力、柑、橘、玉米、薏苡仁、赤小豆、鲤鱼、西瓜等。

4.忌食刺激性食物,尤其是进食晚餐时。

5.忌食多盐、糖和生的食物。

六、食疗解读

正常人夜间(晚8时至次晨8时)排尿不超过2次,夜尿总量平均500毫升(300～800毫升),相当于白天(8时至20时)尿量的1/3左右。传统上将夜尿量增多、尿比重<1.017定义为夜尿症,但此定义不能很好地区分尿崩症患者的夜间多

尿,也不能将总尿量和睡眠时尿量的具体变化考虑在内。因此,有人提出以尿流量>0.9毫升/分钟为夜尿症,但此也缺乏对尿量的考虑。故目前多数人接受这样的一个定义:睡眠时,排尿速率>1毫升/小时每千克体重为夜尿症。世界卫生组织(WHO)规定了每夜2次排尿的标准。

尿量随着患者的年龄而有所增加,40岁或以上的人应加倍留意。夜尿的次数越多,对睡眠周期的影响就越严重,很多健康问题亦会随之而起。例如注意力无法集中,心情不稳定,肌肉容易僵硬及抵抗力下降,感染疾病之机会也相对增加,更有可能因此缩短寿命。

其实,大家可自我评估是否患上夜尿症。方法是将自己于夜间排尿的次数和尿量记录下来,如果发现连续几晚小便多于两次,或每晚总尿量超过500毫升,应尽快求医,切忌因害怕或尴尬而讳疾忌医,延误诊治只会令问题恶化,加重病情。夜尿是造成老年人睡眠中断的主要原因之一,而大部分有夜尿的人,常会伴随其他下泌尿道的症状,如频尿、急迫尿感、小便细小及尿失禁等。如果病患为女性,则通常会被诊断为单纯的老化现象;但如果此病患为年龄较大的男性,就极可能会被诊断为前列腺肥大所造成。根据资料指出,60岁以上的老人62%有夜尿的情形,不仅影响睡眠品质,也使得白天的精神和体力大受干扰。

核桃汤可以提高肾脏功能,改善泌尿系统的症状。经常给尿床的孩子饮用核桃汤会有出人意料的效果。每晚睡前可让孩子饮用,但核桃汤容易上火,常流鼻血的小孩则不宜饮用。

糯米有抑止排尿的作用,所以,可以在睡前让孩子吃1个糯米做的糕点。把萝卜的皮烤到有些焦黄后,给孩子吃也有效。中型的红萝卜一根可分为三次食用。去掉皮上的毛并干燥过后的枇杷叶4克煎汁后,在吃饭前一个小时让孩子饮用亦具功效。

第❶⑦讲
肾阳虚的饮食调养

肾阳虚，即肾脏阳气虚衰，是肾脏阳气衰竭表现的症候。多由素体阳虚，或年老肾亏，或久病伤肾，以及房劳过度等因素引起的。肾阳虚与现代医学的神经内分泌免疫系统有关，肾阳虚证在下丘脑-垂体-靶腺(肾上腺皮质、甲状腺、性腺、胸腺)轴有不同环节、不同程度的功能紊乱。自明清以来，中医一直认为肾为脏腑之本，十二经之根，先天之本在于肾。肾为人身阴阳消长之枢纽。肾阳主导一身之阳气。

肾阳虚表现：常有阳痿、早泄、遗精、四肢乏力、夜尿多、四肢冷、虚烦失眠、腰膝酸痛、腰背冷痛、畏寒肢冷，尤以下肢为甚、头目眩晕、精神萎靡、面色白或黧黑、舌淡胖苔白、脉沉弱。男性易阳痿早泄，妇女易宫寒不孕；或大便久泄不止，完谷不化，五更泄泻；或水肿，腰以下为甚，按之凹陷不起，甚则腹部胀痛，心悸咳喘。怕冷是最为突出的表现。

1.女性肾阳虚症状。神疲乏力，精神不振，活力低下，易疲劳；畏寒怕冷，四肢发凉(重者夏天也凉)，身体发沉；腰膝酸痛，腰背冷痛，筋骨痿软；性欲减退，宫冷不孕，白带清稀；气滞血瘀导致冲任不通，月经失调或行而不畅，经常小腹胀痛；月经期延后、量少、色暗、有块或痛经；子宫、卵巢、乳房易生肌瘤、囊肿、增生等；易患泌尿系统感染、妇科炎症等疾病；易导致更年期提前；虚喘气短，舌白胖大或有齿痕；听力下降或耳鸣，记忆力减退；易患腰痛、关节痛等；易患骨质疏松症、颈椎病、腰椎病等；五更腹泻，或者便秘；形体虚胖或羸瘦；面色苍白或黧黑，易生黄褐斑、粉刺、痤疮、过敏等皮肤问题。

2.男性肾阳虚症状。神疲乏力，精神不振，活力低下，易疲劳；畏寒怕冷，四肢发凉(重者夏天也凉)，身体发沉；多汗，乏力，心悸，腰膝酸痛，腰背冷痛，筋骨痿软；阴茎的勃起不好，睾丸冷疼，精液特别稀薄，精液的数量减少，活力比较差，性功能减退,阳痿,早泄,易患前列腺炎等;小便清长,尿后滴白,余沥不尽,尿少或夜尿频多;听力下降或耳鸣;记忆力减退,嗜睡,多梦,自汗;易患腰痛、关节痛等;易患骨质疏松症、颈椎病、腰椎病等;虚喘气短,咳喘痰鸣;五更腹泻,大便溏泄,或者便秘;身水肿,腰以下尤甚,下肢水肿;小腹牵引睾丸坠胀疼痛,或阴囊收缩,遇寒则甚,遇热则缓;须发易脱落、早白。形体虚胖或羸瘦;反映在面部则色青白无光或黧黑。这些就是肾阳虚症状。

3.中老年肾阳虚症状。除了夜尿频多、腰酸腿软、神疲乏力的直观表现症状以外,还表现在机体免疫功能的紊乱:主要是免疫功能的衰退,导致机体自身防癌抗病的能力下降。很多癌症、风湿、类风湿关节炎、糖尿病及脑出血、高血压等心脑血管疾病均在中老年以后发生,最主要的原因在于此。机体新陈代谢产生的毒性物质——自由基在体内堆积,从而让机体表现出一系列衰老征象:血管衰老、硬化,导致高血压、冠心病;心、肺衰老,出现心脏病、肺心病等;皮肤衰老,呈现老年斑、眼袋等等。

二、饮食原则

首先要区分是绝对虚还是相对虚。如是绝对虚,那么吃壮阳药物没错的。但是,如果是相对虚,那是由于阴实导致的,就不能吃壮阳的药了。因为是由阴气盛引起的,那就要祛阴。建议还是在医生的指导下服药。特别是壮阳药,可不要乱吃。当然也可以通过以下食疗:

1.冬季多吃鱼、虾、牡蛎和韭菜等食物。这类食物富含蛋白质、牛磺酸、精氨酸和锌,动物的鞭和甲鱼也是补肾的上佳选择。冬季多食用一些偏于温热性特别是能够温补肾阳的食物,适当摄入营养丰富、温肾填精、产热量高、易于消化的食物,如羊肉,补体之虚,益肾之气,提高免疫力。也可食用温性水果,如大枣、橘子、柿子等,以补血益肾填精,抵御寒邪。

2.多吃含铁、蛋白质的食物,如木耳、大枣、乌鸡等;平日护肾要多吃韭菜、海参、人参、乌鸡等。

3.多吃温补肾阳的食物。

三、食疗处方

 粥疗

枸杞羊肾粥

【材料和制法】粳米250克,羊肉250克,羊肾100克,枸杞子50克,葱白、调料适量。将羊肾剖洗干净,去内膜,细切;羊肉洗净切碎;枸杞子煎汁,同羊肾、羊肉、葱白、粳米一起煮粥,粥成加盐少许,稍煮即可。

【功效】有补肾填精、聪耳明目的作用。适用于肾阳虚、肾精衰败、腰脊脚跟疼痛、遗精、性功能减退等症。

枸杞羊肉粥

【材料和制法】羊肉100克,粳米150克,枸杞子叶250克,葱白、盐适量。把羊肉洗净切碎,枸杞子煎汁去渣,同羊肉、葱白、粳米一起煮粥。待粥成后加盐少许,稍煮即可。每日1次,温热服。

【功效】有滋肾阳、补肾气、壮元阳的作用。适用于肾虚劳损、阳气衰败所致阳痿、腰脊疼痛、头晕耳鸣、听力减退、尿频或遗尿等。

猪肾粥

【材料和制法】粳米100克,猪肾90克,葱、姜、盐、五香粉适量。将猪肾与粳米合煮成粥,快熟时加入葱、姜、盐及五香粉调味。

【功效】有补肾强腰的作用。适用于阳痿、遗精、肾虚腰痛、夜多小便等。

豆浆芝麻糊

【材料和制法】豆浆300克,黑芝麻30克,蜂蜜适量。将黑芝麻炒香,研碎备用;将豆浆、蜂蜜、黑芝麻碎一同放入锅内,边加热加搅拌,煮沸即可。

【功效】有补养肾虚的作用。适用于肝肾阳虚型白内障。

鸡肝粥

【材料和制法】大米100克,鸡肝50克,葱花、姜末、花椒、盐、味精适量。将鸡肝洗净,切细,与大米同放锅中,加清水适量,煮为稀粥,待熟时调入葱花、姜末、花椒、盐、味精等,再煮一两沸即成,每日1剂。

【功效】有养肝肾、壮阳事的作用。适用于肾阳虚、肝肾不足、筋骨痿弱、阳痿、早泄、泄泻等。

185

眉豆粥

【材料和制法】眉豆30克,粳米50克。将眉豆、粳米洗净,加清水适量煮粥,随量食用。

【功效】有健脾益肾消肿的作用。适用于肾阳虚者、肾炎水肿属脾肾两虚者,症见头面或肢体水肿,疲倦乏力,食少气弱,小便不利,腰膝肿痛等。

莲栗糯米粥

【材料和制法】糯米粉250克,莲子60克,栗子仁60克,核桃仁60克,桂花糖15克,白糖50克。将核桃仁、莲子、栗子仁煮熟去皮,压烂成泥;糯米粉加

菜疗

砂锅狗肉

【材料和制法】狗肉750克,冬菇100克,葱、姜、桂皮、干椒、鸡汤、盐适量。将狗肉下入冷水锅煮沸,捞出后用清水洗去血沫,再放入砂锅,加入葱、姜、桂皮、干椒、料酒和水,焖煮至五成烂时取出。原汤保存,去掉葱、姜、桂皮和干椒。将狗肉切成5厘米长、2厘米宽的条。炒锅放入猪油烧沸,下入狗肉爆出香味,加入冬菇、原汤、鸡汤和盐,烧沸后倒入砂锅内,用小火炖至狗肉烂透即成。

【功效】有补中益气、温肾助阳的

水煮粥,加白糖、桂花糖食用。

【功效】有益肾健脾、补虚强骨的作用。适用于肾阳虚、脾胃阳虚等。

羊肉羊肾粥

【材料和制法】羊肉100克,羊肾1对,枸杞子10克,大米100克,葱、盐适量。将枸杞子煎药汁,羊肉、羊肾洗净切碎,与大米、药汁共煮粥,锅置火上,加适量清水,待羊肉、羊肾煮开后,加葱、盐调味即可。

【功效】有补肾填精、聪耳明目的作用。适用于肾精衰败、腰脊脚跟疼痛、遗精、性功能减退等肾阳虚症。

作用。适用于肾阳虚、脾肾气虚、胸腹胀满、水肿、腰膝软弱、寒疝、败疮久不收敛等症。

狗肉炖黑豆

【材料和制法】狗肉250克,黑豆50克,盐、姜、五香粉及糖适量,置砂锅中文火炖熟,佐餐食用。

【功效】有温补脾肾、益气助阳的作用。适用于脾肾阳虚、阳痿不举、遗精、遗尿、小便清长、腰膝酸软、畏寒肢冷。

炸鹌鹑

【材料和制法】鹌鹑2只,去毛及内脏,用生油炸香,蘸椒盐食用,每日1次。

【功效】有益气壮阳、缩小便的作用。适用于中老年小便清长。

淫羊藿茯苓炖鹌鹑

【材料和制法】淫羊藿(仙灵脾)30克,茯苓30克,鹌鹑1只,调料适量。将鹌鹑宰杀去毛,除去内脏,洗净后切块,与药材共同放入炖盅内,隔水炖3小时,调味即可,吃肉饮汤。

【功效】有补肾阳、强筋骨、利水去湿、宁心安神、补脾胃、补中益气的作用。适用于关节肿痛,尿少水肿,脾肾阳虚之红斑狼疮有效。

益智仁虫草炖鹅肉

【材料和制法】益智仁10克,虫草5克,鹅肉50克,调料适量。将鹅肉洗净切块与药材共入炖盅内,加适量水,隔水炖3小时,调味后吃肉饮汤。

【功效】有补肾温脾、暖胃、补肺化痰、益肾助阳、补虚益气、暖脾胃、治身体虚弱、治咳喘的作用。适用于肾阳虚。

人参北芪炖乳鸽

【材料和制法】人参10克,北芪30克,乳鸽1只(50克),调料适量。将乳鸽宰杀去毛,内脏切块。北芪加水煮沸后约10分钟,然后与人参、乳鸽共放入炖盅内,隔水炖3小时,调味后吃肉饮汤。

【功效】有补气升阳、止汗利尿的作用。适用于肾阳虚、久病体弱、气血虚亏。

三子炖猪脬

【材料和制法】猪脬200克,猪瘦肉100克,枸杞子30克,菟丝子、韭菜子各10克,调料适量。将枸杞子、菟丝子、韭菜子洗净;猪瘦肉洗净,切片;猪脬用盐擦洗净,用沸水烫过;把三子放入猪脬内缝合,与猪瘦肉一起放入炖盅内,加开水适量,炖盅加盖,文火隔开水炖2小时,调味即可。

【功效】有滋肾阴、补肾阳的作用。适用于肾阳虚、肾病日久、肾中阴阳两虚,症见面色暗滞水肿,精神疲惫,视物不清,腰膝冷痛乏力,尿少或清长,或有遗泄,或有潮热,或有畏寒等;肾病有外感者,不宜食用。

杜仲腰片

【材料和制法】猪肾200克,火腿150克,肥膘肉200克,杜仲30克,鸡蛋清、湿淀粉、姜、熟猪油、调料适量。将杜仲去净灰渣,烘干制成粉末;猪肾去腰臊,切成薄片,再改切成宽2.5厘米、5厘米长的块;火腿、肥膘肉切成同样大的片;鸡蛋清加中药末、湿淀粉、姜、熟猪油调成浆。把肥膘肉摊开，抹上蛋清浆；贴上腰片，入油锅中炸成金黄色即成。

【功效】有补肾固精、温补肾阳、补肾精、壮阳气、补肾、强筋骨、安胎的作用。适用于肾阳虚。

虫草鹌鹑

【材料和制法】鹌鹑700克，虫草10克，生姜、葱、盐、胡椒粉适量。将虫草择去灰屑，用温水洗净。鹌鹑宰杀后去毛、内脏和头爪，洗净沥干水分，放入沸水锅内汆一下捞出晾凉。生姜、葱洗净，姜切片，葱切段。将每只鹌鹑的腹内放入虫草1～4只，然后逐只用绳缠紧，放入盆内，放入葱、姜、胡

椒粉和盐，注入鸡汤，用湿棉纸封口。上笼蒸约40分钟取出，揭去棉纸即成。

【功效】有补脑壮阳、填精益髓的作用。适用于中老年人阳气衰退、肾精亏损所出现的身体虚弱、阳痿、早泄、性功能低下等症。

茴香炖猪肾

【材料和制法】小茴香20克，猪肾1对，调料适量。先将猪肾洗净后，在凹处剖开，将小茴香、盐装入猪腰剖口内。用白线缝合剖口后，放入锅内，加调料和水适量，用文火炖熟后食用。

【功效】有温肾助阳的作用。适用于偏肾阳虚的肾虚腰痛。

汤疗

羊肾汤

【材料和制法】羊肾1对，肉苁蓉12克，枸杞子10克，巴戟天8克，熟地10克，盐适量。将羊肾切片与药物共煮汤，弃药渣，加盐调味，食肉饮汤。

【功效】有补肾助阳、填精、聪耳明目的作用。适用于肾精衰败、腰脊脚跟疼痛、遗精、性功能减退等肾阳虚症。

羊肉汤

【材料和制法】羊肉150克，淮山药

120克，肉苁蓉100克，菟丝子150克，桃仁15克，葱白、盐适量，药物水煎取汁，羊肉切片，与药汁煮汤，加葱白、盐调味即可。

【功效】有补肾助阳、填精的作用。适用于肾精衰败、腰脊脚跟疼痛、遗精、性功能减退等肾阳虚症。

鹌鹑二子汤

【材料和制法】鹌鹑2只，菟丝子25克，枸杞子25克，盐适量。将菟丝子、枸杞子水煎取汁，鹌鹑去毛及内脏，与药汁煮汤，加盐调味，食肉饮汤。

【功效】有益气壮阳、缩小便的作用。适用于中老年小便清长、肾阳虚。

虾仁二虫汤

【材料和制法】虾仁50克，冬虫夏草15克，九香虫15克，调料适量。将以上材料加水炖熟，加调料调味即可。

【功效】有调补气血的作用。适用于肾阳虚、气血弱虚病症，也有美容作用。

当归生姜羊肉汤

【材料和制法】当归20克，生姜30克，羊肉500克，料酒、调料适量。将羊肉洗净切块，加入当归、生姜、料酒及调料，炖煮1小时，吃肉喝汤。

【功效】有补气养血、温中暖肾的作用。适用于产后气血虚弱、阳虚失温所致的腹痛。

羊肉虾米汤

【材料和制法】羊肉250克，虾米50克，生姜、葱、盐、胡椒粉适量。将羊肉洗净，漂去血水，煮沸，切成薄片，与虾米一并放入砂锅内，加入清水，酌加适量生姜、葱、盐和胡椒粉。先用武火煮沸，再用文火煨炖30分钟左右，羊肉熟烂即可。

【功效】有温补脾肾、补虚强身的作用。适用于肾阳虚、脾肾阳虚、阳痿早泄、面色灰白、头晕目眩、精神疲惫、腰膝酸软。

羊肉胡萝卜汤

【材料和制法】羊肉280克，胡萝卜300克，草果3克，豌豆50克，香菜10克，山药100克，生姜、葱、料酒、盐、醋、胡椒粉适量。将羊肉洗净，切成小块；豌豆洗净；胡萝卜洗净，切成细丝；山药去皮刮净，切成小薄片；香菜摘去根和老叶，洗净；生姜洗净切片；葱洗净，切段；草果装入小纱布袋口内扎口；将羊肉块用沸水焯一下，放入锅内；加胡萝卜丝、山药片、葱白、姜片、黄酒、草果布袋、胡椒粉、适量清水，用旺火煮沸，撇去浮沫；转用小火炖至羊肉酥烂，捞去葱、姜、草果布袋，加入豌豆煮沸；再加盐、香菜、醋，调味即可食用。

【功效】有温补脾肾的作用。适用于脾肾阳虚症型骨质增生症。

菟丝子甲鱼汤

【材料和制法】甲鱼1000克，菟丝子30克，沙苑蒺藜30克，生姜、盐适量。洗净菟丝子、沙苑蒺藜；甲鱼宰杀后，剖腹留肝、蛋，去肠杂，洗净，切大块备用；油锅烧热，放姜、甲鱼块，翻炒几分钟；放适量水，再焖炒几分钟，盛砂锅内；将菟丝子、沙苑蒺藜也放入砂锅内；放清水以把甲鱼浸没为准，大火煮沸；改小火炖熟烂，加盐少许，弃药渣即成。

【功效】有补肾壮阳、滋肝肾阴、补肾阳虚的作用。适用于肾阳虚、神经

189

衰弱、频繁遗精，或因劳累引起的遗精等症。

鸡虾双珠汤

【材料和制法】虾仁200克，鸡胸脯肉200克，菠菜150克，鸡蛋清80克，葱、姜、芝麻油、调料适量。葱、姜洗净，葱切段，姜切片；菠菜择洗干净，切段；将鸡胸脯肉洗净，去血汁，斩成蓉，放在大碗内；在鸡肉碗内加入高汤或水150毫升、料酒10克、盐少许、蛋清适量搅拌均匀；将搅拌均匀的鸡肉蓉用手挤成像荔枝大小的丸子若干；丸子放入盛高汤的汤锅内，用小火煮至八九成熟时捞到清水内；将虾仁洗净，斩成肉蓉；虾蓉碗内加清水100毫升、料酒10克、盐少许、剩余蛋清、高汤150克搅匀；将搅拌均匀的虾蓉也挤成一些荔枝大小的虾丸子；虾丸子放入鸡肉丸子的汤锅内，小火煮至虾丸子全部浮起时捞出；将盛有高汤的汤锅置火上，放葱段、姜片，煮十几分钟；把葱、姜捞出，下入盐、料酒、鸡丸、虾丸、菠菜，待汤沸后，起锅盛入汤盆内，淋上芝麻油即成。

【功效】有补肾助阳的作用。适用于肾阳虚。

肚丝汤

【材料和制法】猪肚500克，木耳、冬笋各50克，香菜20克，高汤、淀粉、芝麻油、姜丝、盐、料酒、酱油、胡椒粉、香醋适量。将猪肚、木耳、冬笋分别切丝；锅内加高汤，放入肚丝、木耳丝、冬笋丝、姜丝、盐、料酒、酱油、胡椒粉，汤沸，放鸡精，用香醋加水淀粉勾芡，撒香菜，淋芝麻油即成。

【功效】有健脾益肾的作用。适用于肾阳虚、心烦失眠。

牛鞭壮阳汤

【材料和制法】牛鞭100克，枸杞子50克，肉苁蓉5克，鸡肉50克，生姜、花椒、料酒、猪油、料酒、味精、盐适量。将牛鞭用热水发涨，剖开，刮洗干净，用冷水浸漂30分钟，切段。将枸杞子、肉苁蓉洗净，用酒润透，蒸2小时，取出漂洗干净，装入纱布袋内，扎紧袋口。将牛鞭放入砂锅，加入清水煮沸，去泡沫，放入生姜、花椒、料酒、鸡肉，先用武火煮沸，再用文火炖煮，每隔1小时翻动1次，以防粘锅。炖至六成熟时，滤去生姜、花椒，再用武火煮沸，投入药袋，改用文火炖煮，至牛鞭八成熟时，取出牛鞭，切成指条形后，继续炖煮，以牛鞭熟烂为度。捞去鸡肉和药袋，酌加味精、盐、猪油等调味即成。

【功效】有补肾助阳、益精润燥的作用。适用于肾阳虚、肾阳虚弱、精血不足、阳痿、滑精、腰膝酸软、头昏、耳鸣。

冬虫夏草海马汤

【材料和制法】海马100克，冬虫夏草10克，红枣20克，生姜、调料适量。

将海马、冬虫夏草、生姜、红枣洗净，放入瓦锅内，加清水适量，武火煮沸后，文火煮2小时，调味即可。

【功效】有补肾助阳、益脾养阴的作用。适用于肾阳虚、糖尿病并发性功能障碍属肾阳不足。

泥鳅虾汤

【材料和制法】河虾50克，泥鳅

饮疗

冰糖雪蛤膏饮

【材料和制法】雪蛤膏20克，银耳30克，苹果脯20克，枸杞子5克，冰糖、蜂蜜、湿淀粉适量。将雪蛤膏发好后，洗净浸泡。将苹果脯切丁，枸杞子压碎。锅内加水、冰糖、蜂蜜，化开后下入雪蛤膏、果脯丁，湿淀粉勾芡，撒上枸杞子即成，开水冲饮。

【功效】有温肾补阳、润肺止咳的作用。适用于治疗肾虚、哮喘、肺燥咳嗽、夜尿增多、阳痿、水肿、小便不利。

葛粉羹饮

【材料和制法】葛根250克，荆芥穗50克，淡豆豉150克。将葛根捣碎成细粉末；把荆芥穗和淡豆豉用水煮六七沸，去渣取汁，再将葛粉放入汁中冲饮。

【功效】有滋养肝肾、熄风开窍的

250克，生姜、盐适量。将泥鳅去除肠脏，洗净，虾去须、足、尾，洗净，一同放入锅内。加入清水，酌加少量生姜和盐。先用武火煮沸，再用文火炖煮，煮熟即可。

【功效】有补益元气、益气助阳的作用。适用于肾阳虚、脾肾阳虚气弱、阳痿、早泄、腰膝酸软。

作用。适用于肾阳虚、中风、言语寒涩、神志昏愦等症。

鹿胶牛奶蜂蜜饮

【材料和制法】牛奶200克，鹿角胶6克，蜂蜜适量。将牛奶煮开，加鹿角胶烊化，加蜂蜜少许搅匀即可饮用。

【功效】有补虚损、益肝肾的作用。适用于肾阳虚、中老年性关节炎，症见腰膝酸痛、四肢倦怠、头晕眼花等。

花粉橘汁饮

【材料和制法】天花粉500克，用橘汁冲饮。

【功效】有滋补心肾、安心宁神的作用。适用于肾阳虚、心肾不交、气血两亏、阳痿、神疲乏力、健忘失眠、心悸怔忡、面色无华、眩晕。

芝麻首乌饮

【材料和制法】何首乌500克,黑芝麻500克,红糖适量。熟首乌片烘干研成粉末,黑芝麻炒酥压碎。净锅置中火上,加清水,入首乌粉煎几沸,加入芝麻粉、红糖熬成糊状即可。

【功效】有补肾黑发的作用。适用于肾阳虚、白发症。

肉苁蓉羹饮

【材料和制法】羊肉100克,肉苁蓉30克,甘薯50克,葱、姜、盐适量。将肉苁蓉刮去鳞,用酒洗去黑汁。切成薄片,甘薯、羊肉洗净后各切成薄片;共放入锅中,加入姜和水适量,先用武火煮沸,再用文火煎煮35分钟,放入葱、盐即成。

【功效】有温补肝肾的作用。适用于肾阳虚、肾阳虚衰、肝血不足、阳痿、腰痛、头晕目眩、耳鸣。

刺五加饮

【材料和制法】五加皮500克,加工成粉,适量冲饮。

【功效】有温补心肾、健脾安神的作用。适用于心脾肾阳虚气弱、阳痿

不举、失眠多梦、精神疲乏、食欲不振。

羊肾乳粉饮

【材料和制法】羊肾500克,乳粉30克,加调料做成汤饮食。

【功效】有温肾益气、补精添髓的作用。适用于肾阳虚、下焦虚冷、阳痿不举、脚膝无力。

种子延龄酒

【材料和制法】薏苡仁120克,白酒2000克,泡后三周即可饮用。

【功效】有补气益气的作用。适用于肾脏虚损、气血不足、腰膝酸软、须发早白、头晕耳鸣、面色不华、动则劳倦、心神不宁等症。

人参枸杞羹

【材料和制法】人参50克,枸杞子50克,白糖、湿淀粉适量。将枸杞子洗净;人参洗净切片;锅内加水烧开,下入人参片煮5分钟,加入白糖烧化;放入枸杞子烧开,撇去浮沫,用湿淀粉20克勾芡,装碗即可。

【功效】有大补元气、补脾益肺、安神增智、滋肾补肝的作用。适用于肾阳虚。

四、一日食谱

早餐:猪肾粥1碗,拌胡萝卜丝。

加餐:芝麻蜜糊1碗。

午餐:米饭1碗,益智仁虫草炖鹅肉,炒茼蒿菜,冬虫夏草海马汤。

加餐:人参枸杞子羹1碗。

晚餐:包子1个,炒韭菜,人参北芪炖乳鸽,羊肉虾米汤。

五、食疗宜忌

 宜食品种

1.性质温热,具有补益肾阳、温暖脾阳作用的食物,如籼米、狗肉、羊肉、鸡肉、猪肚、淡菜、韭菜、辣椒、刀豆、肉桂等。

2.阳虚便秘者更宜食既温补又通便的食物,如核桃仁、薤白、海参、海虾等。

3.阳虚泄泻者更宜食既温补又止泻的食物,如糯米、鲢鱼、河虾、干姜、花椒、石榴、乌梅、莲子、芡实等具有收涩止泻的食物。

4.阳虚则生寒,宜选择温性食物,温性食物有糯米、玉米、马铃薯、花生、芝麻、油菜、茼蒿菜、芫荽、胡萝卜、菠菜、南瓜、香菇、木耳、银耳、荔枝、金橘、山楂、核桃仁、葡萄、桃子、椰子、龙眼肉、樱桃、栗子、猪瘦肉、牛肉、羊肉、狗肉、鹅肉、鸡肉、鸽肉、鸡蛋、鹌鹑蛋、带鱼、鳝鱼、黄花鱼、甜薯、干辣椒、番茄、蛋黄、麦胚、麦片、面包、动物肝脏、胰脏、枸杞子、金樱子、覆盆子、韭菜子、冬虫夏草。

5.宜多吃些壮阳补肾的食物,如鹿鞭、牛鞭、狗鞭、狗肉、羊肉、牛肉、乌骨鸡肉、羊肾、猪肾、鳜鱼、鳗鱼、对虾、泥鳅等。

 饮食禁忌

1.忌吃或少吃荸荠、柿子、生萝卜、生菜瓜、生黄瓜、生地瓜、西瓜、甜瓜、洋葱、辣椒、芥菜、丁香、茴香、胡椒、薄荷、莼菜、盐、酱、白酒及香烟等。

2.忌凉寒性食物。

3.不宜吃的食物有芹菜、白菜、空心菜、西洋菜、苋菜、白萝卜、苦瓜、茄子、柿子、橙子、柚子、生鱼、螃蟹、贝壳类、田螺蚌等。

4.应忌食损阳滑精的寒凉食品,如菱角、茭白、芥蓝、蕨菜、黑木耳、火麻仁、兔子肉、猪脑、粗棉籽油等。

5.阳虚便秘者还需忌食收涩止泻、加重便秘的食物,如莲子、石榴、芡实、乌梅、糯米、河虾等。

6.阳虚泄泻还需忌食具有润下通便作用的食物,如核桃仁、芝麻、银耳、海参、海虾、牛奶、兔肉、桂圆、桃子、萝卜等。

六、食疗解读

1.肾藏精。所谓的精,不是狭义地指生殖之精,即精液,而是广义地指维持人体生命的活动能量,即精气、精神。过度劳神,便会伤精,以致精神萎靡不振。当然,日常生活中,精神消耗在所难免,那么肾一定会亏虚,正如人一定会老,问题是亏虚的程度是否与年龄相配合。

2.肾主骨。人体骨骼的生长、发育和修复,均依赖藏于肾的精气来推动和滋养。因此,若肾气亏虚,便会四肢无力、腰酸背痛、膝盖疼痛。

3.肾生髓。骨髓可说是脑的延续。在西方医学上,会以抽骨髓的方式检验脑膜炎,可见骨髓与脑两者关系密切。由于肾生髓,肾气亏虚,脑筋便呆滞,记忆力衰退,精神难以集中,严重时便出现老年痴呆症。骨髓的另一功能是造血,因此肾阳虚的人,多数会贫血,面色暗黑无光。

4.身体是一个整体,各个器官互相影响,因此肾阳虚的人往往还有其他毛病。肾属水,心属火,若肾水不足,心火便相对旺盛,以致心跳加速;肾上腺素激增,精神过度活跃,表现出来的征象是无故心跳、心慌,更会不由自主地手震,但心脏功能却正常。

5.肾阳虚的严重危害。肾阳虚是衰老的基础,不仅造成性功能障碍,而且是许多老年性疾病发生的主要原因。肾阳虚无以生髓充脑则神失所养,肾阳虚不能蒸化水湿、推动气血运行则为痰为瘀痹阻清窍。肾阳虚痰瘀相互影响,促进老年性痴呆的发生。人在衰老过程中的生命力、生殖力、体力和智力的逐渐低下,均与肾气亏虚直接相关。

6.肾为先天之本,生命之根,受五脏六腑之精而藏之。肾阳虚则五脏六腑皆虚,从而脏腑功能低下,代谢紊乱,致痰致瘀,变生诸病。如慢性支气管炎、糖尿病、肿瘤、高脂血症、心脑血管病、痴呆、抑郁症等老年性疾病都与肾阳虚有关。以神经内分泌紊乱为主的机体内环境综合调控功能的障碍、免疫力低下、自由基代谢及其清除系统的平衡失调等是肾阳虚衰老的内在机制。因此,肾阳虚是衰老最为基本的病理生理特征,也是许多老年疾病的发病基础。老年性痴呆与五脏虚衰均有关系,但与肾关系最为密切。脑髓空虚是老年性痴呆的基本病理变化,肾气肾精亏虚是其基本病机。

7.肾阳虚可以通过食疗加以调整。

第18讲

肾阴虚的饮食调养

一、疾病概述

肾阴亏损,阴不制阳,致虚火虚热内扰,甚则动血扰神,并脑髓、骨骼、齿、发、官窍失养的病理变化。肾阴虚主要症状是腰膝酸软,两腿无力,心烦易怒,还会有以下诸症:眩晕耳鸣,除有肾虚的表现外还有阴虚的临床表现,如五心烦热,潮热盗汗,口干舌燥,尿黄便干,舌红少苔,脉细数。

肾阴是指肾本脏的阴气阴液,是一身之阴的根本,对全身起着凉润、濡养、制约过度阳热的作用,肾阳是指肾脏中的阳气,对全身起着温煦、推动、气化的作用。无论肾阴、肾阳都是肾脏精气功能活动对立统一的两个方面,肾阴虚、肾阳虚的本质都是肾脏精气功能活动的减退,其本质都是肾精气虚了,因此肾阴虚到一定程度会阴损及阳,使肾阳亦虚;肾阳虚到一定程度会阳损及阴,使肾阴亦虚。肾阴、肾阳都是物质与功能的结合,不存在一种非物质的纯功能之气。不能说肾阴虚就是物质的减少,肾阳虚就是功能的减少,不论肾阴虚、肾阳虚实质都是相关物质和功能的减少。

二、饮食原则

食疗原则的确定首先是区分肾阴虚与肾阳虚。

1.肾阴虚、肾阳虚的概述不同。肾阴,又称元阴、真阴,是人体阴液之本,对各脏腑组织器官起着滋养、濡润作用。此外,肾阴能够制约肾中阳气,防止其过亢妄动。肾阴不足则有两方面的病理表现:一为滋润不足,症见眩晕耳鸣、视力减退、形体消瘦、咽干舌燥;二为阴不制阳,虚热内扰,症见五心烦热、潮热颧红、盗汗不寐、梦遗等。

2.肾阴虚、肾阳虚的基础不同。如果把肾阴虚说成是物质上的缺乏,那么肾阳虚就是功能上的缺乏。物质上的缺乏就会出现腰膝酸软,头发晕,如果在年轻人的身上会出现早泄、遗精。还有一种症候出现五心烦热,失眠、心烦,这就是中医所说的阴虚生内热。

3.肾阴虚、肾阳虚的症状不同。肾阴虚主要症状是腰膝酸软,五心烦热,口干,烦躁,爱出汗,怕热。更会有以下诸症:眩晕耳鸣,形体消瘦,失眠多梦,颧红潮热,盗汗,咽干,男子阳痿、遗精早泄,妇女经少、经闭、崩漏、不孕、尿短赤黄。

肾阳虚:表现为面色白或黧黑,腰膝酸疼,精神不振,手足冰冷,畏寒怕风,腹泻,身体水肿等。此外,女子会出现不孕,遗尿,水肿,性欲低下等症状。腰痛而且发凉,手脚冰凉,尿频,怕冷。

最简单的区别要点是:肾阴虚怕热,多发生在中青年;肾阳虚怕冷,多发生在中老年。

4.肾阴虚、肾阳虚的食疗不同。补肾阴虚的食物有何首乌、熟地黄、龟甲胶、女贞子、黄精、墨旱莲、枸杞子、石斛、玉竹、山茱萸、西洋参等。肾阴虚有火者,饮食中可适量吃些清凉食品,如金银花、绿豆、银耳、莲子、决明子、鱼汤、蛤蜊、鸽肉、猪肉、甲鱼、松子、荠菜、韭菜、蜂王浆、灵芝、燕窝、阿胶、地黄、芝麻、粟米、豇豆、牛骨髓、狗肉、羊骨、猪肾、淡菜、干贝、鲈鱼、桑葚、芡实、栗子、山药、何首乌、海参、虾子等。由肾阴虚导致性功能障碍的,平常可以多吃一些六味地黄丸类的补肾阴的药物,另外食补也是很好的办法,例如,用桑葚子、枸杞子煮粥,也有很不错的效果。

补肾阳虚食物多是热性药,如附子、肉桂、鹿茸等,中成药的代表是金匮肾气丸。肾阳虚的人适合吃的食物有海产品。

5.肾阴虚、肾阳虚的药物治疗不同。肾阴虚的药物治疗,虚热不甚者可滋补肾阴为主,可用左归丸、六味丸等品;虚火较为明显者,以滋阴降火为主,用知柏地黄丸、大补阴丸治之。肾阳虚可以选用金匮肾气丸、五子衍宗丸、右归饮等。

三、食疗处方

 粥疗

糯米粥

【材料和制法】糯米150克，白糖适量。将糯米淘净，放入锅中，加清水适量，煮为稀粥，加白糖适量即可服食。

【功效】有滋阴润养、清热去湿、强壮身体的作用。适用于形瘦色悴、耳鸣目眩、口干咽燥、五心烦热、潮热盗汗、舌红少苔。

芝麻粥

【材料和制法】芝麻50克，粳米100克，蜂蜜50克。将粳米与芝麻分别洗净，放入锅内，加清水，用小火熬成粥，调入蜂蜜拌匀即成，每日1次。

【功效】有补肝肾、润五脏、益气力的作用。适用于肝肾阴虚、须发早白、身体虚弱、头晕目眩、贫血、腰膝酸软、四肢麻木等。

猪肾山药粥

【材料和制法】粳米200克，薏苡仁50克，猪肾180克，山药100克，调料适量。将猪肾去筋膜、臊腺，切碎，洗净，与去皮切碎的山药、粳米、薏苡仁加水一起，用小火煮成粥，加调料调味

即可。

【功效】有益肾补虚的作用。适用于黄褐斑。

三黑蛋粥

【材料和制法】鸡蛋100克，黑豆150克，黑米50克，黑芝麻30克，冰糖适量。将鸡蛋煮熟，去壳切小丁备用；将黑豆、黑米、黑芝麻淘洗干净，放入锅内加适量水，用武火烧沸后改用小火炖35分钟；加入冰糖、鸡蛋丁即可。

【功效】有健脾补肺、固肾益精的作用。适用于肺结核发热、脾肾气虚、小便不利所引起的大便泄泻等。

枸杞猪肾粥

【材料和制法】大米100克，枸杞子50克，猪肾200克，调料适量。把枸杞子洗净，去杂质；猪肾洗净，去臊腺，剁小颗粒；大米淘洗干净。把大米、猪肾、枸杞子放入锅内，加水800毫升。把锅置武火上烧沸，再用文火煮45分钟，加调料调味即成。

【功效】有补肾明目之功效。适用于肾阴亏损型高血压。

● 胡萝卜鲍鱼粥

【材料和制法】石决明60克，胡萝卜90克，鲍鱼30克，糙米30克，生姜、调料适量。将鲍鱼、胡萝卜、石决明、糙米、生姜洗净，放入锅内，加清水适量，武火煮沸后，文火煮2小时，加调料调味即可。

【功效】有滋阴补肾、养肝明目的作用。适用于肾阴虚、糖尿病性视网膜病属肝肾亏损、虚火灼眼者，症见视物模糊，视力下降，甚则失明，伴小便清长，夜尿增多。糖尿病并发视朦属脾肾虚寒者不宜食用本品。

 菜疗

● 虫草乌鸡

【材料和制法】冬虫夏草10克，乌鸡1只，枸杞子30克，姜、葱、盐适量。将乌鸡宰杀后，除去毛、内脏，洗净后备用。虫草、枸杞子洗净。将虫草、枸杞子、适量盐、姜、葱放入鸡腹中缝合，放入蒸锅中蒸至鸡肉烂即可。

【功效】有益气补肾的作用。适用于肾气亏虚而致的头昏乏力、气短喘促、腰膝酸软、心慌汗多。

● 法制黑豆

【材料和制法】黑豆500克，山茱萸、茯苓、当归、桑葚、熟地黄、补骨脂、

● 肉苁蓉麦冬粥

【材料和制法】粳米100克，肉苁蓉、麦冬各10克，枸杞子、生姜、红糖各适量。将肉苁蓉、麦冬装入纱布袋，扎口；放入锅内加清水煎煮成药汁，去纱布袋留药汁；将枸杞子洗净；粳米淘洗净；粳米放入锅内加药汁、清水、枸杞子、生姜，煮沸，再转用文火煮至米熟成稀粥，加入红糖调味即可。

【功效】有补肾益肝、滋阴明目的作用。适用于肝肾阴虚型骨质增生症见头晕目眩、眼花耳鸣、烦躁易怒等。

鸡胗、菟丝子、旱莲草、五味子、枸杞子、地骨皮、黑芝麻各10克，盐适量。将黑豆用温水泡30分钟备用。将以上中药装入纱布袋内，口扎紧，放入锅内，加水适量，煎煮，每半小时取煎液1次，再加水煎煮，如此共取煎液4次，合并煎液，放入锅内。药液锅内倒入黑豆，放入盐，先以武火烧沸，再用文火煎熬，至药液干涸，即停火。将黑豆曝晒至干，装入瓶中贮藏即可。

【功效】有补肾益精、强筋壮骨的作用。适用于头昏目眩、耳鸣耳聋、身体消瘦、腰酸腿痛、筋骨无力等属肾精不足、肾阴亏损症。

乌骨鸡生地炖饴糖

【材料和制法】乌骨鸡750克,生地黄30克,饴糖、调料适量。将鸡宰杀去毛、内脏、爪,洗净;将生地黄洗净切细条;将饴糖和生地黄相混合,放入鸡腹内,用棉线扎紧;将鸡放入锅中,加清水煮沸;再转用文火炖至熟烂,加调料调味即可食用。

【功效】有滋阴补肾、壮骨益精的作用。适用于肾阴虚症、驼背弯腰、自发性骨折、腰腿酸痛、五心烦热、口干咽燥等。

鸡肠饼

【材料和制法】鸡肠100克,小麦面粉200克,调料适量。将鸡肠洗净剪开,放入锅内,加火焙干,然后粉碎成细粉。将面粉放入盆内,再将鸡肠粉倒入,混合均匀,加水适量,和成面粉团。将调料放入面粉团内,做成饼,烙熟即成。

【功效】有补肾气、缩小便的作用。适用于各种肾病日久不愈属肾虚不摄以及中老年人尿频、多尿等症。

紫菜鸡蛋饼

【材料和制法】紫菜30克,鸡蛋50克,调料适量。把紫菜发透,沥干水分。鸡蛋打入碗中,与紫菜、盐搅匀,待用。炒锅置武火上烧热,加入素油,六成熟时,把鸡蛋加入,改用文火,先

把一面煎黄,再煎另一面,两面熟后即成。

【功效】有补肾养血、降低血压的作用。适用于肾阴亏损型高血压病,症见头痛、眩晕、耳鸣、头面烘热、五心烦热、腰膝酸软、心悸、失眠、舌质嫩红、苔薄、脉细数等。

清蒸芪杞乳鸽

【材料和制法】乳鸽250克,黄芪、枸杞子各30克,调料适量。先将乳鸽宰杀,去毛和内脏,洗净切块放入蒸碗;上锅时在碗内放适量清水,加黄芪、枸杞子、盐、味精等将乳鸽蒸熟即可。

【功效】有滋肾益气、补虚的作用。适用于脾肾虚弱型前列腺肥大。

葱烧海参

【材料和制法】水发海参1000克,清汤250克,油菜心2棵,料酒9克,湿玉米粉9克,熟猪油45克,葱120克,味精、盐适量。将水发海参洗净,用开水氽一下,用熟猪油将葱段炸黄,制成葱油,海参下锅,加入清汤100克和味精、盐、料酒,用文火炖烂。将海参捞出,放入大盘内,原汤不用。将菜心放在海参上。锅内放清汤150克,再加入味精、盐、料酒等调料,用湿玉米粉勾芡,浇在海参、菜心上,淋上葱油即成。

【功效】有滋肺补肾、益精壮阳的作用。适用于肾阴虚的阳痿、遗精。

海参炖鲍鱼

【材料和制法】鲍鱼250克,海参90克,枸杞子30克,桂圆肉30克,调料适量。鲍鱼、海参分别用水浸发,洗净,分别切片、切丝;枸杞子、桂圆肉洗净。把鲍鱼、海参、枸杞子、桂圆肉放入炖盅内,加开水适量,炖盅加盖,文火隔开水炖3小时,加盐、味精调味即成。

【功效】有养阴补肾、滋润肠燥的作用。适用于肾阴虚。

枸杞海参鸽蛋

【材料和制法】鸽蛋300克,海参200克,枸杞子50克,淀粉、葱、姜、猪油、鸡汤、料酒、胡椒粉、盐、酱油适量。将海参用凉水泡胀后,焯两遍水,洗净,用刀尖在腹壁切成菱形花刀,注意不要切透。鸽蛋加冷水文火煮熟,捞出放入凉水内,去壳备用。将鸽蛋滚满淀粉,放入油锅中炸成金黄色,待

用。炒锅烧热注入猪油,待油温八成热时下葱、姜煸炒,随后倒入鸡汤,煮3分钟去葱、姜,再加入酱油、料酒、胡椒粉和海参,烧沸后去浮沫,移文火上煨40分钟,加入鸽蛋、枸杞子、盐,再煨10分钟即成。

【功效】有补肾滋阴、养肝明目的作用。适用于肾阴虚、精血亏损、虚劳、阳痿、遗精。

蚌肉炖老鸭

【材料和制法】河蚌60克,鸭肉150克,生姜、调料适量。将蚌肉洗净,鸭肉洗净斩件,生姜洗净;把全部用料一起放入炖盅内,加开水适量,炖盅加盖,文火隔开水炖2小时,加调料调味即可。

【功效】有滋阴补肾、行水除烦的作用。适用于肾阴虚、肾病日久属肝肾阴亏,阴虚内热,症见面热潮红,眩晕头痛,烦热失眠,腰酸乏力,或有遗泄,或有水肿等。

汤疗

芙蓉鲍鱼汤

【材料和制法】鲍鱼250克,鸡蛋400克,芙蓉20克,料酒、味精、盐适量。将鲍鱼去掉毛边,用原汤洗净,顺长切成梳背片,仍用原汤泡上;鸡蛋去黄留清,在碗内搅散;下盐、味精、清汤

搅匀,除去泡沫;上笼蒸15分钟左右,即成芙蓉蛋;煮沸清汤,用盐、味精、料酒调好味;鲍鱼滗掉原汤,再用热汤泡上;把锅内的清汤注入汤盆内,取出芙蓉蛋,用勺挖成大薄片;放入汤盆内,再把鲍鱼捞入芙蓉蛋内即成。

【功效】有滋阴补虚、清利湿热、益

气养阴、补精填髓的作用。适用于肝肾阴虚。

枸杞豆腐汤

【材料和制法】豆腐300克，枸杞子50克，芝麻油、盐适量。将枸杞子洗净，豆腐切成长方细条。锅内倒入清水，烧沸后下入豆腐条、枸杞子煮10分钟，放入少许盐，滴入芝麻油，调味即成。

【功效】有滋肾养肝的作用。适用于肾阴虚。

枸杞杜仲炖鹌鹑汤

【材料和制法】鹌鹑1只，枸杞子50克，杜仲10克。将鹌鹑去毛及内脏，枸杞子、杜仲共炖熟，去药渣即可，吃肉喝汤。

【功效】有补益肝肾、强筋健骨的作用。适用于肝肾阴虚所致的腰膝酸软、筋骨乏力、头目昏花等症。

淮杞石斛响螺汤

【材料和制法】猪肉120克，响螺250克，淮山药60克，枸杞子30克，石斛10克，生姜、盐适量。响螺取肉，切去肠脏污秽，用水洗净。将螺肉切成片状。淮山药、枸杞子、石斛用水洗净。猪瘦肉和生姜分别用水洗净。生姜去皮，切1片。加水入瓦煲内，煲至水滚，放入全部材料。用中火煲3小时。加盐调味即可。

【功效】有滋阴补肾、祛风明目的作用。适用于肾阴虚。

炖乌鸡汤

【材料和制法】乌骨鸡1只，巴戟天25克，枸杞子25克，红枣3枚，生姜3片。将乌鸡去毛及内脏，与药物一起隔水炖熟，吃肉喝汤。

【功效】有滋补肝肾、益气补血、滋阴清热、调经活血、止崩治带的作用。适用于肾虚精衰、小腹冷感、腰酸无力、心腹痛等。

甲鱼滋肾汤

【材料和制法】甲鱼300克，枸杞子、地黄、料酒、盐适量。将甲鱼切块，加枸杞子、地黄、料酒和清水适量，先用武火烧开后改用文火煨炖至肉熟透，加盐调味即可。

【功效】有滋阴补肾、滋阴养血的作用。适用于肝肾阴虚之腰膝酸软、头昏眼花等症。

甲鱼猪脊髓汤

【材料和制法】甲鱼750克，猪脊髓200克，鸡清汤、生姜片、料酒、葱结、盐、胡椒粉适量。将甲鱼宰杀，沥净水，去头及内脏，洗净；甲鱼放入沸水中烫5分钟，刮去裙边上黑膜，除去腥味；剁去爪和尾，去背板、腹壳，切成肉块，放入锅中；加料酒、鸡清汤、猪脊髓、生姜片、葱结、盐、胡椒粉，炖1个小时以上，加味精调味即可。

【功效】有滋阴补肾、填髓补髓的作用。适用于肾阴虚型骨质增生症见头晕、耳鸣、腰酸背痛、肢体麻木。

甲鱼枸杞汤

【材料和制法】甲鱼500克，枸杞子50克，葱、姜、蒜、料酒、猪油、盐、酱油、味精适量。将甲鱼洗净切块；枸杞子洗净；甲鱼、枸杞子装入砂罐内，加入姜、蒜、葱末煨炖10分钟左右；去掉姜、葱、蒜，加入料酒、猪油、盐、酱油、味精炖至甲鱼烂熟即成。

【功效】有滋阴补血的作用。适用于阴虚及精血不足所致的各种病症及贫血。

干贝猪瘦肉汤

【材料和制法】猪瘦肉200克，干贝50克，盐、味精适量。将干贝、猪瘦肉煲汤，食用时加盐、味精调味即成。

【功效】有滋阴补肾的作用。适用于肾阴虚之心烦口渴、失眠多梦、夜尿多等症。

冬虫草鸡汤

【材料和制法】鸡1500克，冬虫夏草30克，盐、味精适量。将鸡宰杀，除净毛及内脏，再用清水洗净，剁去脚爪；冬虫夏草用温水洗净。把冬虫夏草放入鸡腹内，再放入煲内。用清水7～10碗，煮约6小时，加盐、味精调味

即可。

【功效】有补血滋阴兼补肺肾、益精髓的作用。适用于肾阴虚者。

枸杞子乌鸡汤

【材料和制法】乌骨鸡150克，枸杞子150克，生姜、调料适量。将枸杞子、乌鸡、生姜洗净，放入瓦锅内，加清水适量，武火煮后，文火煮2小时，加调料调味即可。

【功效】有养肝明目、生津止渴的作用。适用于肾阴虚症见头晕目昏，视物不清，腰膝酸软，须发早白，夜尿频数，舌淡苔白，脉沉细弱。

莲子瘦肉汤

【材料和制法】猪瘦肉150克，莲子100克，调料适量。将莲子去心，洗净，浸半小时；猪瘦肉洗净，切片；把全部用料一起放入锅内，加清水适量，武火煮沸后，文火煮一小时，加调料调味即可。

【功效】有滋肾健脾、养心安神的作用。适用于肾阴虚者，神经衰弱属阴液不足，症见失眠多梦、浅睡易醒、心悸健忘、肝倦神疲、饮食无味、口干咽干、腰痛遗精。有外感实邪者不宜饮用本汤。

海参鸭肉汤

【材料和制法】鸭肉150克，海参100克，生姜、葱、调料适量。将生姜洗

净,切片;葱去须洗净,切段;鸭肉洗净,切片;海参水发后,洗净,切薄片;锅中放清水适量,烧煮;待煮沸后放鸭肉、海参,武火煮沸后,文火煮;文火煮将近1个小时放姜、葱再煮沸,加调料调味即可,随量饮汤食肉。

【功效】有补肝肾、滋阴液的作用。适用于肾病及肝肾阴虚,症见腰膝酸软、头目眩晕、耳鸣耳聋、盗汗遗精、口干咽燥或五心烦热等。急性肾炎及慢性肾炎急性发作和肾炎后期肾功能减退时不宜饮用本汤。

沙苑猪肝汤

【材料和制法】猪肝300克,沙苑蒺藜30克,枸杞子10克,白菜50克,鸡蛋50克,生姜、葱、豆粉、盐、味精适量。将猪肝洗净片去筋膜,切成薄片;生姜洗净切成薄片;葱洗净切成葱花;枸杞子用温水洗净;沙苑蒺藜、白菜取叶洗净待用;鸡蛋去黄留清,与豆粉调成蛋

饮疗

清脑羹饮

【材料和制法】杜仲50克,银耳50克,冰糖适量。将杜仲加水煎熬3次,收取药液5000毫升;银耳用温热水发透,择去杂质,揉碎,淘洗干净;冰糖用水溶化后,置文火上熬至色微黄时,过

清豆粉;沙苑蒺藜用清水熬两次,每次15分钟,共收液100毫升;猪肝用盐、蛋清、豆粉浆好;锅置火上放入猪油,注入肉汤1000克,下药液、姜片、料酒、盐、胡椒粉,待汤开时下入肝片;烧至微沸时用筷子轻轻将猪肝拨开;放入枸杞子、白菜煮2分钟;加葱花,再放盐、味精调味即成。

【功效】有滋肾润肺、补肝明目的作用。适用于肾阴虚、肝肾阴亏之腰膝酸软、头晕目眩等症。

灵芝蜜枣老鸭汤

【材料和制法】鸭1000克,灵芝、蜜枣各50克,生姜、盐适量。将老鸭宰杀洗干净,沸水焯过待用。将灵芝、蜜枣洗净;生姜洗净切片备用。将老鸭、灵芝、蜜枣、生姜放入开水锅中,用中火煲约3小时,加盐调味即可。

【功效】有滋补肝肾、养阴止喘的作用。适用于肾阴虚、体弱。

滤去渣。锅内放入杜仲药汁,下入银耳,置旺火上烧沸后,移文火上久熬,至银耳熟烂,冲入冰糖水即成。

【功效】有补肝肾、降血压的作用。适用于肾阴虚、脾肾两虚型高血压病,症见头昏、耳鸣、失眠、腰膝酸痛等。

枸杞子酒饮

【材料和制法】枸杞子200克,白酒500克,泡酒2周后适量饮用。

【功效】有益精气、抗早衰的作用。适用于肝肾亏损和早衰。

核桃仁蜂蜜饮

【材料和制法】核桃500克,蜂蜜100克。将核桃研末,加水加蜂蜜做汤饮用。

【功效】有补肺肾、滋阴润肠的作用。适用于肾阴虚,哮喘兼有便秘者食用。

粟米鸡蓉羹饮

【材料和制法】鸡肉100克,粟米100克,冬菇100克,调料适量。将粟米洗净,冬菇洗净切细粒,鸡肉洗净切粒;把粟米放入锅内,加清水适量,武火煮熟,放入冬菇粒、鸡肉粒,煮沸后加调料调味即可。

【功效】有益肾健脾、泄热利尿的作用。适用于肾阴虚,肾病属脾胃两虚,症见面色苍白、食少乏力、肢体疲倦、腰膝酸软、小便不利、时有水肿,或

烦热渴饮等。肾病肾阳虚衰者不宜饮用本品。

菊花酒饮

【材料和制法】菊花2000克,大米3000克,做酒泡菊花,适量饮用。

【功效】有养肝肾、利头目、延缓早衰的作用。适用于肝肾不足的头痛、头晕目眩、手足震颤等症。

乌发茶饮

【材料和制法】何首乌15克,生地黄30克,白酒400克,泡后适量饮。

【功效】有补肝肾、益气血、黑须发、悦颜色的作用。适用于肾阴虚。

百合党参紫河车饮

【材料和制法】紫河车80克,百合、党参各50克,生姜、红枣、调料适量。将新鲜紫河车割开血管,洗净;百合、党参、生姜、红枣洗净;把全部用料一齐放入瓦锅内,加清水适量,武火煮沸后,文火煮2小时,加调料调味即可。

【功效】有滋养肺肾、化痰止咳的作用。适用于肾阴虚,糖尿病并发肺结核属肺肾阴虚。

四、一日食谱

早餐:糯米粥1碗,馒头,清蒸芪杞乳鸽,拌黄瓜。

加餐:粟米鸡蓉羹1碗。

午餐:米饭1碗,虫草乌鸡,炒韭菜,枸杞豆腐汤。

加餐:芝麻粥1碗。

晚餐:米饭1碗,知母龙骨炖鸡,枸杞子豆腐汤,凉拌菠菜。

五、食疗宜忌

 宜食品种

1.易食寒性、凉性食物。这类食物具有清热泻火、解毒养阴之功。如:竹笋、苦瓜、黄瓜、白菜、蕹菜、萝卜、菠菜、荸荠、甘蓝、韭菜、芹菜、南瓜、甜薯、番茄等。

2.易食的动物。动物肝脏、胰脏、肉类、鸭肉、兔肉、猪肉、蟹、甲鱼、田鸡、鸡肉、禽蛋、蛋黄、海产品和贝壳类等。

3.易食的谷类。豆类、粳米、麦胚、麦片、面包、小米、绿豆、赤小豆、豆腐、豆浆、谷胚、马铃薯等。

4.易食的水果。西瓜、梨、柑、柿、甘蔗、鲜枣等。

5.易食乳制品、牛奶、植物油。

 饮食禁忌

1.忌食辛辣燥温热食物。

2.忌食酒、虾、羊肉、狗肉、猫肉。

3.忌食生姜、芫荽、韭菜、茴香、荔枝、杏子、葱、蒜、菱角、桃子、桂圆、榴梿等。

4.忌吃油煎、烧烤的食物。

六、食疗解读

辨证施治是中医治疗的基本原则,食疗亦是如此。邪气盛则实,精气夺则虚的观点包括"虚则补之""实则泻之""寒则温之""热则凉之"。肾虚的食疗应注意以下几方面:

1.针对不同的体质用不同的食疗。健康之人:阴平阳秘,气血调和,饮食起居正常。男子多宜滋补肝肾,女子常宜补气血。老年人:脏腑功能逐渐虚衰,内在阴阳多已呈现不平衡状态,宜食温热熟食物,忌食黏硬生冷食物。体质偏寒的人:宜食温热性食物,如姜、葱、蒜、桂圆肉、低度酒等,少食生冷偏寒食物。体质偏热的人:宜食寒凉性食物,如绿豆、西瓜、芹菜、梨等,少食辛燥温热食物。体胖之人:食欲亢进,多痰湿,宜吃清淡化痰的食物,为能饱腹,可多吃些纤维素较多的蔬菜,如芹菜、韭菜、笋子等。体瘦的人:血亏津少,宜吃滋阴生津的食物。若脾胃功能欠佳者,可常吃山药莲子粥等。

2.根据不同的病情选择不同的食疗。根据病情的寒、热、虚、实、表里、阴阳的属性来选择食物,才能调整阴阳,使之相对平衡,恢复健康。原则是:寒者温之,热者凉之,虚者补之,滞者消之。常用的有温法、清法、消法、补法。温法:姜、酒、羊肉、狗肉等。清法:荸荠、生梨、生藕、香蕉、芹菜、西瓜等。消法:麦芽、山楂、鸡内金、陈皮等。补法:当归、人参等。

3.围绕阴阳进行食疗。分析历代食养与食疗著作不难看出,掌握阴阳变化规律,围绕调理阴阳进行食疗活动,使机体保持阴平阳秘,乃是传统营养学理论核心所在。中医理论认为,机体发生疾病,究其原因,皆由于阴阳失调之故。因此,食疗养生、治疗与康复手段,和药物疗法、针灸、气功、按摩、导引等一样,都将调理阴阳作为基本原则。调其阴阳,不足则补,有余则泻。对饮食的宜与忌,中医也以阴阳平衡作为出发点的,有利于阴平阳秘则为宜,反之为忌。例如痰湿体质的人忌食油腻;木火体质的人忌食辛辣;阴不足、阳有余的老年人则忌食大热峻补之品;皮肤病、哮喘患者应忌食虾鱼等海产品发物;胃寒患者忌食生冷食物等。另外,在食物搭配和饮食调剂制备方面,中医也是注重调和阴阳的,使所用膳食无偏寒、偏热、偏升、偏降等缺陷。例如烹调鱼、虾、蟹等寒性食物时,总要配以姜、葱、酒、醋类温性的调料,以防止性偏寒凉,食后有损脾胃之弊。又如食用助阳类蔬菜,常配以蛋类滋阴之品,也是为了达到阴阳互补之目的。

4.根据不同的脏腑进行食疗。调和五味,滋养五脏。只有饮食多样,才能五味俱全;只有五味俱全,才能滋养五脏;脏腑功能平衡,才能身体健康。肾阳虚(腰酸,四肢发冷,畏寒,甚至还有水肿、性功能减退等)可以吃狗肉、羊肉、韭菜、泥鳅进行食补。肾阴虚(腰酸,燥热,盗汗,头晕,耳鸣等)可以吃黑木耳、黑芝麻、小核桃、桑葚子进行食补。

 因时因地进行食疗

饮食营养要适应环境，因时、因地、因人而异：有至人者，淳德全道，和于阴阳，调于四时。夫四时阴阳者，万物之根本也。一年四季，春夏秋冬，气候不断变化，对人的机体有一定的影响，因此必须灵活选食，表明饮食营养要符合四时气候变化的自然规律。春季，气候温暖，万物萌发，人们精神焕发，情绪高昂，宜吃疏泄清散食物，如蔬菜、豆类及豆制品等。夏季，气候炎热，多雨，脾胃受困，人体喜凉，宜吃清凉去暑少油食物，如西瓜、冬瓜、绿豆汤、荷叶粥等。秋季，气候渐凉，天高气爽，霜露乍降，宜吃甘寒养阴生津食物，如萝卜、藕粥、薏苡仁粥等。冬季，天寒地冻，万物封藏，寒邪侵入易伤胃，宜吃祛寒温里滋补食物，如桂圆、大枣、牛肉、羊肉等。

我国幅员辽阔，东西南北水土气候差异很大。南方炎热，多雨，潮湿；北方严寒，少雨，干燥。因此，南方宜吃寒凉食物，北方宜吃温热食物。

 根据食物的"四气""五味"选择

我国古代就有"药食同源"之说，许多食物即药物，它们之间并无绝对的分界线。古代医学家将中药的"四气"(也称四性)、"五味"理论运用到食物之中，认为每种食物也具有"四气""五味"。中医食疗很重视食物的不同性味和作用，就是用食物性味的偏胜来调整人体气血阴阳，扶正祛邪，以期阴平阳秘，精神乃治。

1.四气又称为四性，即寒、热、温、凉。

寒性、凉性食物一般具有清热泻火、解毒养阴之功，适于体质偏热者或暑天食用，如粳米、小米、绿豆、赤小豆、豆腐、豆浆、西瓜、梨、柑、柿、甘蔗、鸭肉、兔肉、猪肉、蟹、甲鱼、田鸡、蜂蜜、竹笋、苦瓜、黄瓜、白菜、蕹菜、萝卜、番茄、菠菜、荸荠等。如在炎热的夏季选用菊花茶、绿豆汤、西瓜汤、荷叶粥等，可清热解暑、生津止渴等。

温性、热性食物大多能温中、散寒和助阳，适于体质虚寒者或冬令季节食用，如糯米、大枣、荔枝、红糖、羊肉、牛肉、狗肉、虾、鸡、鲫鱼、鲢鱼、葱、姜、韭菜、大蒜、辣椒、胡椒等。如严冬季节选用姜、葱、蒜之类食物，以及狗肉、羊肉等，能除寒助阳、健脾和胃、补虚等。

食物除"四性"外,尚有性质平和的,中医把食性平和的食物列为平性,健康者可长年食用。平性食物,如谷类的米、麦及豆类等,如黄豆、黑豆、番薯、马铃薯、南瓜、莲子、葡萄、苹果、菠萝、椰子、香菇、蘑菇、白糖、鸡蛋、鲤鱼、黑鱼等。食补须根据自身的体质、外界的气候、环境及疾病的性质,选择适宜的食物进行调补。原则也是"热者寒之,寒者热之",体质和证候偏热者,选寒性食品;偏寒者,选热性食品;平性的食品则皆可应用。

2.五味即辛、甘、酸、苦、咸。

食物之五味既能满足每个人不同的嗜好,又有不同的作用。食物的味不同,对人体的作用有明显区别。

辛味食物大多含有挥发油,有祛风散寒、舒筋活血、行气止痛的作用。如生姜,发汗解表,健胃消食;胡椒,暖胃肠,除寒湿;韭菜,行瘀散滞,温中利气;大葱,发表散寒。但过食则有气散和上火之弊。

甘味食物富含糖类,有补养身体、缓和痉挛、调和性味的作用。如白糖,助脾,润肺,生津;红糖,活血化瘀;冰糖,化痰止咳;蜂蜜,和脾养胃,消热解毒;大枣,补脾益阴。但过食则壅塞郁气。

酸味食物含有有机酸,可收敛固涩,增进食欲,健脾开胃。米醋,消积解毒;乌梅,生津止渴,敛肺止咳;山楂,健胃消食;木瓜,平肝和胃等。但过食则痉挛。

苦味食物多含有生物碱、苷类,有燥湿、清热泻实的作用。如苦瓜,清热解毒明目;杏仁,止咳平喘,润肠通便;枇杷叶,清肺和胃,降气解暑;茶叶,强心,利尿,清神志。但食多则骨重。

咸味食物含钠盐较多,有软坚散结、滋润潜降的作用。如食盐,清热解毒,涌吐,凉血;海参,补肾益精,养血润燥;海带,软坚化痰,利水泄热;海蜇,清热润肠。但多食则血凝。

每种食物都有不同的"性味",应把"性"和"味"结合起来,才能准确分析食物的作用。同为甘味,有甘寒、甘凉、甘温之分,如白糖、红糖。同为温性,有辛温、甘温、苦温之分,如姜、葱、蒜。因此不能将食物的"性"与"味"孤立起来,否则食之不当。如莲子,味甘微苦,有健脾、养心、安神作用。苦瓜,性寒,味苦,可清心火,是热性病患者的理想食品。一般说,辛入肺,甘入脾,酸入肝,苦入心,咸入肾。肝病忌辛味,肺病忌苦味,心肾病忌咸味,脾胃病忌甘酸。因此我们只有对"五味"有了全面的认识,才能在饮食中吃得更合理、更科学,才能取得理想的作用。日常饮食坚持五谷、五果、五畜、五菜和四气五味的合理搭配,且不偏食、不偏嗜,不过食、不暴食,患病时以"热证寒治""寒证热治"为原则选择饮食,是古而不老的中医食疗学观点,也是现代饮食科学所大力提倡的平衡饮食。现代营养学认为,只有全面而合理的膳食营养,即平衡饮食,才能维持人体的健康。在世界饮食科学史上,最早提出平衡饮食观点的是中国。

肾阴虚的情况下火就容易旺,阴虚火旺,如果这时再使用那些温热的壮阳药物,等于是火上浇油,患者热性就更大了。反过来说,假如患者肾阳虚、怕冷,你再用一些滋阴药,等于是雪上加霜,患者同样也受不了。

中医有阴虚生内热,阳虚生外寒。如果老年人出现了肾阴虚,就容易脱发或白发早发,容易耳鸣、耳背,牙齿松动,眼花得比较早一些,这是肾阴虚。肾阴虚一般在中青年发生的比较多,在临床上的症状比较多。肾阳虚有一些症状和肾阴虚的症状相似,比如说腰膝酸软,四肢乏力。

在临床上经常有人问如何判断肾阴虚还是肾阳虚,那么不论肾阴虚还是肾阳虚,如果匮乏到一定程度了,就是阴损及阳,阳损及阴,肾阳虚时间长了会有肾阴虚的症状。所以我们在补肾阳的时候,一定要补肾阴,而且要阴中求阳;而在补肾阴的时候也不是一味地只用补肾阴的药物,如肾气丸,去掉了肉桂,热性就少了。滋阴补肾、阴中求阳是中医补肾的主要方向,六味地黄是补药的总方。如果出现了肾阴虚,服用一些六味地黄还是比较有效的。中医认为,任何事物都分为阴阳两个方面,人的肾也有肾阴和肾阳之分,肾功能障碍产生的原因可能是肾阴虚造成的,也可能是肾阳虚造成的,所以,补肾要查明原因,分型而补。

我们平常讲肾虚,实际包括了肾阴虚和肾阳虚,也包括了阴阳两虚,但是现在有些宣传不是很细致,解释不清,把有些问题混淆了。中医上说,阴虚生内热,阳虚生外寒,所以有时候容易出现五心烦热,就是两个手心、两个脚心、心口感觉热,还有睡觉的时候容易盗汗。肾阴虚多发生在中青年时期,因为此年龄段的人活动量比较大,无论是学习还是锻炼,精力上物质耗损比较多。

如果我们消耗的物质比较多,比如说肾精方面,女性的性生活过于频繁;或者是由于劳动,包括脑力、体力的过度使用;或者是生育以后身体就弱,这样物质基础比较低,从而出现了一些症状,如腰膝酸软,四肢乏力,头晕耳鸣,包括脱发,牙齿松动,记忆力减退,容易衰老,也包括临床上的性欲减退。男性还容易出现遗精、早泄等。这都归为肾阴虚的症状。肾阴虚还容易出现虚热,那么肾阳虚大多数是功能差,也有和肾阴虚相同的情况,比如说腰膝酸软,四肢乏力,还有性欲减退,是肾气虚了,所以出现一些怕冷的症状。阳虚生外寒,这样的人面色虚白,畏寒怕冷,手脚冰凉,小便清长,大便溏薄。这种人性欲比较低,和现代医学说的雄性激素低有相同之处。所以阳虚表现的是外在的,也可能由于身体比较弱而产生肾阳虚的情况,大多数中老年人容易出现这种肾阳虚的情况。所以要记住这两个特征,即肾阴虚多发生在中青年,肾阳虚多发生在中老年;肾阴虚容易有怕热的一些症状,肾阳虚有怕冷的症状。性功能方面,肾阴虚者容易出现早泄、遗精,肾阳虚者多见阳痿。当然也有共同之处,比如说腰酸乏力、四肢酸软等共同症状。

第⑲讲
蛋白尿的饮食调养

由于肾小球滤过膜的滤过作用和肾小管的重吸收作用,健康人尿中蛋白质的含量很少,每日排出量小于150毫克,用普通尿常规检查测不出,蛋白质定性检查时,呈阴性反应。当尿中蛋白质含量增加,尿内蛋白质含量≥150毫克/24小时,或尿常规检查尿蛋白定性阳性,称为蛋白尿。如果尿蛋白含量≥3.5克/24小时,则称为大量蛋白尿。

蛋白尿分为肾性蛋白尿:肾小球性蛋白尿,见于急性肾小球肾炎、各型慢性肾小球肾炎、IgA肾炎、隐匿性肾炎。继发性见于狼疮肾等自身免疫性疾患、糖尿病肾病、紫癜性肾炎、肾动脉硬化等。代谢性疾患见于痛风肾。肾小管性蛋白尿最常见各种原因引起的间质性肾炎、肾静脉血栓形成、肾动脉栓塞、重金属盐类中毒等。肾组织性蛋白尿又称分泌性蛋白尿,由于尿液形成过程中,肾小管代谢产生的蛋白质渗入尿液中所致。

非肾性蛋白尿:体液性蛋白尿又称溢出性蛋白尿,如多发性骨髓瘤。组织性蛋白尿如恶性肿瘤尿中蛋白质、病毒感染产生的宿主蛋白等。下尿路蛋白质混入尿液引起蛋白尿,见于泌尿系统感染、泌尿道上皮细胞脱落和泌尿道分泌黏蛋白。剧烈运动、长途行军、高温环境、发热、严寒环境、精神紧张、充血性心力衰竭、药物中毒、孕妇等也可出现蛋白尿。

蛋白尿,多属中医的"水肿""虚劳""腰痛"等范畴,可行辨证施治。

一般讲,蛋白尿有生理性和病理性之分,前者为一些发生于体内无器质性病变的蛋白尿,又称功能性蛋白尿。常见的有发热、剧烈运动、直立过久等原因引起,均为暂时性,原因除去后蛋白尿即消失。后者多由各种原发性和继发性肾脏疾病引起,以蛋白尿持续存在为特点,一般有肾前性、肾性、肾后性疾病之分。

1.应根据引起蛋白尿的肾病种类及病情的不同,采用不同标准的蛋白质饮食。慢性肾炎者,一般可按正常需要量供给,成人每天为0.8~1.0克/千克。应选择生理价值高的蛋白质,如蛋类、乳类、鱼类、瘦肉类等。对于无肾功能损害的肾病综合征者,可供给高蛋白质饮食,蛋白质成人每天为1.5~2.0克/千克,并供给优质蛋白质。血浆尿素氮增高者,一般以服用低蛋白质饮食为宜。

2.肾病综合征等,尿中除丢失大量蛋白质外,还同时丢失与蛋白质结合的钙、镁、锌等矿物质,宜多吃新鲜蔬菜和水果等;补充含钙丰富的食物,如牛奶及其制品、虾皮、芝麻酱、海带、鱼类及绿色蔬菜等;含镁丰富的食物,如小米、小麦、大麦、肉类和动物内脏等;含锌丰富的食物,如小米、小麦、玉米粉、大白菜、萝卜、胡萝卜、茄子、扁豆、南瓜等。

3.植物蛋白质中,因含有大量嘌呤碱,会加重肾脏的负担,故应少用。其中大豆类及豆制品,虽蛋白质含量高,但因上述原因,蛋白尿患者也应忌用。

三、食疗处方

 粥疗

茯苓黄芪粥

【材料和制法】黄芪15克,茯苓15克,粳米100克。将黄芪切碎,茯苓切成小碎块,与粳米一起熬粥食用。

【功效】有益气健脾利尿的作用。适用于肾炎蛋白尿水肿、脾虚。

黄芪党参粥

【材料和制法】炙黄芪60克,党参30克,粳米100克,白糖适量。先将炙黄芪、党参在温水中浸泡半小时后,以文火煎成浓汁,取汁去渣,与淘洗净的粳米共煮成粥,加白糖少许早、晚服食。

【功效】有补正气的作用。适用于蛋白尿。

黄芪苡仁内金粥

【材料和制法】生黄芪30克,薏苡

仁30克,赤小豆15克,鸡内金末9克,糯米60克。将生黄芪以150毫升清水文火单煮20分钟,去渣兑水,再放入薏苡仁、赤小豆煮30分钟,最后放入鸡内金末、糯米共煮成粥。分2次1日服完。

【功效】有补气健脾益胃的作用。适用于蛋白尿。

● 山药粥

【材料和制法】淮山药30克,粳米100克,白糖适量。将淮山药扎细过筛,放入盆内,调入凉水成糊。粳米下锅中放适量水烧沸,边搅边下山药粉,烧至熟,加白糖调味即成。

【功效】有补气、益胃气、健脾胃、止泄痢、化痰涎、润皮毛的作用。适用于蛋白尿。

● 冬瓜赤豆粥

【材料和制法】冬瓜100克,赤豆200克。先将赤豆热粥,待快熟时加入切成块的冬瓜,闷熟后食用。

【功效】有清热利水的作用。适用于肾炎高血压且水肿较重,属湿热。

● 芡实茯苓粥

【材料和制法】芡实15克,茯苓10克,粳米30克。先将芡实、茯苓加水煮至软烂,加入淘净的粳米共煮成粥即可。

【功效】有健脾固肾、利水涩精的作用。常用于脾肾两虚之水肿、小便不利、蛋白尿。

● 芡实白果粥

【材料和制法】芡实30克,白果10枚,糯米30克煮粥。每日1次,10日为1个疗程。

【功效】有健脾补肾、固涩敛精、通利小便的作用。适用于蛋白尿。

● 黄芪粥

【材料和制法】取生黄芪30克,加水600毫升,煮20分钟,捞去渣,放入糯米100克,熬成粥,作1日量,分2次服,1个月为1个疗程。

【功效】有清热利湿、健脾消食、消除蛋白尿的作用。适用于脾虚湿热性蛋白尿等。

● 鲤鱼莲子粥

【材料和制法】鲤鱼1条,莲子30克,粳米100克。将鱼去鳞及内脏,煮汤后下入莲子、粳米煮粥食用。

【功效】有健脾益肾、消除蛋白尿等作用。适用于无症状型、隐匿型肾炎或肾炎经治疗后自觉症状消失,但化验检查蛋白尿仍存在。

● 山萸莲子粥

【材料和制法】山萸肉、莲子各15克,糯米60克,白糖适量。将前三味一起煮成粥,加入白糖调味即可。每日1剂,分2次服用。

【功效】有健脾益肾、消除蛋白尿等作用。适用于肾气不足性蛋白尿等。

荠菜红衣粥

【材料和制法】荠菜250克,红衣(花生米皮)5克,粳米100克。将荠菜切细,红衣加水常法煮粥,每日早、晚温服,坚持15天。

【功效】有清热止血、平肝明目、和脾利水等作用。适用于血尿、蛋白尿。

黑木耳粥

【材料和制法】黑木耳5克,洗净浸泡半天切碎,同粳米100克,冰糖适量,同煮为粥即可。

【功效】有凉血止血的作用。适用于血尿、蛋白尿。

菟丝子糯米粥

【材料和制法】菟丝子30克,糯米60克,白糖适量。将菟丝子捣碎,水煎取汁,放入糯米煮成粥,加白糖调味即可。每日1剂,分2次服用。

【功效】有益肾、消除蛋白尿的作用。适用于肾气不足性蛋白尿等。

核桃芡实粥

【材料和制法】核桃仁、芡实各30克,大米60克。将前两味捣烂,与大米一起煮成粥即可。每日1剂,分2次服用。

【功效】有补肾、消除蛋白尿等作用。适用于肾虚性蛋白尿等。

肉桂丹皮粥

【材料和制法】肉桂、丹皮各10克,糯米100克。将前两味水煎取汁,下入糯米煮成粥即可。每日1剂,分2次服用。

【功效】有温肾、消除蛋白尿的作用。适用于肾阳虚性蛋白尿。

葱白紫苏粥

【材料和制法】葱白5段,紫苏叶10克,粳米100克。先将粳米熬粥,将成之时加入葱白及紫苏叶,盖紧盖闷片刻即可,宜趁热食用。

【功效】有温阳利水消肿的作用。适用于脾肾阳虚而见水肿。

薏苡粥

【材料和制法】薏苡仁30克,大米100克。加水适量熬成粥即可。

【功效】有健脾利水消肿的作用。适用于肾脏病水肿而表现为脾气不足、纳呆食少、大便软。

肾脏疾病饮食调养专家谈

● 烤鲤鱼

【材料和制法】鲜鲤鱼1条约500克，芒硝30克，调料适量。先将鲤鱼洗净，把芒硝、调料从鱼嘴塞入腹内，外裹湿黄草纸或涂上一层黄泥，炭火炙后去腹垢，顿服其肉，每日1次，连服7天。

【功效】有益气健脾、通脉下乳的作用。适用于水湿浸渍型全身水肿、小便短少、身重困倦、胸闷不适、纳呆泛恶、舌苔白腻、蛋白尿。

● 薏苡仁大枣炖母鸡

【材料和制法】薏苡仁60克，红枣20克，母鸡1只，盐适量。将鸡去毛及内脏，纳薏苡仁、红枣于鸡腹内，文火炖烂，放盐少许调味，分次食用喝汤。

【功效】有健胃补脾、清热解暑、降脂降压、防癌抗癌的作用。适用于肾阳虚衰型面浮身肿、心悸气促、尿量减少、四肢厥冷、怯寒、面色苍白、舌淡胖、苔白、脉沉迟、蛋白尿。

● 荠菜炒冬笋

【材料和制法】荠菜200克，冬笋200克，盐、味精、淀粉、鸡汤适量。起油锅煸炒，并加少许盐、味精等调料，至菜熟后食用。将熟冬笋切成劈柴状，荠菜择洗干净，用开水氽一下，捞出放进冷水里冲凉后，挤出水分，切成粗末。油锅烧热，投入冬笋块略炒，加入鸡汤、盐、味精，烧开后放入荠菜、淀粉勾稀芡即可。

【功效】有清热利湿、凉血止血、消除蛋白尿的作用。适用于慢性肾炎有血尿、蛋白尿。

● 大蒜煨鲤鱼

【材料和制法】鲤鱼1条约400克，大蒜10克，盐适量。先将鱼去鳃和内脏，洗净。取大蒜和鲤鱼一起放入瓦煲内，加适量清水。大火煮沸后，慢火煮1小时，加适量盐调味，喝汤吃鱼肉。

【功效】有补虚健脾的作用。适用于蛋白尿。但急性肾炎、以血尿为主的隐匿性肾炎、肾功能不全的人以及有外感发热症状的人不宜食用。

● 芡实白果煨猪肾

【材料和制法】芡实30克，白果10个，猪肾1个，盐适量。将猪肾剖开，除去筋膜，洗净，与上述两种药物同时放入瓦煲内，加适量清水，煮熟后加盐调味，喝汤吃猪肾。

【功效】有健脾止泻、补肾涩精的作用。适用于以蛋白尿为主的隐匿性肾炎。

三七炖鸡

【材料和制法】母鸡肉500克，三七4克，葱、盐、味精适量。将鸡肉洗净，三七磨成粉，用大火将水烧开，加入鸡肉煮5分钟，然后将鸡肉取出，移到炖盅内，于小火上炖至鸡肉熟透。加入三七粉及适量的葱、盐、味精调味后即可食用。

【功效】有温中补脾、补肾益精的作用。适用于以血尿为主的隐匿性肾炎。如果感冒发热或血虚无瘀者不宜服用。

炒藕片

【材料和制法】鲜藕片200克。清炒，放少许盐调味即可食用。

【功效】有清热凉血、止血的作用。适用于肾炎蛋白尿、血尿属于血热或湿热，亦用于过敏性紫癜肾炎。

清蒸活甲鱼

【材料和制法】活甲鱼1只500克

汤疗

鲤鱼大蒜草蔻汤

【材料和制法】大蒜10克，草蔻20克，鲤鱼1尾，盐适量。将鲤鱼去鳞及内脏，大蒜捣碎加盐适量，将以上材料

左右，调料适量。将甲鱼宰杀，洗净，切成小块，放入锅中清蒸，加盐调味即可。

【功效】有滋阴潜阳的作用。适用于慢性肾炎蛋白尿、高血压属阴虚阳亢。

乌龟炖猪肚

【材料和制法】取乌龟1只500克左右，猪肚500克，洗净切成小块，置砂锅内加水，文火炖成糊状，早、晚各食1次，分2日食完，隔日再食1剂，3剂为1个疗程。

【功效】有温肾补阳、消除蛋白尿的作用。适用于蛋白尿。

鲜焖冬瓜

【材料和制法】青皮冬瓜500克，白糖1匙。将洗净冬瓜切块，白糖放入锅中加水少量，小火焖熟。

【功效】有利水消肿、清热解毒的作用。适用于肾炎蛋白尿、水肿。

煮熟饮汤食鱼。

【功效】有益气活血、利水的作用。适用于水湿浸渍型全身水肿、小便短少、身重困倦、胸闷不适、纳呆泛恶、舌苔白腻、蛋白尿。

冬瓜黄芪苡仁鲤鱼汤

【材料和制法】冬瓜250克,黄芪30克,薏苡仁60克,生姜10克,鲤鱼1尾,盐适量。将鲤鱼去鳞及内脏,将以上材料共煮汤,加少许盐,饮汤食鱼及冬瓜。

【功效】有清热利水、散血消肿的作用。适用于水湿浸渍型全身水肿、小便短少、身重困倦、胸闷不适、纳呆泛恶、舌苔白腻、蛋白尿。

鲫鱼商陆汤

【材料和制法】鲫鱼1尾,商陆20克。将鲫鱼去鳞及内脏,加调料适量,入商陆炖熟,饮汤食鱼。

【功效】有健脾和胃、利水消肿、通血脉、通二便、泻水、散结的作用。适用于脾阳不振型身肿,症见脘闷腹胀、纳减便溏、面色萎黄、神倦肢冷、小便短少、舌质淡苔白、脉沉缓、蛋白尿。

乌鱼大蒜汤

【材料和制法】乌鱼1尾,大蒜30克、白酒、盐适量。将乌鱼去鳞及内脏,将大蒜放入鱼腹内,用白酒和水煮熟,加少许盐。分次食肉喝汤。

【功效】有补心养阴、澄清肾水、行水渗湿、解毒去热、补脾利水、去瘀生新、清热的作用。适用于脾阳不振型身肿,症见脘闷腹胀、纳减便溏、面色萎黄、神倦肢冷、小便短少、舌质淡苔

白、脉沉缓、蛋白尿。

黄芪淮山龟板汤

【材料和制法】黄芪10克,淮山药30克,炙龟板30克。先将炙龟板煎1小时,然后加入黄芪、淮山药再煎,去渣饮汤。每日1次,连食10天。

【功效】有益气养阴、清热泻火、行气活血、化痰散结的作用。适用于阴虚阳亢头晕、头痛、耳鸣、目涩、虚烦失眠、腰酸遗精、尿少、舌红少苔、脉细数、蛋白尿。

黑木耳红枣花生汤

【材料和制法】黑木耳30克,红枣50克,花生30克,白糖适量。将以上材料一起放入锅中用小火炖烂,食前可加少许白糖调味。

【功效】有健脾、补血、止血的作用。适用于肾炎血尿、蛋白尿。

千金鲤鱼汤

【材料和制法】活鲤鱼1尾,砂仁5克。收拾好鲤鱼后,将砂仁放于鱼腹中,不宜加盐,采用清蒸,熟后食肉喝鲜汤。

【功效】有健脾消肿的作用。适用于肾病综合征、低蛋白血症。

商陆瘦肉汤

【材料和制法】商陆10克,猪瘦肉100克,加水500毫升炖到300毫升,弃

药渣饮汤。

【功效】有泻水逐痰、通便的作用。适用于慢性肾炎、全身水肿及大量蛋白尿。

 饮疗

● 芝麻核桃散饮

【材料和制法】黑芝麻500克，核桃仁500克，共研细末。服时取此药散20克，以温开水送饮。每日3次。

【功效】有补肝肾、益精血、润肠燥的作用。适用于头晕眼花、耳鸣耳聋、须发早白、病后脱发、肠燥便秘，也用于腰膝酸软、阳痿遗精、虚寒喘嗽、大便秘结、蛋白尿。

● 二黄散饮

【材料和制法】熟鸡蛋黄12枚，生大黄粉30克。先将蛋黄捣烂，放入锅中文火熬炼为半流质状，加入大黄粉，快速搅烂即成。取出放冷，贮瓶内备用。成人可分6次服用，小儿和体弱者酌减。每晚睡前用小米汤冲饮，服后盖被得微汗方可。连服6晚为1个疗程。

【功效】有散寒止痛、泻实火、清湿热、祛风、止痒、生肌的作用。适用于头晕、头痛、耳鸣、目涩、虚烦失眠、腰酸遗精、尿少、舌红少苔、脉细数、蛋白尿。

● 玉米须茶饮

【材料和制法】玉米须100克。每日用玉米须煎汤代茶饮。

【功效】有利尿消蛋白的作用。适用于各种肾脏病、蛋白尿。

● 乌梅莲子饮

【材料和制法】乌梅15克，莲子120克，水约1000毫升，煎至500～600毫升，分3次服。

【功效】有止血消蛋白效果。适用于血红蛋白尿、肌红蛋白尿、蛋白尿，镜检血尿时服之更合适。

● 山楂饮

【材料和制法】山楂30克，水煎服或沏茶均可。

【功效】有消食健胃、行气散瘀的作用。适用于肉食积滞、胃脘胀满、泻痢腹痛、瘀血经闭、产后瘀阻、心腹刺痛、疝气疼痛、高脂血症、蛋白尿。

● 西瓜翠衣茶饮

【材料和制法】西瓜青皮10克，绿茶适量。用开水适量沏茶饮用。

【功效】有清热解毒、利水消肿的作用。适用于急性肾炎或慢性肾炎水肿，伴有上呼吸道感染、蛋白尿。

219

● 蚕豆红糖饮

【材料和制法】老蚕豆200克,红糖100克。加水煮成500毫升。每天早晨空腹时服100毫升,并同时吃蚕豆,5天一剂,间隔2天后再服第2剂。坚持服30天。

【功效】有消除蛋白尿,增加血红蛋白、血清总蛋白、白蛋白的作用。适用于蛋白尿。

● 夏枯草茶

【材料和制法】夏枯草、绿茶各为一半。将夏枯草切碎成小段,与绿茶混匀,每次取适量泡茶。

【功效】有清热平肝的作用。适用于蛋白尿、肾炎高血压属肝阳上亢。

● 枸杞饮

【材料和制法】枸杞子30克,沏茶饮用。

【功效】有滋补肝肾、益精明目、养血、增强免疫力的作用。适用于蛋白尿。

● 蚕豆衣糖浆饮

【材料和制法】蚕豆衣10千克,红糖2.5千克,加水适量煮成浸膏5000毫升,分装50瓶,每次30毫升,日服2次,宜空腹服。

【功效】有益气除湿、化浊的作用。适用于蛋白尿。

四、一日食谱

早餐:金丝春卷,鲤鱼莲子粥1碗。
加餐:水果适量。
中餐:米饭1碗,荠菜炒冬笋,三七炖鸡,千金鲤鱼汤。
加餐:蚕豆红糖饮1杯。
晚餐:猪肉包子,炒藕片,黑木耳红枣花生汤。

五、食疗宜忌

 宜食品种

1.在饮食上宜清淡,低盐,限制水分摄入。

2.适当补充新鲜蔬菜、水果、瘦肉、禽蛋，以增加机体各种维生素、优质蛋白质，增强机体抵抗力，改善肾组织营养及缺血状况，提高局部组织功能，延缓肾衰的发生。

3.蛋白尿除丢失大量蛋白质外，还同时丢失与蛋白质结合的钙、镁、锌等矿物质，宜多吃含钙丰富的食物，如牛奶及其制品、虾皮、芝麻酱、海带、鱼类及绿色蔬菜等。含镁丰富的食物，如小米、小麦、大麦、肉类和动物内脏等。含锌丰富的食物，如小米、小麦、玉米粉、大白菜、萝卜、胡萝卜、茄子、扁豆、南瓜等。

4.慢性肾炎的临床特征之一就是患者尿中有蛋白流失，尿蛋白定性试验呈阳性。若进行尿蛋白定量实验，可准确地测出患者每天从尿中失去蛋白的数量，特别是肾病综合征患者，由于大量的蛋白从尿中流失，往往会诱发低蛋白血症和严重的水肿。在这种情况下，患者往往会求助于食补，即进食大量的高蛋白食物，以求补充尿蛋白的流失。

 饮食禁忌

1.对肾功能不全较重者饮食调理方法恰恰相反，可称之为"丢蛋白，忌蛋白"，即当患者出现大量蛋白尿时，不但不能多吃高蛋白食物，而且还要反其道而行之，严格控制高蛋白食物的摄入量。

2.大量的临床实践证明，采用"丢蛋白，忌蛋白"的饮食调理方法，对于控制尿蛋白的流失有明显的效果。

3.低盐膳食，一般每日用食盐小于3克或酱油10～15毫升。凡含盐多的食品均应避免食用，如咸菜、泡菜、咸蛋、松花蛋、腌肉、海味、挂面等。

4.植物蛋白质中，因含有大量嘌呤碱，能加重肾脏中间代谢的负担，故出现尿蛋白的患者应少用。其中大豆类及豆制品，虽蛋白质含量高，但因上述原因，发生肾病蛋白尿的患者也应忌用。

六、食疗解读

社会上流传着这样一句话：能吃食物绝不吃药，能吃药的绝不打针，能打针的绝不输液，能药物治疗的绝不手术治疗。因为"是药三分毒"。有些轻病可以先通过饮食调理，采用药物治疗的疾病亦可以配合饮食调理。蛋白尿的患者虽可以采用食疗的方法，但就蛋白尿而言需要明确以下几方面的问题。

假性蛋白尿

顾名思义即不是真正的蛋白尿。由于某些原因造成尿常规检查蛋白质一项呈阳性反应。假性蛋白尿一般出现于下面几种情况，如果是该项中其中任何一项导致出现蛋白尿，建议做深入检查。

1.尿中混入血液、脓液、炎症或肿瘤分泌物以及月经血、白带等，常规蛋白尿定性检查均可呈阳性反应。这种尿的沉渣中可见到多量红细胞、白细胞和扁平上皮细胞，而无管型，将尿离心沉淀或过滤后，蛋白定性检查会明显减少，甚至转为阴性。

2.尿液长时间放置或冷却后，可析出盐类结晶，使尿呈白色混浊，易误认为蛋白尿，但加温或加少许醋酸后能使混浊尿转清，以助鉴别。

3.尿中混入精液或前列腺液，或下尿道炎症分泌物等，尿蛋白反应可呈阳性。此情况中患者有下尿路或前列腺疾病的表现，尿沉渣可找到精子、较多扁平上皮细胞等，可做鉴别。

4.淋巴尿含蛋白较少，不一定呈乳糜状。

5.有些药物如利福平从尿中排出时，可使尿色混浊类似蛋白尿，但蛋白定性反应呈阴性。

选择性蛋白尿和非选择性蛋白尿

一般来说蛋白尿分为选择性蛋白尿和非选择性蛋白尿。

1.选择性蛋白尿指蛋白质电泳特点是以分子量较小的蛋白质为主，如白蛋白、α_1球蛋白、转铁蛋白及γ球蛋白。分子量较大的蛋白质，如α_2球蛋白、纤维蛋白原、β脂蛋白等含量较少。以清蛋白为主，并有少量的小分子量蛋白，尿中无大分子量的蛋白(IgG，IgA，IgM，C3，C4)，半定量多在+++～++++，典型疾病是肾病综合征，在微小病变型肾病、轻度系膜增殖性肾炎、部分膜性肾病和早期病变的膜性增殖性肾炎及局灶节段性硬化性肾炎患者，多呈现选择性蛋白尿，表明肾小球滤过膜的损害较轻。

2.非选择性蛋白尿指蛋白质电泳特点是大分子蛋白质和小分子蛋白质同时出现，表明肾小球滤过膜的损害比较严重。尿中有大分子量的蛋白质，如免疫球蛋白,补体;中分子量的清蛋白及小分子量蛋白质,尿蛋白中,免疫球蛋白/清蛋白比值>0.5,半定量为+～++++,定量在0.5～3.0克/24小时,多见于原发性肾小球疾病,如急进性肾炎、慢性肾炎、膜性或膜增生性肾炎等,及继发性肾小球疾病,如糖尿病肾炎、红斑狼疮性肾炎等。出现非选择性蛋白尿提示预后较差。

相反,一些局灶节段硬化性肾炎及新月体性肾炎,其病理损害严重,但每日尿蛋白量可能只有几克。所以治疗的好坏,主要取决于肾脏病理类型、损害的程度及肾功能情况。

另外,也要看患者能否与医生合作,是否注意防止复发诱因的出现(如感冒、劳累、腹泻等),是否能坚持治疗,是否避免使用肾毒性药物。

补蛋白还是限蛋白

肾炎患者出现大量蛋白尿,一般可以通过饮食来补充,认为肾炎患者不能吃含蛋白质的食物的观点是错误的、片面的,即使对慢性肾炎发展到尿毒症期的患者,也主张给予高质量的低蛋白饮食。

尿毒症患者在透析治疗期间,尤其是在进行腹膜透析时,每日进食蛋白质的量应增加,1.2～1.5克/千克体重。肾病综合征患者尿中丢失大量蛋白质,如肾功能正常者,主张进食高蛋白质饮食,以纠正低蛋白血症,减轻水肿及改善或增强机体抵抗力。

如果肾炎患者出现氮质血症或早期肾功能不全时,则应限制蛋白质的摄入量,否则会加速肾功能恶化。总之,对不同的病情应采用不同的饮食食谱。

尿蛋白的多少与病情轻重

蛋白漏出少不一定说明肾脏病理损伤就轻,大量蛋白尿也不能说明肾病病理损伤就重。如微小病变型肾炎及轻度系膜增殖性肾炎,肾脏病变轻微,但每日尿蛋白量可达几克甚至十几克。当肾病患者出现大量蛋白尿时,不必过分恐慌;当小量蛋白尿出现时,也不能过分忽视病情的严重性,最好及时确诊病情,制定相应的治疗蛋白尿的方案。从肾脏病理损伤角度彻底恢复肾脏功能,消除蛋白尿。

蛋白尿的临床意义非常复杂。临床上见到持续性蛋白尿往往意味着肾脏的实质性损害。当蛋白尿由多变少时,既可反映肾脏病变有所改善,也可能是由于大部分肾小球纤维化,滤过的蛋白质减少,肾功能日趋恶化,病情加重的表现。因此判断肾脏疾病损害的轻重,不能只凭蛋白尿来衡量,要综合尿蛋白的量和持续时间来全面考虑,还要结合全身情况及肾功能检查来确定。

大量临床资料表明,肾病综合征和持续性蛋白尿患者预后不良。在局灶性肾小球硬化、膜增殖性肾小球肾炎、膜性肾病、IGA肾病、糖尿病肾病和慢性肾移植排异反应中,蛋白尿是肾脏病进展和病死率增加的显著独特的决定因素。事实上这些疾病的缓解,尿蛋白质排泄的减少,不论是自发的还是通过积极治疗所致,都可改善存活率。

现在很多女性对蛋白尿的现象十分担心,而且也十分想要弄清楚孕妇蛋白尿是怎么回事的问题。现在很多孕妇在进行检查的时候,也都发现了患有蛋白尿的症状,令很多女性十分担忧。

蛋白尿是各种肾病所体现的一种症状的体现,目前很多孕妇患者都出现了这种现象,但是很多患者对蛋白尿是怎么回事并不了解。如果怀孕女性出现这种现象,就要提早治疗,否则会引起严重的后果,甚至会致命的。妊娠高血压综合征简称"妊高征",是怀孕女性在妊娠24周以后出现高血压、水肿、孕妇蛋白尿等症状,属妊娠期特有的、常见的疾病,是世界上孕产妇三大死因之一。

功能性蛋白尿和病理性蛋白尿

蛋白尿并非都是病态,有功能性蛋白尿和病理性蛋白尿之分。

1.功能性蛋白尿。功能性蛋白尿也称生理性蛋白尿,是指出现于健康人的暂时性蛋白尿。多见于青年人,在剧烈运动、发热、高温、受寒、精神紧张等因素影响下,肾血管痉挛或充血,导致肾小球滤过膜通透性增强而使蛋白大量"漏网"。正常孕妇尿中蛋白可轻度增加,这与体位和肾流量加大、肾小球滤过率增加有关。功能性蛋白尿在诱因解除后蛋白尿会自行消失,故又称可逆性蛋白尿或一过性蛋白尿。

2.病理性蛋白尿。是指人体某个系统或脏器发生病变所致的尿液持续出现蛋白。一般24小时尿蛋白量超过150毫克。

食疗四治

从中医上来讲,治疗蛋白尿,对防止低蛋白血症、增强机体抵抗力、预防肾炎的反复和恶化有积极意义。治疗上采取从脾、肾、湿、瘀四个方面进行调治。

1.从瘀治肾炎蛋白尿。中医有"血不行则病水"之说,可见肾炎与瘀血有一定关联。在肾炎蛋白尿患者中,常见面色灰暗、皮肤瘀斑、肾区压痛、舌质紫暗、瘀点、脉涩。法当从瘀治疗。选用:当归、川芎、赤芍、桃仁、红花、益母草、甘草、红枣,配与其他食物组成食疗方。

2.从湿治肾炎蛋白尿。急性水肿消退后,湿热未尽而蛋白尿迁延不愈或反复出现。选用:茯苓、法夏、陈皮、甘草、公英、白茅根、滑石、淮山药,配与其他食物组成食疗方。

3.从肾治肾炎蛋白尿。肾主藏精,为先天之本,五脏六腑之精统藏于肾。常见面色灰暗、腰膝酸软、怯寒肢冷、夜尿多。舌淡白、脉细虚沉。法当从肾治疗。选用:黄精、巴戟、川杜仲、淮山、茯苓、杞子、金英子、狗脊、红枣,配与其他食物组成食疗方。

4.从脾治肾炎蛋白尿。肾炎患者尽管水肿消退,但一般都有脾虚见证。脾为后天之本,主运化水湿。常有面黄少华、胃纳差、大便溏、舌淡胖、脉虚缓。法当从脾治疗。选用:北芪、茯苓、白术、炙甘、橘红、法夏、芡实、春砂仁、红枣,配与其他食物组成食疗方。

第 20 讲
肾癌的饮食调养

一、疾病概述

　　肾癌是成人最常见的肾脏肿瘤。男女之比约为3.5∶1,常于40岁以后发生,偶有30岁以下者,个别年龄仅20余岁。吸烟是男性肾癌的主要病因,女性吸烟者与之无关。咖啡可能增加肾癌的发病概率,与咖啡用量无关。肾癌还有家族发病倾向。肾癌属中医的"肾积""腰痛""溺血"等范畴。治疗以清热利水、补益肾气、凉血止血为原则。肾癌的最佳治疗方法是进行早期肾切除,术后配合放射治疗,一定程度上可提高患者生存率及治疗的远期效果。

二、饮食原则

　　1.不要偏食,也不要反复吃同一种食品。

　　2.忌食发霉、熏焦食物及不洁净的水,少食烫食、盐渍食物,不要酗酒、吸烟。

　　3.饮绿茶,有良好的防癌效果。

　　4.食用具有分解致癌物——亚硝酸胺作用的食物,如胡萝卜、豌豆、菜瓜、南瓜、豆芽菜、龙须菜等,以及具有增强机体抗癌作用的食物,如蘑菇、香菇、荸荠、薏苡仁、大麦、黄豆等。

三、食疗处方

 粥疗

茯苓滑石泽泻阿胶薏仁粥

【材料和制法】茯苓、滑石、泽泻、阿胶各30克,薏苡仁50克,粳米50克,共水煎煮成粥,每日2次,温服。

【功效】有清热利湿的作用。适用于各类肾癌。

枸杞桑寄生茱萸肉粥

【材料和制法】枸杞子15克,桑寄生30克,茱萸肉20克,粳米50克,白糖适量。将以上材料洗净煎汁去渣,加入粳米煮成粥,加白糖适量稍煮即可,每日2次,温服。

【功效】有补益肝肾、祛风止痛的作用。适用于肾癌伴腰膝酸痛。

首乌红枣粳米粥

【材料和制法】制首乌40克,切成薄片,煎汁去渣,红枣6枚,加粳米100克制成薄粥,红糖少许调服,每日2次。

【功效】有补气血、强筋骨的作用。适用于肾癌伴腰膝酸软。

二根半边薏仁粥

【材料和制法】葡萄根30克,半边莲、白茅根、薏苡仁各15克,黄药子9克,加水煎汁,再加粳米100克煮成薄粥,每日2次,温服。

【功效】有清热解毒、化湿利尿的作用。适用于各类肾癌。

猕猴桃薏苡仁粥

【材料和制法】猕猴桃200克,薏苡仁100克,粳米50克,冰糖适量。将猕猴桃洗净,去皮,切丁;薏苡仁、粳米淘净,用清水浸泡1小时。砂锅中倒入适量清水,大火烧沸,放入薏苡仁,改用小火煮至熟烂,投入猕猴桃丁、冰糖,改用大火烧沸即成。

【功效】有预防癌症、清热利尿、促进代谢、改善肤色的作用。适用于各类肾癌患者的饮食调养。

陈皮鱼骨瘦肉粥

【材料和制法】陈皮9克,墨鱼骨12克,瘦肉50克,粳米50克,先将前两味与粳米共煮成粥,待粥熟后取出陈皮、墨鱼骨,再加入瘦肉煮至熟,每日2次,温热食之。

【功效】有降逆止呕、健脾顺气的作用。适用于肾癌、胃癌伴嗳气、呕吐

227

不止。

● 麻仁粥

【材料和制法】大米100克,取火麻仁20克,打碎后用布包包扎好,与洗净的大米同煮成稀粥,去药包,加入白糖适量调匀后,随意即食。

【功效】有润肠通便、益胃的作用。适用于肾癌、胃癌伴便秘明显。

● 沙参枸杞粥

【材料和制法】枸杞子15克,沙参12克,玫瑰花瓣3克,大米100克,白砂糖适量。将枸杞子、沙参、玫瑰花瓣分别洗净,大米淘净。锅内放入沙参,加适量水,小火煎成浓汁,去渣取汁,待用。锅内放入沙参汁、大米、枸杞子,

菜疗

加适量水,大火烧沸,改用小火煮至粥熟,下入玫瑰花瓣稍煮片刻,调入白砂糖即可。每日1次。

【功效】有补肾益精、养阴柔肝、疏肝解郁的作用。适用于肾癌、气滞血瘀型慢性肝炎。

● 牛奶蛋清莲子糊

【材料和制法】鲜牛奶250毫升,鲜鸡蛋2个,石莲子50克,冰糖适量。将石莲子磨粉,加水适量煮莲子粉成糊状,放入冰糖调味,再放入牛奶和鸡蛋清拌匀,煮沸即可服食。每日或隔日1次。

【功效】有补五脏、通气血、抗癌防癌的作用。适用于肾癌。

● 黄花菜拌发菜

【材料和制法】取黄花菜去根50克,发菜20克,洗净后沸水稍煮即可捞出,调入盐、味精、酱油、芝麻油等调料拌匀即食,常服。

【功效】有清热利水、软坚止血的作用。适用于肾癌伴血尿。

● 冬瓜煮猪皮

【材料和制法】冬瓜500克,猪皮100克,鸡骨架1副,红樱桃1颗,盐、味

精、料酒、香菜末、葱段、姜片、花椒粒各适量。将冬瓜洗净,去皮、瓤,切块;猪皮洗净,焯熟后捞出,放冷切条。锅内放水、猪皮、葱段、姜片、花椒粒,大火烧沸多改小火煮至猪皮熟松,捞出剁成细末。锅内放鸡骨架、冬瓜、猪皮煮半小时,捞去鸡骨架,加盐、味精、料酒调味即可。

【功效】有清热解毒、降脂减肥的作用。适用于肾癌。

党参薏苡仁煮冬瓜

【材料和制法】薏苡仁50克,党参30克,冬瓜500克,姜片、葱段、盐各适量。将党参洗净,切片;薏苡仁淘净;冬瓜洗净,去皮、瓤,切片。炖锅内放入薏苡仁、党参、冬瓜、姜片、葱段、适量清水,大火烧沸,改用小火炖煮1小时,加盐调味即成。每日1次。

【功效】有益气利水、消肿减肥的作用。适用于肾癌、气虚体弱、体胖臃肿。

柴胡煮冬瓜

【材料和制法】柴胡30克,冬瓜300克,姜片、葱段、盐、鸡精、鸡油各适量。将冬瓜洗净,去皮、瓤,切块。锅内放入柴胡,加适量水,小火煎煮25分钟,去渣取汁。锅内放入柴胡药液、冬瓜,加入姜片、葱段、800毫升水,大火烧沸,改用小火煮35分钟,加入盐、鸡精、鸡油调味即成。每日1次。

【功效】有疏风退热、清肝利胆的作用。适用于肾癌、胆囊炎、肝气郁结、咳嗽等症。

鹿衔草炖冬瓜

【材料和制法】鹿衔草20克,冬瓜500克,姜片、葱段、盐、味精各适量。将鹿衔草洗净;冬瓜去皮、瓤,洗净,切块。炖锅内放入鹿衔草、冬瓜、葱段、姜片、2500毫升清水,大火烧沸,改小

火炖煮45分钟,加入盐、味精调味即成。

【功效】有清热利水、消肿止咳的作用。适用于肾癌、肺炎等。

木棉树皮炖瘦肉

【材料和制法】木棉树皮1000克,猪瘦肉500克,料酒、盐、味精各适量。将木棉树皮洗净,切碎;猪瘦肉洗净,切块。砂锅内放入木棉树皮,加水适量,煎煮25分钟,关火,去渣取液待用。炖锅内放入猪瘦肉、料酒、盐、药液,大火烧沸,改小火炖煮40分钟,加入味精,搅匀即成。

【功效】有健脾胃、益气血、补虚损、消癌肿的作用。适用于肾癌、胃癌。

高良姜煮鱼肚

【材料和制法】高良姜15克,鱼肚50克,小白菜100克,白胡椒粉、料酒、盐、味精各适量。将鱼肚洗净,切条;小白菜洗净。炖锅内放入鱼肚、高良姜、白胡椒粉、料酒,加入适量清水,大火炖煮25分钟,加入盐、味精、小白菜,再煮3分钟即成。

【功效】有益气血、健脾胃、消癌肿的作用。适用于肾癌、胃癌。

冬虫夏草炖白鸭

【材料和制法】冬虫夏草20克,白鸭1只,姜片、料酒、盐各适量。将白鸭

洗净;冬虫夏草用白酒浸泡1小时,放入鸭腹内。炖锅内放入白鸭、姜片,加水适量,大火烧沸,加入料酒,改小火炖煮50分钟,加入盐搅匀即成。

【功效】有健脾胃、补虚损、消癌肿的作用。适用于肾癌、胃癌。

枸杞海参炖瘦肉

【材料和制法】枸杞子15克,海参250克,猪瘦肉100克。先将海参浸透,剖洗干净,然后与猪瘦肉均切成片状,放入枸杞子,加水适量共煮至烂熟即成。

【功效】有健脾胃、益气血、补虚损、消癌肿的作用。适用于肾癌、胃癌。

香菇虫草炖鸡

【材料和制法】香菇20克,冬虫夏草15克,未下蛋母鸡1只,调料适量。将香菇去蒂,并去鸡毛及头脚和内脏,纳香菇、冬虫夏草入鸡腹,竹签缝口,加水适量,慢火炖2小时,加调料调味服食,可分2次服完。

【功效】有健脾胃、补虚损、消癌肿的作用。适用于肾癌、胃癌。

砂仁淮山炖猪肚

【材料和制法】砂仁15克,淮山药50克,猪肚1只,盐适量。将砂仁打破,猪肚洗净并去除脂肪。将砂仁、淮山药纳入猪肚内,加水适量,慢火炖至猪肚烂熟,加少量盐调味即成。

【功效】有健脾养胃、补气补血的作用。适用于肾癌、胃癌。

红焖牛肉胡萝卜

【材料和制法】牛肉500克,胡萝卜300克,洋葱、大葱、生姜、八角、花椒、调料适量。首选牛肉,切成适当小块;胡萝卜切成滚刀块,洋葱切片。生姜切片,大葱切段;切块的牛肉首先用开水焯一下,焯好的牛肉淋水后备料;葱段、姜片、八角、花椒加少许热油急火翻炒,随后将焯好淋水的牛肉也加入锅中一起爆炒,加酱油、糖、鸡精、料酒等调色入味。将急火炒过的牛肉和调料倒入炖锅中,加适量水大火烧开后转小火慢炖,待肉六分熟时加胡萝卜和洋葱等配菜入锅;小火慢炖收汤,待胡萝卜和牛肉熟烂,调味即成。

【功效】有健脾养胃、补气补血的作用。适用于肾癌、胃癌。

薏苡仁冬瓜羹

【材料和制法】薏苡仁100克,冬瓜500克。将冬瓜洗净,去皮、瓤,切小块,放入榨汁机榨成汁;薏苡仁淘净。锅内放入薏苡仁、适量清水、冬瓜汁,大火烧沸,改用小火煎熬2小时即成。每日早、晚空腹各服1汤匙。

【功效】有清热解暑、健脾利尿的作用。适用于肾癌、暑疖痱毒、膀胱湿热、小便短黄、小便不利等。

鲜蟹冬瓜羹

【材料和制法】鲜蟹200克,冬瓜500克,葱段、姜片、盐、鸡精、胡椒粉、葱油、猪油、高汤各适量。将鲜蟹洗净,去壳,切成大块;冬瓜去皮、瓤,切成大片。炒锅放猪油烧热,放入葱段、姜片爆香,加入高汤煮沸,放入冬瓜片,炖煮10分钟左右,放入鲜蟹块炖5分钟,放入盐、鸡精调味,撇去浮沫,放入胡椒粉、葱油,搅匀即可。

【功效】有补中益气、补肾壮阳、增强体质的作用。适用于肾癌、脾胃虚弱、消瘦乏力、消渴多饮及肾虚阳痿。

猪腰肉苁蓉汤

【材料和制法】取猪腰子一对,洗净切片,加姜、葱末、黄酒、盐等调料,放入油锅文火翻炒至熟,加入肉苁蓉15克,共煮成汤,佐餐食用。

【功效】有补益肾精的作用。适用于肾癌伴腰酸较甚。

薏仁杏仁木耳白糖羹

【材料和制法】取薏苡仁15克,杏仁5克,木耳10克,共水煮呈羹状,加入白糖少许,每日2次,常服。

【功效】有滋阴渗湿的作用。适用于肾癌伴小便欠畅。

莲子汤

【材料和制法】莲子50克。莲子去心,汤锅放清水,水要一次放够,要留出蒸发的余地,煮的过程中间不可加水。莲子易熟,稍后放入,开锅即可。

【功效】有滋阴润肺、补脾安神、补五脏、通气血、抗癌防癌的作用。适用于肾癌、久病体虚。可以治疗口舌生疮,并有助于睡眠。

蜂蜜冬瓜汤

【材料和制法】冬瓜500克,蜂蜜50克。冬瓜洗净,去皮、瓤,切小块。炖锅放入冬瓜,加入1500毫升清水,大火烧沸,改用小火炖煮35分钟,加入蜂蜜,用中火煮45分钟即成。

【功效】有护肝解酒、清热解暑、养

颜祛斑的作用。适用于肾癌。

冬瓜虾仁汤

【材料和制法】冬瓜500克，虾仁30克，葱花、姜丝、盐、味精、高汤、芝麻油各适量。将冬瓜洗净，去皮、瓤，切片。砂锅内加适量高汤，大火煮沸，放入冬瓜片、虾仁，改用小火熬煮，待冬瓜煮熟，加入葱花、姜丝、盐、味精调味，撇去浮沫，淋上芝麻油即可。

【功效】有清热解毒、利尿消肿、润肺生津、美容瘦身的作用。适用于肾癌。

火腿洋葱汤

【材料和制法】洋葱300克，火腿肉、植物油、蒜末、盐各适量。将洋葱洗净，切小丁；火腿肉切条。炒锅内放植物油烧热，放入火腿肉炸至香酥，捞出。原锅留底油烧热，放入蒜末爆香，下入洋葱，翻炒片刻，加适量水，大火烧沸，改用小火煮8分钟，放盐及火腿肉，调匀即成。

【功效】有健脾和胃、防癌、抗衰老、抑制亚硝胺合成的作用。适用于肾癌、胃癌。

玉米西蓝花汤

【材料和制法】西蓝花400克，玉米粒100克，水淀粉、盐、鸡精、芝麻油、植物油各适量。将西蓝花洗净，掰成瓣，焯水。炒锅放植物油烧至六成热，下入西蓝花，煸炒片刻，放入盐、玉米粒、鸡精和适量水，大火烧沸，用水淀粉勾芡，淋上芝麻油，搅匀即成。

【功效】有补肾填精、健脑壮骨、补脾和胃、防癌抗癌、抑制幽门螺杆菌的作用。适用于肾癌、胃癌、心脏病等。

西芹茄子猪瘦肉汤

【材料和制法】西芹、猪瘦肉各100克，茄子200克，红枣、姜片、盐各适量。将西芹洗净，切段；茄子洗净，切块；红枣洗净，去核；猪瘦肉洗净，切片。砂锅内倒入适量水烧滚，下入西芹、茄子、红枣、肉片、姜片，再次烧滚后改用中火煮1小时左右，加盐调味即成。

【功效】有健脾养胃、益气活血、补益虚损、抑制消化道肿瘤细胞的增殖、增强身体功能的作用。适用于肾癌、胃癌、直肠癌等。

党参红枣鱼肚汤

【材料和制法】党参15克，黄芪30克，红枣3枚，水发鱼肚50克，猪瘦肉100克，料酒、盐各适量。将鱼肚洗净，切块；猪瘦肉、黄芪分别洗净，切片；党参切段；红枣洗净，去核。炖锅内放鱼肚、猪瘦肉、党参、红枣、黄芪、料酒，加水，大火烧沸，改小火炖煮30分钟，加盐调味即成。

【功效】有健脾养胃、补气补血的作用。适用于肾癌、胃癌。

枸杞甲鱼瘦肉汤

【材料和制法】枸杞子30克,甲鱼500克,猪瘦肉150克。先将甲鱼宰杀,切开,去内脏,洗净切块,加清水适量,与枸杞子、猪瘦肉共同炖至烂熟,分2次服完。

【功效】有健脾胃、益气血、补虚损、消癌肿的作用。适用于肾癌、胃癌。

鸡内金谷姜兔肉汤

【材料和制法】鸡内金12克,谷芽30克,生姜3片,兔肉100克。加水适量共煲汤,再加盐调味即可。

【功效】有健脾胃、益气血、消癌肿的作用。适用于肾癌、胃癌。

饮疗

二草青白饮

【材料和制法】通草3克,灯芯草3克,白茅根30克,青茶叶5克,沸水冲泡后,频频饮服。

【功效】有清热、利尿、通淋的作用。适用于肾癌伴小便欠畅。

旱莲草桑寄生核桃冰糖饮

【材料和制法】旱莲草18克,桑寄生30克,水煮去渣,以汁代水加入冰糖少许后,与核桃仁100克同煮至熟即成。

【功效】有平补肝肾、凉血止血的作用。适用于肾癌伴血尿、腰膝足软。

桃树根饮

【材料和制法】桃树根50克,洗净切片,水煎取汁,以汁冲泡茶叶5克,频频饮服。

【功效】有活血止痛、利尿的作用。适用于肾癌伴腰痛。

核桃芝麻粉

【材料和制法】核桃仁250克,芝麻200克,共研末成粉,混合后用黄酒加开水调制成糊状,每次服一匙约10克,每日2次饮用。

【功效】有补肝肾、强筋骨的作用。适用于肾癌伴腰部酸痛。

茜草蓟草石苇茶叶饮

【材料和制法】茜草、小蓟草各15克,石苇25克,水煮沸后10分钟滤渣取汁,冲泡茶叶5克,频频饮服。

【功效】有清热利尿、凉血止血的作用。适用于肾癌伴血尿。

圆白菜洋葱汁饮

【材料和制法】洋葱250克,圆白菜

100克,红酒50毫升。将洋葱和圆白菜分别洗净、切碎,榨汁机中放入洋葱和圆白菜,加适量凉开水,榨取汁液,倒入杯中,杯中加入红酒,调匀即可。

【功效】有抗癌的作用。适用于肾癌。

菱肉饮

【材料和制法】生菱肉30只,加水适量,用文火煮成浓褐色汤,每日2次分服。

【功效】有消炎、抗癌的作用。适用于肾癌和各种类型的胃癌。

猕猴桃红枣红茶饮

【材料和制法】猕猴桃100克,红枣25克,两味加水至1000毫升,煮至约500毫升药汁,加入红茶2克,至沸即可。

【功效】有清热利水、散瘀活血、消炎的作用。适用于肾癌、中晚期胃癌。

菱壳饮

【材料和制法】取老菱壳120克,水煎,常饮代茶,每日3次。

【功效】有解毒利尿、养阴清热的作用。适用于肾癌、各期胃癌。

人参茯苓饮

【材料和制法】人参、白术、茯苓各15克,炙甘草9克,姜10克,红枣5枚,白糖适量。将人参、白术、炙甘草、姜分别洗净,切片;茯苓烘干,磨成粉;红枣洗净,去核。炖锅中放入上述6味药材,加适量水,小火煎煮25分钟,去渣取液,加白糖调味即可。

【功效】有补元气、增食欲、止呕吐的作用。适用于肾癌、胃溃疡、胃癌。

牛奶竹沥饮

【材料和制法】淡竹沥50克,鲜牛奶200毫升,蜂蜜、姜汁各适量。将淡竹沥洗净,锅内放入鲜牛奶,煮沸,加入淡竹沥、蜂蜜、姜汁,中火烧沸即成。

【功效】有补益虚损、养胃润肠、暖胃止呕的作用。适用于肾癌、胃癌。

四、一日食谱

早餐:米粥1碗,花卷150克,茶蛋40克,黄花菜拌发菜。

加餐:牛奶竹沥饮1杯。

午餐:米饭1碗,炒猪肝,香菇虫草炖鸡,炒白菜,西芹茄子猪瘦肉汤。

加餐:人参茯苓饮,苹果1个。

晚餐：米饭1碗，红焖牛肉胡萝卜，炒青菜，玉米西蓝花汤。

加餐：梨汁1杯。

五、食疗宜忌

宜食品种

1.宜多吃增强体质、提高免疫力的食物，如牡蛎、猪腰、核桃、猕猴桃、刀豆、青鱼、虾等。食谱应全面多样，不可挑食、偏食。

2.宜多饮茶水，饮食以清淡为主。

饮食禁忌

1.忌服辛辣等刺激性食物。

2.忌过咸之品。

3.忌服肥腻、霉变、腌制之品。

六、食疗解读

食疗单方

1.生地方。生地30克，山药30克，山萸肉15克，茯苓30克，寄生30克，鳖甲30克，三七末6克，阿胶12克，小蓟12克，半枝莲30克，白花蛇舌草30克。水煎服，每日1剂。

2.大黄方。大黄12克，水蛭3克，土鳖虫6克，莪术15克，生地30克，红参10克(嚼服)。水煎服，每天一剂。疼痛剧烈加延胡索15克，郁金10克，乳香10克，没药10克；出血多加炒蒲黄10克，阿胶15克，三七末6克。水煎分次服，每日1剂。

3.瞿麦方。瞿麦120克。水煎分次服,每日1剂。

4.八月札方。八月札120克,猪苓30克,石上柏15克,薏苡仁60克,防己12克,夏枯草30克,石见穿30克。水煎服,每日1剂。

5.鲜鱼方。鲜活鱼1条(500克),香片茶10克。将鱼肚切开,用盐酒腌十几分钟,把泡开的茶叶放入鱼肚中装盘,再在盘边摆放十几片茶叶。武火蒸20分钟,出锅后淋上爆香的葱、姜丝即可。主治肾癌无痛性血尿。

6.虾仁方。新鲜剥好的虾仁300克,5厘米见方的豆腐1块,大白菜300克,鸡蛋1个,淀粉、味精、盐、酱油、麻油、植物油各适量。将虾仁捣碎如泥,拌入豆腐,与鸡蛋清搅在一块儿,拌好后,适量加入淀粉、酱油等调料,再拌后备用。将虾仁捏成如枣大小的虾丸,放入七成热的豆油中,以小火煮熟。将已切成段的大白菜放入油锅中,一热即将虾丸倒入,用小火慢慢煨至大白菜熟烂,使虾味进入大白菜,用淀粉勾芡,滴上麻油,趁热食用。主要适用肾癌手术后调养。

7.桃仁方。桃仁9克,杏仁9克,五灵脂9克,穿山甲12克,全蝎6克,青皮6克,木香4.5克,牡蛎15克。水煎服,每日1剂。

8.白花蛇舌草方。白花蛇舌草30克,薜荔果30克,石见穿30克,补骨脂10克,小蓟60克,瞿麦30克,菝葜30克,赤芍15克,续断30克,牛膝30克。水煎服,每日1剂。

9.汉防己方。汉防己12克,薏苡仁60克,猪苓30克,八月札20克,石上柏15克,夏枯草30克,石见穿30克。水煎服,每日1剂。

 远离癌症的食疗方法

1.合理安排饮食。在每天的饮食中植物性食物如蔬菜、水果、谷类和豆类应占23%以上。

2.控制体重,避免过轻或过重。在成年后体重增幅不应超过5千克。

3.多吃蔬菜、水果。每天吃500克果蔬,绿叶蔬菜、胡萝卜、土豆和柑橘类水果防癌作用最强。每天要吃五种以上果蔬,且常年坚持,才有持续防癌作用。

4.每天吃600克各种谷物、豆类、植物类根茎,加工越少的食物越好。少吃精制糖。

5.不提倡饮酒。即使要饮,男性一天也不应超过两杯,女性一天不应超过一杯。

6.每天吃红肉(即牛、羊、猪肉)不应超过90克。最好是吃鱼和家禽以替代红肉。

7.少吃高脂食物,特别是动物性脂肪。选择恰当的植物油并节制用量。

8.少吃盐。少吃腌制食物,盐的每日消耗量应少于6克(约一茶匙)。

9.不要食用在常温下存放时间过长,可能受真菌、毒素污染的食物。

10.用冷藏或其他适宜的方法保存易腐烂的食物。

11.食品中的添加剂、污染物及残留物的水平低于规定的限量即是安全的,但乱用或使用不当可能影响健康。

12.不吃烧焦的食物、直接在火上烧烤的鱼和肉或腌肉,熏肉只能偶尔食用。

13.对于饮食基本遵循以上建议的人来说,一般不必食用营养补充剂,营养补充剂对减少癌症的危险可能没什么帮助。

 防癌饮食禁忌

1.不吃发霉的粮食及其制品,不吃腌制的食物。这些食物中化学致癌物质最强,主要损害肝脏并有强烈的致癌、致畸、致突变作用,可引起胃癌、肝癌、食管癌。

2.不吃烟熏、火烤、烧焦、油炸的食物,不吃过期或可能受真菌、毒素污染的食物。这些食物可致胃癌、血癌、腺体癌等。食物如长期存放变质,也会产生致癌物质。

3.减少猪、牛、羊等红肉的摄入,避免过度肥胖。多吃红肉会增加结肠癌、直肠癌的发病风险。过度肥胖容易使子宫内膜癌、肾癌、肠癌、前列腺癌和乳腺癌的发病率增高。

4.控制食用盐和调料的摄入,少吃深加工食品。高盐饮食会增加胃癌的发病率,长期食用就会慢性中毒,使人短寿、提前衰老,严重的可导致人体器官突变、畸形,有致癌的危险。

5.不食用过硬、过烫食物。进食过于粗糙、过热过烫的食物,就会损伤或烫伤食管黏膜上皮,使之发生破损、溃烂、出血等问题,长期受损就容易发生癌变,易患食管癌。

6.忌暴饮暴食、进食过快。饮食要定时、定量,进食时保持心情舒畅,心态平和,否则易增加胃癌发生的概率。中医理论认为,长期抑郁、郁闷的心情导致气滞血瘀、结块,形成癌肿。

7.不要用有毒的塑料制品盛食物。市面上用来装食品的塑料袋由聚乙烯制成,是无毒的;而普通塑料袋由聚氯乙烯制成,是有毒的,不能用来装食品。其主要毒物为氯乙烯,可引起肝血管瘤及呼吸道肿瘤。

8.远离香烟。香烟点燃时产生的烟雾中,有40余种物质致癌。所有癌症中三分之一与吸烟有关。如肺癌、喉癌、口腔癌、食管癌、胃癌、胰腺癌、肾癌、膀胱癌。吸烟者肺癌的发生率比不吸烟者高10倍,吸二手烟者得肺癌的概率是不吸烟者的5倍。癌症发生率与吸烟的量和时间成正比,因此我们应提倡禁烟运动。

9.忌酗酒。经常饮酒会增加肝癌、口腔癌、肠癌、喉癌、食管癌的发生率,因为酒精能够抑制免疫系统,降低肝脏的解毒功能,使胃中的致癌物吸收增加。如果1天饮用含乙醇的量超过10克(相当于啤酒200毫升),患癌症的风险就会明显增加。如烟酒同时使用,则危害更大。

10.少吃有可能致癌的药物。如激素类药物、大量的维生素E等,因为这样有可能使乳腺癌的发病风险增加。长期服用解热镇痛药者,肾盂癌和膀胱癌的发病率高达9.5%。氯霉素长期使用可致白细胞减少,引起再生障碍性贫血并诱发急性白血病。利血平长期服用易患乳腺癌,尤其是绝经期妇女,发病率比其他人高3倍。

 防癌误区

1.很多人炒菜时喜欢用高温爆炒,习惯等到锅里的油冒烟了才炒菜,这种做法是不科学的。高温油不但会破坏食物的营养成分,还会产生一些过氧化物和致癌物质。建议先把锅烧热,再倒油,这时就可以炒菜了,不用等到油冒烟。

2.不吃动物油。如果没有油,就会造成体内维生素及必需脂肪酸的缺乏,影响人体的健康。一味强调只吃植物油,不吃动物油,也是不行的。在一定的剂量下,动物油中的饱和脂肪酸对人体是有益的。

3.长期只吃单一品种的油。现在一般家庭还很难做到炒什么菜用什么油,但我们建议最好还是几种油交替搭配食用。

4.血脂不正常的人群或体重不正常的人群,用油没有什么不一样的。对于血脂不正常的人群或体重不正常的特殊人群来说,我们更强调的是选择植物油中的高单不饱和脂肪酸,在用油的量上也要有所控制。血脂、体重正常的人总用油量应控制在每天不超过25克,多不饱和脂肪酸和单不饱和脂肪酸基本上各占一半。而老年人、血脂异常的人群、肥胖的人群、肥胖相关疾病的人群或者有肥胖家族史的人群,每天每人的用油量要更低,甚至要降到20克。

癌症患者营养支持的方式选择

1.没有一种营养支持途径适合所有患者,应视每个患者具体情况用最适合的途径给入。

2.应遵循"只要肠道功能允许,应首先使用肠道途径"这一营养支持的基本原则。

3.肠道途径应视患者消化和吸收功能情况按步骤进行。首先在有可能时鼓励患者口服,口服不足或不能时,用管饲补充肠内营养液。

4.只有在消化道高位梗阻、高位和高排量肠瘘、消化道严重出血、广泛黏膜炎症、严重肠功能紊乱或不能耐受经肠营养时,方考虑肠外途径。

5.对手术的患者,预期手术后需较长时间营养支持者,尽可能术中经空肠造瘘置入营养管。

6.需进行较长时间营养支持的癌症患者,如无经腹手术机会,则尽可能采用借助于内镜经皮经胃入营养管于十二指肠或空肠内,以利于实施肠内营养。

肿瘤患者的营养需求应包括两部分,即日常基本营养需要和因肿瘤生长、感染、贫血以及治疗所需增加的营养需要,所以各种营养素的供给量要高于推荐量特别是动物蛋白。为了减轻化疗引起的不良反应,还应补充抗氧化营养素。化疗的副反应主要表现在全身反应。化疗患者的饮食宜清淡,富营养,易消化,可进食少渣半流质,忌油腻、难消化的食品。

 预防肿瘤主要注意点

减少食物中致癌物和致癌前体物的摄入,例如黄曲霉毒素、油煎和油炸食物等;注意摄入膳食结构的平衡,平衡膳食指人体摄入的膳食中各种营养素的种类齐全,数量充足,各种营养素比例合理的膳食;增加保护性营养物质的摄入,例如抗氧化营养素、膳食纤维、蛋白质和钙,还有抗致病菌食物如大蒜、韭菜等和提高免疫功能食物如真菌类食物等摄入。合理膳食与均衡营养是健康的物质基础,科学饮食是促进生长发育、防治疾病、增进智力、增强机体免疫功能、促进健康、保持身体活力的物质基础。膳食所需的必需类蛋白质、脂肪、维生素、矿物质、水、纤维素都必须均衡地摄取,过量或不足都会对健康有害无益。为此1998年我国营养学会制定了《中国居民膳食指南》,指导人们平衡膳食,摄入合理营养促

进健康,提出:

1.食物多样,谷类为主;

2.多吃蔬菜、水果和薯类;

3.常吃奶类、豆类及其制品;

4.经常吃适量鱼、禽蛋、瘦肉,少吃肥肉和荤油;

5.食量和体力活动要平衡,保持适宜体重;

6.吃清淡、少盐的膳食;

7.饮酒应限量;

8.吃清洁卫生、不变质的食物。

一、疾病概述

膀胱癌是泌尿系统最常见的恶性肿瘤,发病率居泌尿系统恶性肿瘤的首位。男、女的膀胱癌发生率约为5:2。膀胱癌大多以血尿为第一症状,因此发现血尿,应及时诊治。膀胱癌手术后容易复发,患者免疫功能下降,抵抗力降低,容易转移。膀胱癌属中医"尿血""血淋"范畴,治疗以清化湿热、健脾益肾、滋阴清火为原则。膀胱癌的治疗除了手术、化疗、放疗、综合治疗外,中医中药、食物调养也不可忽视。

二、饮食原则

1.膀胱癌患者如血尿反复发作或持续出现,应安心静养,在血尿发作期间宜多喝水及清热、养阴、凉血、止血的饮料,如莲藕汁、梨汁、橘汁、荸荠汁、西瓜汁,或以鲜白茅根、鲜车前草、鲜小蓟草等中草药煎水代茶饮用。

2.膀胱癌的病程中,常常兼有湿热下注的证候,宜多喝水,吃些清淡的饮食,并选用一些清热除湿、通淋利尿的食物,如茯苓、薏苡仁、白菜、荠菜、丝瓜、萝卜、赤小豆、绿豆、新鲜水果,或以鲜蒲公英、鲜车前草、鲜茅根、鲜芦根等煎水代茶饮,使湿热从小便排解而出。

3.膀胱癌患者长期反复尿血,会损耗精血,最终引起严重贫血、营养障碍及代谢紊乱,而导致患者身体虚弱、倦怠乏力、消瘦。此时患者需要增加摄取含有丰富蛋白质、维生素的食物,如牛奶、蛋类、豆浆、瘦肉、鸡、鸭、鱼、桂圆、莲子、桑葚、新鲜水果和蔬菜,以提高抵抗力。

4.膀胱癌患者经过放射、化学治疗后,常有恶心、呕吐、腹部胀满、下腹坠胀、口淡无味、食欲不振等症状,可以吃些小米粥、薏苡仁、蛋羹、蔬菜、水果等,并且要少量多餐、细嚼慢咽。

5.膀胱癌手术后复发的概率很高,预防的措施除了放射、化学治疗外,饮食调理也是一个重要的环节。应选用一些具有抗肿瘤作用的食物,既可以抗癌、防癌,又可以满足营养的需要;多吃些利尿、滋阴、解毒的食物,如赤小豆、绿豆、冬瓜、银耳、西瓜等。

三、食疗处方

 粥疗

竹蔗茅根粥

【材料和制法】竹蔗20克,茅根、粳米各100克,将竹蔗、茅根煎汁去渣;入粳米煮成稀粥,经常食用。

【功效】有滋阴清热、收敛止血的作用。适用于膀胱癌、尿血、尿痛。

桑葚枸杞粥

【材料和制法】桑葚、枸杞子各30克,粳米100克,蜂蜜适量。桑葚、枸杞子洗净,拣去杂物。粳米加适量清水,先用大火烧开,转用中火熬煮至米熟。加入桑葚、枸杞子,再加水,熬煮成粥,加入蜂蜜调味即可。

【功效】有补肝益肾、滋阴润燥、清热止血的作用。适用于久病体虚、肝肾不足、头晕目眩、口干便燥、尿血等

症及肝肾阴虚型膀胱癌。

参芪核桃粥

【材料和制法】党参10克,黄芪、山药、白扁豆、红枣各20克,核桃仁30克,粳米100克,盐、蜂蜜适量。将核桃仁放入开水中,加少许盐,浸泡半小时后去皮,倒出盐水,用冷水浸泡洗净,捞出沥干水分。山药煮熟压成泥。白扁豆切成长约6厘米的小段。党参、黄芪洗净后装入纱布袋内,放入砂锅,加清水烧开,改用中火煎熬30分钟,拣去纱布药袋,留药汁备用。放入粳米,加适量的清水及核桃仁、红枣、白扁豆,一起煮开,再加入山药,转小火熬煮成粥,用蜂蜜适量搅匀,即可食用。

【功效】有益气养血生精、补中健脾固肾的作用。适用于脾虚肾亏、气

血不足、长期有血尿、腰膝酸软、气短食少、排尿不顺、淋沥不尽的膀胱癌。

车前子粥

【材料和制法】车前子20克，半枝莲30克，大米100克，白砂糖适量。将车前子、半枝莲分别洗净，装入纱布袋内；大米淘净。砂锅内放入大米、药袋、适量水，小火煮30分钟，除去药袋，加入白砂糖，搅匀即成。

【功效】有清热解毒、养血止血、利小便、通大便的作用。适用于膀胱癌。

半枝莲粥

【材料和制法】半枝莲20克，大米100克，白砂糖适量。将半枝莲洗净，大米淘净。锅内放入半枝莲，加水适量，大火烧沸，改小火煎煮25分钟，去渣取汁。砂锅内放入大米、药液、适量水，大火烧沸，改小火煎煮30分钟，加白砂糖拌匀即成。

【功效】有养血止血、解毒消肿、清热利尿的作用。适用于膀胱癌。

鸡内金赤小豆粥

【材料和制法】鸡内金15克，赤小豆30克，粳米50克，清水适量。将鸡内金烘干后碾末。先煮赤小豆及粳米作粥，将熟时，放入鸡内金末，再煮至米熟即可。

【功效】有清热利湿、化瘀消积的作用。适用于膀胱癌合并尿路感染所致尿道疼痛、下腹作胀。

芦笋蛋黄粥

【材料和制法】芦笋500克，蛋黄2个，土豆2个，粳米50克，鲜奶油、盐、胡椒粉、高汤、淀粉各适量。将粳米淘净；芦笋去皮，洗净，放入沸水锅内煮15分钟，捞出，切下上部嫩尖，剩余部分切段；土豆去皮，洗净，切片。取一碗，放入蛋黄、鲜奶油打成蛋液。锅中放入芦笋和土豆，加入高汤，用中火煮25分钟，捞出土豆和芦笋，锅内留原汤备用。土豆和芦笋绞成菜泥，倒入蛋液碗中，拌匀，倒入原锅内，撒入盐和胡椒粉调味，煮沸后加入芦笋嫩尖，用淀粉勾芡即成。

【功效】有保护肝脏、防癌抗癌的作用。适用于膀胱癌。

桃胶冰糖粥

【材料和制法】桃胶10克，粳米100克，冰糖适量。将粳米、桃胶淘净，加清水和糖煮粥。糖尿病史者可不用冰糖，改用玉米须30克。

【功效】有和血益气、止痛通淋的作用。适用于膀胱癌、尿血疼痛。

● 冬瓜薏苡仁炖瘦肉

【材料和制法】冬瓜500克,薏苡仁30克,猪瘦肉150克,料酒、姜片、葱段、盐、味精各适量。将冬瓜去皮、瓤,切片;猪瘦肉切薄片。炖锅内放猪瘦肉、冬瓜、姜片、葱段、料酒、薏苡仁、适量水,大火烧沸,改小火煮50分钟,加入盐、味精调味即成。

【功效】有清热祛湿、利尿消肿的作用。适用于膀胱癌。

● 木耳芦笋炒肉片

【材料和制法】水发木耳20克,芦笋、猪瘦肉各100克,料酒、姜片、葱段、盐、味精、植物油、淀粉各适量。将芦笋切段,木耳撕成瓣状,猪瘦肉切薄片。取一碗,放入淀粉、盐、味精拌匀,放入猪肉上浆。锅放植物油烧热,下姜片、葱段爆香,放肉片、料酒炒至变色,放入木耳、芦笋炒熟,放入盐、味精调味即成。

【功效】有清热解毒、散结的作用。适用于膀胱癌。

● 芦笋拌马齿苋

【材料和制法】芦笋、马齿苋各100克,蒜末、芝麻油、盐、味精各适量。芦笋、马齿苋分别洗净,焯熟,切段。取一大碗,放入马齿苋、芦笋、蒜末、芝麻油、盐、味精,拌匀即成。

【功效】有清热解毒、散结的作用。适用于膀胱癌。

● 枸杞虾仁

【材料和制法】龙井茶8克,枸杞子叶10克,虾仁250克,蛋清1只,盐4克,淀粉35克,猪油250克。料酒、味精适量。将龙井茶、枸杞子叶放碗中,加少量沸水略泡使其涨开,沥净水。虾仁洗净,吸干水,加蛋清、盐、淀粉拌匀上浆,将锅烧热,把猪油烧至三成熟时,投入虾仁,用勺划散,待一变色就盛起。原锅留少许油,放入茶叶,加料酒、味精,再投入虾仁,与茶叶拌和即可食用。

【功效】有滋阴壮阳、托毒驱邪的作用。适用于膀胱癌症见阴阳两虚、小便有血。

● 芦笋豆腐干

【材料和制法】芦笋300克,豆腐干80克,水发口蘑30克,高汤、盐、味精各适量。芦笋洗净,切丝,焯水后沥干;豆腐干蒸软后切丝;口蘑洗净,切丝。取一碗,按相间花色摆入芦笋丝、豆腐干丝和口蘑丝,倒入高汤,下盐,加盖,上笼,用大火蒸30分钟左右。出

244

笼时加味精调味,倒扣入盘中即成。佐餐食用。

【功效】有清热生津、利水通淋、防止癌细胞扩散的作用。适用于膀胱癌、高脂血症、动脉硬化、高血压、糖尿病、肝硬化、肝炎等症。

● 白糖番茄

【材料和制法】新鲜番茄200克,切薄片加白糖适量,经常食用。

【功效】有滋阴清热和胃的作用。适用于膀胱癌口干、食欲不振。

● 鲈鱼炖黄芪

【材料和制法】鲈鱼1条,去鳞、鳃

汤疗

● 芹菜清热利尿汤

【材料和制法】车前草20克,芹菜250克,冰糖末适量。将车前草、芹菜分别洗净。砂锅内放入芹菜、车前草,加适量水,小火煮沸片刻后关火,放冷,去渣取汁,加入冰糖末、拌匀即可。

【功效】有清内热及血中伏热的作用。适用于膀胱癌小便刺痛、不畅、小便出血等症。

● 鲫鱼冬瓜赤豆汤

【材料和制法】新鲜鲫鱼1条,去鳞和肠脏,冬瓜500克,赤小豆60克,葱

和肠脏,黄芪30克,水、调料适量,放炖盅内隔水炖熟,调味服食。

【功效】有补中益气、促使手术后伤口愈合的作用。适用于膀胱癌手术后体质虚弱。

● 黄精炖肉

【材料和制法】黄精30克,炙黄芪30克,猪瘦肉500克,调料适量,炖至肉熟即可。

【功效】有气血双补的作用。适用于阴虚火旺之膀胱癌。

适量,加水和调料适量,煮汤服食。

【功效】有清热利尿、滋阴泻火的作用。适用于膀胱癌、小便不利。

● 豆腐鸭汤

【材料和制法】豆腐500克,葱花、盐适量,加入鸭汤中煮沸即可食用。

【功效】有清热解毒、利尿的作用。适用于膀胱癌尿痛、尿频。

● 老鸭茅根汤

【材料和制法】老鸭1只,茅根50克,把茅根填入鸭子腹腔内,加盐、葱、姜少许,放入锅内,文火煮沸至烂,取

出茅根即可。

【功效】有滋阴清热、养血止血的作用。适用于膀胱癌、尿血体虚。

茭白通草汤

【材料和制法】新鲜茭白30克,通草10克,加水煎15分钟,以汤代茶。

【功效】有清热利尿的作用。适用于膀胱癌、小便不利。

蕹菜荸荠汤

【材料和制法】鲜蕹菜200克,荸荠10个,加水适量煮汤,分次服食。

【功效】有清热凉血、通便消积的作用。适用于膀胱癌大便干结、小便短赤。

玉米芯薏仁大蓟汤

【材料和制法】玉米芯、薏苡仁、大蓟根各30克,水煎服。

【功效】有清热化湿、利尿凉血的作用。适用于膀胱癌尿血、小便不畅。

丝瓜鸭血汤

【材料和制法】丝瓜100克,鸭血块100克,米酒、味精、芝麻油、花生油、姜末、盐、生粉各适量,高汤少许。刮去丝瓜外皮,洗净沥干,切成小块。鸭血放入开水中烫熟,切成片。锅中加花生油,烧热油锅,至油八成热,将丝瓜过油盛出备用。锅内加高汤、鸭血、丝瓜、米酒、盐、姜末、烧开,加味精调味,

用生粉勾芡,淋上芝麻油即可食用。

【功效】有清热解毒、消瘀利湿、补血凉血的作用。适用于损伤出血及湿热瘀毒型膀胱癌。

参芪鸭汤

【材料和制法】党参、黄芪各30克,陈皮10克,老鸭1只,米酒、酱油、胡椒粉、葱段、姜片、盐、鸡汤各适量。将鸭子去毛和内脏洗净,放在滚水中煮透,除去污血,捞出用冷水洗净,放入盆内。党参、黄芪、陈皮洗净,放入鸭腹内,加米酒、酱油、葱、姜、盐、鸡汤、胡椒粉,用大火炖40分钟,待熟烂后取出,即可食用。

【功效】有益气健脾、滋阴养血、开胃补虚的作用。适用于气阴两虚、神疲乏力、胃不好、气短、尿血不断的膀胱癌。

鸡蓉海参汤

【材料和制法】海参500克,鸡胸肉100克,火腿肉少许,鸡蛋清2个,黄酒、生粉、清鸡汤、猪油、葱段、姜片、盐、味精、芝麻油各适量。将鸡胸肉切成细蓉,放入碗中,加鸡蛋清、鸡汤、盐、味精、生粉、黄酒,搅和成鸡蓉。海参洗净,切成斜片,取一半葱、姜投入开水锅中,煮沸后,再将海参烫一下,除去腥味,然后取出。放入猪油50克,热油锅,烧至油五六成热时,放入葱、姜,爆香后捞出。再把鸡汤放入烧开,

加入海参,即可一边将鸡蓉慢慢倒入,一边用汤勺推动,使汤汁呈薄糊状,淋上芝麻油,然后盛入盘内,撒上火腿肉、葱花,即可食用。

【功效】有滋阴养血润燥、补肾强精健脾的作用。适用于气阴两虚、久病气血衰弱及癌症后期身体虚弱。

白英猪瘦肉汤

【材料和制法】白英30克,猪苓20克,赤小豆50克,红枣30克,猪瘦肉150克。将猪瘦肉去油脂,洗净,斩块;赤小豆用清水浸渍半天,至发胀为度,洗净备用;其他用料洗净。将全部用料放入锅内,加清水适量,文火煮2小时即成。

【功效】有清利湿毒的作用。适用于膀胱癌属于湿热浊毒下注,迫血妄

饮疗

行,症见血尿反复出现,色鲜红,小便短赤,不痛,尿频尿急,口苦口腻;舌红,苔白黄微腻,脉弦数。

甘蔗茅根鲫鱼汤

【材料和制法】甘蔗250克,白茅根100克,白鲫鱼1条,陈皮6克,生姜4片。将甘蔗斩细块,白茅根切小段,陈皮洗净,待用。将鲫鱼去鳞,宰杀干净。放入锅内用油、姜片稍微煎至金黄色;然后加入甘蔗、白茅根、陈皮及适量清水,武火煮沸后,文火煲2小时即可。

【功效】有清热利水、凉血解毒的作用。适用于膀胱癌、肾癌等属于下焦湿热,症见小便短赤,尿痛,血尿,尿色鲜红,量少,心烦口渴;舌尖红,苔薄,脉细数。

石韦冰糖绿茶饮

【材料和制法】石韦10克,绿茶2克,冰糖25克。石韦加水煮沸,加入冰糖、绿茶浸泡片刻即可饮用。可加开水复泡再饮。

【功效】有清热利尿解毒的作用。适用于膀胱癌、尿频尿痛。

绿豆白糖饮

【材料和制法】绿豆100克,白糖适

量煮汤代茶饮。

【功效】有清热解毒、利尿通淋的作用。适用于膀胱癌、小便不利、口干。

葡萄鲜藕生地汁饮

【材料和制法】葡萄、鲜藕榨汁各100毫升,鲜生地榨汁50毫升,同放锅中煮沸,加入适量蜂蜜,冲服。

【功效】有清热养阴、凉血止血的作用。适用于膀胱癌、小便淋漓、尿血。

247

桃胶没药冰糖饮

【材料和制法】没药20克,桃胶30克,冰糖30克。先将桃胶、没药拣杂,晾干或晒干,研成粗末,备用。将冰糖研成粗末,与桃胶、没药粗末同放入蒸碗,加清水适量,拌和均匀,入笼屉,上笼,大火汽蒸20分钟,取下即成。

【功效】有通淋止痛、活血益气的作用。适用于膀胱癌下腹部疼痛。

瞿麦血竭儿茶蜜饮

【材料和制法】血竭10克,瞿麦15克,儿茶10克,白芷8克,蜂蜜30克。洗净,先将瞿麦、白芷、血竭分别拣杂。晾干或晒干,白芷切成片,血竭研成粗末,与瞿麦同放入砂锅,加水浸泡片刻,大火煮沸,调入儿茶,拌匀,煎煮30分钟,用洁净纱布过滤,去渣,收取滤汁放入容器,待其温热时兑入蜂蜜,拌和均匀即成。

【功效】有活血止痛、利尿通淋的作用。适用于膀胱癌属血瘀内结,症见尿痛、血尿反复发作。

猪苓汁饮

【材料和制法】猪苓、茯苓、白术、生黄芪各15克,泽泻、海金沙、海藻各18克,桂枝10克,生地榆、白花蛇舌草、薏苡仁各30克。将前10味药材分别洗净,薏苡仁淘净。锅内放入所有药材,加适量水,小火煎取600毫升药汁,去渣即可。

【功效】有清热止血、利水渗湿、增强机体抗病能力的作用。适用于膀胱癌。

西瓜汁饮

【材料和制法】西瓜1个,白糖适量。西瓜取瓤,去籽。榨汁机内放入西瓜瓤,榨取汁液,加入白糖搅匀即成。每日1杯。

【功效】有清热祛湿、利尿消肿的作用。适用于膀胱癌。

西瓜葡萄酒饮

【材料和制法】西瓜1个,葡萄干1碗。将西瓜近瓜蒂部切下一块备用。将洗净、沥干水分的葡萄干倒入掏松的瓜瓤里,将切下的一块盖在瓜上,糊以泥巴封住,放置阴凉处,待10天以后除去泥巴,揭掉盖子,倒出液汁即成。

【功效】有清热利湿、开胃健脾的作用。适用于膀胱癌排尿不畅兼有水肿。

荔枝草蜜饮

【材料和制法】荔枝草50克,车前草30克,白茅根30克,蒲公英30克,蜂蜜30克。

【功效】有清热利湿、通淋解毒的作用。适用于膀胱癌化疗药物作膀胱灌注疗法引起低热、尿频、尿痛等尿路刺激症状。

半枝莲荸荠饮

【材料和制法】半枝莲12克,荸荠30克,白砂糖适量。将半枝莲洗净;荸荠洗净,去皮,切半。炖锅内放入荸荠、半枝莲、适量水,大火烧沸,改小火煎煮25分钟,去渣取汁,放入白砂糖搅匀即成。

【功效】有清热解毒、利尿消肿的作用。适用于膀胱癌。

莪术饮

【材料和制法】莪术8克,三七8克,当归10克,红枣10枚,羊肉150克。将羊肉去油脂,洗净,斩块;三七切片;其他用料洗净。将全部用料放入锅内,加清水适量,文火煮2小时。调味即可。

【功效】有祛瘀止血、散结消症的作用。适用于膀胱癌属于血瘀内结,症见血尿反复发作,血色紫暗,有血块。

四、一日食谱

早餐:包子1个,桑葚枸杞粥。

加餐:芦笋蛋黄粥1碗。

午餐:米饭1碗,芦笋豆腐干,鸡蓉海参汤,木耳芦笋炒肉片。

加餐:杂菜沙拉适量。

晚餐:桃胶冰糖粥1碗,全麦方包1片。

加餐:葡萄鲜藕生地汁1杯。

五、食疗宜忌

宜食品种

1.膀胱癌患者饮食宜清淡,以多饮茶为宜。

2.宜多进有利尿止血作用的食物,如冬瓜、藕粉、绿豆汤、豆浆、海参、鲈鱼、莲子等。

3.有尿频尿急者,可多进食有清热利湿作用的食物,如绿豆芽、马兰头、薏苡仁、茭白、紫菜、海蜇等。

饮食禁忌

1.忌烟、酒、咖啡和烟熏、炭烤、燥热动血的食物及霉变、油煎、肥腻食物。

2.忌食辛辣等有刺激性的食物。

3.不可吃太多的高蛋白食物。

4.不要过量食用咖啡、茶叶、人工甘味剂等。

5.避免饮用深井水,应饮用自来水。

六、食疗解读

食疗单方

1.薏苡仁30克,赤小豆30克,煮成稀粥食用,常服,抗癌防癌。

2.银耳20克,水炖服,每日1次,抗癌防癌。

3.鲜马齿苋120克,兔肉250克,加水煮熟,盐调味,饮汤食肉,常服,抗癌防癌。

4.丝瓜100克,鸭血块100克,加调料煮熟食之,能清热利湿解毒,防治膀胱癌。

5.鲜葡萄榨汁100克,鲜莲藕榨汁100克,鲜生地榨汁60克,混合放瓦罐中煮沸,调入适量蜜糖温服,可用于膀胱癌血尿及尿痛。

6.鲜萝卜100克切片,用白蜜腌一会,放铁板上炙干,再蘸蜜反复炙,至50克白蜜炙尽。冷后,细嚼慢咽,再喝两口淡盐水,治膀胱癌尿痛。

7.甘蔗250克,白茅根100克,切小段,共用布包好,与绿豆100克加水同煮,至豆熟烂,去蔗和茅根,饮汤食豆,亦可加适量冰糖,用于膀胱癌血尿明显者。

8.赤小豆30克,粳米50克,共煮粥。将熟时放入鸡内金末15克,再煮至粥成即可,早餐食之,辅治膀胱癌合并感染所致尿道疼痛,下肢疼痛。